Infektionen

D. Milatovic
I. Braveny

Infektionen

Praktische Hinweise
zur antimikrobiellen
Therapie und Diagnostik

D. Milatovic
I. Braveny

6. erweiterte Auflage

Vieweg · MMV Medizin Verlag

Professor Dr. Danica Milatovic
Professor Dr. Ilja Braveny

Institut für Medizinische Mikrobiologie
Abteilung für Infektionshygiene
Klinikum r. d. Isar der TU
Trogerstraße 32, 81675 München

Die Deutsche Bibliothek – CIP-Einheitsaufnahme

Milatovic, Danica:
Infektionen : Praktische Hinweise zur antimikrobiellen
Therapie und Diagnostik / D. Milatovic ; I. Braveny. – 6., erw. Aufl. –
Medizin-Verl., 1997
  ISBN 3-8208-1303-9
NE: Braveny, Ilja:

© MMV Medizin Verlag GmbH, München 1997
Der MMV Medizin Verlag ist ein Unternehmen der Bertelsmann Fachinformation

Druck Ebner-Ulm
Printed in Germany

ISBN 3-8208-1303-9 (MMV)

Inhaltsverzeichnis

Allgemeine Hinweise zur Chemotherapie

1. Vor Beginn der antibiotischen Therapie sind entsprechende bakteriologische Proben abzunehmen: z.B. bei Verdacht auf Sepsis, Pneumonie, Osteomyelitis mehrere Blutkulturen anlegen!

2. Antibiotika-Therapie nicht unnötig ausdehnen. Viele neuere Studien haben gezeigt, daß die Antibiotika 3 – 5 Tage nach Entfieberung abgesetzt werden können. Die Dosisfrequenz kann häufig auf eine 1-2mal tägliche Gabe reduziert werden aufgrund der verbesserten Pharmakokinetik neuerer Substanzen.

3. Wenn der Patient innerhalb von zwei bis drei Tagen nicht auf das Antibiotikum anspricht, muß an folgende Ursachen gedacht werden:
   – Erreger primär resistent gegen das Chemotherapeutikum
   – keine ausreichende Penetration am Infektionsort
   – Antibiotikum in vivo unwirksam trotz In-vitro-Empfindlichkeit des Erregers
   – Abszeß, Fremdkörper, Abwehrschwäche des Patienten
   – keine bakterielle Ursache (Medikamentenfieber, Virusinfektion u.a.)

4. Bei der Initialtherapie müssen die am häufigsten in Frage kommenden Erreger berücksichtigt werden. Die Kombination von zwei oder mehreren Antibiotika ist manchmal erforderlich. Nach der Erregeridentifizierung und Resistenzprüfung möglichst auf Monotherapie umstellen. Empfehlungen im Textteil beachten!

5. Perioperative Antibiotika-Prophylaxe nicht unnötig verlängern! Eine oder maximal zwei Dosen (bei Operationsdauer > 2 h) präoperativ sind in der Regel ausreichend.

6. Bei einigen Antibiotika sind Serumspiegelkontrollen indiziert, um die Toxizität so gering wie möglich zu halten (z.B. Vancomycin, Aminoglykoside, Flucytosin) oder um sicherzustellen, daß therapeutisch ausreichende Konzentrationen erreicht werden (z.B. Aminoglykoside, Itraconazol).

7. Eine Kombinationstherapie ist indiziert zur Reduktion der Resistenzentwicklung bei bestimmten Erregern (z.B. Pseudomonas, Serratia, M. tuberculosis) und zur Nutzung von synergistischen Wirkungen z.B. bei der Endokarditis oder bei immungeschwächten Patienten.

8. Wechselwirkungen mit anderen Medikamenten sowie Nieren- und Leberfunktion, Schwangerschaft, Patientenalte und Immunstatus beachten.

9. Die Kosten für die Antibiotikatherapie, insbesondere bei Patienten auf der Intensivstation, werden häufig überbewertet in Relation zu dem extrem hohen pflegerischen und therapeutischen Gesamtaufwand.

Chemotherapeutika

Einteilung der Chemotherapeutika

β-Laktamantibiotika

Benzylpenicilline

Penicillin G
(Benzylpenicillin-Natrium
Procain-Benzylpenicillin,
Benzathin-Penicillin)

Phenoxypenicilline
(Oralpenicilline)

Penicillin V
Propicillin

Penicillinase feste Penicilline (Staphylokokken-Penicilline)

Oxacillin
Dicloxacillin
Flucloxacillin

Aminobenzyl-penicilline

Ampicillin
Amoxicillin
Bacampicillin

Carboxypenicilline

Carbenicillin *
Ticarcillin *

Acylamino- (Ureido-) penicilline (Breitspektrumpenicilline)

Azlocillin *
Mezlocillin
Piperacillin *

Cephalosporine I (1. Generation)

Cefalotin
Cefazolin
Cefazedon
Cefalexin (oral)
Cefadroxil (oral)
Cefaclor (oral)

Cephalosporine II (2. Generation)

Cefamandol
Cefuroxim
Cefotiam
Cefoxitin
Cefotetan
Cefuroximaxetil (oral)
Cefotiamhexetil (oral)
Loracarbef (oral)

Cephalosporine III (3. Generation)

Cefotaxim
Ceftriaxon
Cefmenoxim
Ceftizoxim
Ceftazidim *
Cefsulodin *
Cefoperazon *
Cefetamet-Pivoxil (oral)
Cefixim (oral)
Cefpodoxim-Proxetil (oral)
Ceftibuten (oral)

Cephalosporine IV (4. Generation)

Cefepim*

Monobactame

Aztreonam*

Carbapeneme

Imipenem*
Meropenem*

β-Laktamase-Hemmer

Clavulansäure
Sulbactam
Tazobactam

---

* Pseudomonas wirksam

Andere Substanzklassen

Aminoglykoside

Streptomycin
Gentamicin
Sisomicin
Tobramycin
Netilmicin
Amikacin

Tetracycline

Tetracyclin
Oxytetracyclin
Rolitetracyclin
Doxycyclin
Minocyclin

Fluorochinolone

Norfloxacin
Ofloxacin
Ciprofloxacin
Pefloxacin
Fleroxacin
Sparfloxacin
Trovafloxacin
Grepafloxacin

Lincosamine

Clindamycin
Lincomycin

Azolderivate

Miconazol
Ketoconazol
Fluconazol
Itraconazol

Nitroimidazole

Metronidazol
Ornidazol
Tinidazol

Glykopeptid-Antibiotika

Vancomycin
Teicoplanin

Makrolide / Azalide

Erythromycin
Josamycin
Spiramycin
Roxithromycin
Clarithromycin
Azithromycin

Polyene

Amphotericin B
Nystatin

Antiretrovirale Substanzen

Nucleosid-Analoga

Zidovudin (AZT)
Stavudin (d4T)
Lamivudin (3TC)
Zalcitabin (ddC)
Didanosin (ddI)

Proteasehemmer

Ritonavir
Saquinavir
Indinavir

Charakterisierung der einzelnen Chemotherapeutika:

In-vitro-Spektrum, Pharmakokinetik, Dosierung, Nebenwirkungen

Benzylpenicilline

Penicillin G

Benzathin-Penicillin   Tardocillin ®, Retarpen ®
Clemizol-Penicillin   Clemizol-Penicillin ®, Clemipen®
Procain-Penicillin   Jenacillin ®

Wichtigste Indikationen:

Infektionen durch empfindliche (+++) Erreger

In-vitro-Spektrum:

+++	Pneumokokken	Meningokokken	Pasteurella multocida
	Streptokokken	Aktinomyzeten	Fusobakterien
	β-Laktamase neg.	Leptospiren	Peptokokken
	Staphylokokken	C. diphtheriae	Clostridien (außer
	Gonokokken	Treponemen	C. difficile)
	M. catarrhalis	Borrelien	
++	Prevotella	Porphyromonas	
+	β-Laktamase neg.	E. faecalis	
	H. influenzae		
0	Enterobakterien	Nocardia	β-Laktamase positive
	Pseudomonas	Mykoplasmen	Staphylokokken
	B. fragilis-Gruppe	Chlamydien	Gonokokken
	E. faecium		H. influenzae
			M. catarrhalis

Nebenwirkungen und Interaktionen:

Allergische Reaktionen wie Exanthem, Urtikaria, Medikamenten-Fieber in 2 – 5 %, selten Anaphylaxie (0,004 – 0,015 %); bei zu hoher Dosierung (> 30 Mio. E/d oder bei schwerer Niereninsuffizienz ohne Dosisreduktion) neurotoxische Symptome (Krämpfe, Koma), interstitielle Nephritis, Eosinophilie; Herxheimersche Reaktion; selten Neutropenie, Thrombozytopenie, hämolytische Anämie. Probenecid bewirkt eine Erhöhung der Penicillin-Serumspiegel durch Hemmung der Penicillin-Ausscheidung.

Kontraindikationen:

Penicillin-Allergie

Kommentar:

Penicillin G sollte bei empfindlichen Erregern bevorzugt werden, da es eine höhere Aktivität besitzt als andere Penicilline. Kein Antibiotikum für Harnwegsinfektionen. Bei schwerer NI kein Penicillin G-Kalium. Hochdosierte Therapie bei Meningitis, Endokarditis und schweren Clostridien-Infektionen. Cave: In einigen Ländern (z.B. in Spanien und Ungarn > 40%) breiten sich Penicillin-resistente und auch multiresistente Pneumokokken aus. Depot-Penicilline sind geeignet für die ambulante Therapie der Lues (siehe S. 222), oder zur Prophylaxe des rheumatischen Fiebers (1,2 Mio. E Benzathin-Penicillin G i.m. pro Monat). Zur Umrechnung von internationalen Einheiten in mg: 1000 E = 0,6 mg.

Pharmakokinetik

Serumspiegel:	mg/l	h	Dosis
Penicillin G	50 – 100	1	5 Mio. E. i.v.
Procain-Pen.	1 – 2	2 – 4	0,6 Mio. E. i.m.
Benzathin-Pen.	0,02	über 3 – 4 Wo	1,2 Mio. E. i.m.

Serum-HWZ (h):	norm. NF	starke NI	HD
	0,5 – 0,8	7 – 10	2 – 5

Ausscheidung:	vorwiegend renal
Metabolisierung:	20 – 30 %

Penetration:	gut	mäßig	schlecht
	Urin	Liquor (bei	Knochen
	Synovial-,	Meningitis)	Gehirn
	Pleura-,	Fruchtwasser	Kammerwasser
	Perikard-	fet. Kreislauf	Liquor
	flüssigkeit	Muskulatur	Muttermilch
	Aszites		
	Leber/Galle		
	Niere		
	Prostata		
	Schleimhäute		

Dialysierbar:	HD +, PD ±

Dosierung:	Penicillin G i. v.	Benzathin-Pen. i. m.	Clemizol-/Procain-Pen. i. m.
Erwachsene:	2 – 24 Mio. E/d (bis 30 Mio. E/d) in 4 – 6 Dosen	1,2 – 2,4 Mio E alle 2 – 4 Wo	0,6 – 1,2 Mio E/d in 1 – 2 Dosen
Kinder:	40.000-120.000 (bis 600.000) E/kg/d in 4 – 6 Dosen	50.000 E/kg alle 2 – 4 Wo	25.000 – 50.000 E/kg/d in 1 – 2 Dosen
Neugeborene:			
< 1 Wo:	50.000 – 150.000 E/kg/d in 3 Dosen		50.000 E/kg/d in 1 Dosis
> 1 Wo:	75.000 – 200.000 E/kg/d in 3 – 4 Dosen		50.000 E/kg/d in 1 Dosis
Bei NI:	Cr-Clearance < 10 ml/min: max.Dosis 10 Mio E/d		
Zusatzdosis nach HD:	0.5 – 1 Mio. E		

NF = Nierenfunktion; NI = Niereninsuffizienz; HWZ = Halbwertszeit; 17
HD = Hämodialyse; PD = Peritonealdialyse;

Phenoxypenicilline

Penicillin V
Propicillin

Isocillin®, Megacillin oral®, Ospen®; Infecto Bicillin®

Baycillin®

Wichtigste Indikationen:

Leichtere Infektionen durch empfindliche (+++) Erreger wie z.B. Angina, Erysipel

---

In-vitro-Spektrum:

+++	Pneumokokken	Meningokokken	Pasteurella multocida
	Streptokokken	Aktinomyzeten	Fusobakterien
	β-Laktamase neg.	Leptospiren	Peptokokken
	Staphylokokken	C. diphtheriae	Clostridien (außer
	Gonokokken	Treponemen	C. difficile)
	M. catarrhalis	Borrelien	
++	Prevotella	Porphyromonas	
+	β-Laktamase neg.	E. faecalis	
	H. influenzae		
0	Enterobakterien	Nocardia	β-Laktamase positive
	Pseudomonas	Mykoplasmen	Staphylokokken
	B. fragilis-Gruppe	Chlamydien	Gonokokken
	E. faecium		H. influenzae
			M. catarrhalis

Nebenwirkungen und Interaktionen:

Allergische Reaktionen (seltener als nach Penicillin G), gastrointestinale Beschwerden (bei längerer Anwendung und hoher Dosierung > 6 Mio. E/d). Probenecid bewirkt eine Erhöhung der Penicillin-Serumspiegel durch Hemmung der Penicillin-Ausscheidung.

Kontraindikationen:

Penicillin-Allergie

Kommentar:

Mit Ausnahme von leichteren Infektionen (z.B. Angina) sollten wegen der relativ schlechten, sowie von der Nahrungsaufnahme abhängigen Resorption parenterale Penicilline bevorzugt werden. Nicht geeignet zur Gonorrhoe-Therapie! Zur Umrechnung von internationalen Einheiten in mg: 1000 E = 0,6 mg bzw. 1 mg = 1670 E.

Pharmakokinetik:

Serumspiegel:	mg/l	h	Dosis
Penicillin V	6	1	1 Mio. E p.o.
Propicillin	12	1	1 Mio. E p.o.

Serum-HWZ (h):	norm. NF	starke NI	HD
Penicillin V	0,5 – 0,8	4	
Propicillin	0,5 – 1,0		

Ausscheidung:	
Penicillin V	renal 30 – 50 %
Propicillin	renal ~ 50 %

Metabolisierung:	
Penicillin V	50 – 75 %
Propicillin	60 – 70 %

Penetration:	gut	mäßig	schlecht
	Synovial-, Pleura-, Perikard- flüssigkeit Aszites Galle Urin Prostata Schleimhaut	Fruchtwasser fet. Kreislauf Muskulatur	Liquor Knochen Kammerwasser Muttermilch

Dialysierbar:	HD +, PD ±

Dosierung:

	p. o.
Erwachsene:	3 – 4 x 0,4 – 1,5 Mio. E
Kinder:	25.000 – 50.000 E/kg/d in 3 Dosen
Bei NI:	Cr-Clearance < 10 ml/min max. Dosis 1,5 Mio E / d
Zusatzdosis nach HD :	0,5 Mio. E

Oxacillin
Dicloxacillin
Flucloxacillin

Stapenor®

Dichlor-Stapenor®

Staphylex®, Floxapen®

Wichtigste Indikationen:

Infektionen durch β-Laktamase bildende Staphylokokken, z.B. Sepsis, Endokarditis, Meningitis, Pneumonie, Osteomyelitis, Hautinfektionen, Arthritis, Toxisches Schock-Syndrom.

In-vitro-Spektrum:

+++	Staphylokokken MS		
++	Pneumokokken	Streptokokken	
+	Meningokokken	Gonokokken	
0	Enterobakterien	Staphylokokken MR	Mykoplasmen
	Pseudomonas	B. fragilis-Gruppe	Chlamydien
	Enterokokken	Prevotella u. a. Anaerobier	

Nebenwirkungen und Interaktionen:

Siehe Penicillin G. Bei oraler Gabe gastrointestinale Beschwerden. Bei parenteraler Gabe von Dicloxacillin häufig lokale Reizerscheinungen. Transaminasenerhöhung und cholestatische Hepatitis nach Oxacillin- und Flucloxacillin-Gabe. Pseudomembranöse Colitis. Probenecid bewirkt eine Erhöhung der Penicillin-Serumspiegel durch Hemmung der Penicillin-Ausscheidung. Verstärkung der Wirkung oraler Antikoagulanzien durch Dicloxacillin.

Kontraindikationen:

Penicillin-Allergie

Kommentar:

Mittel der Wahl bei Staphylococcus aureus-Infektionen. Bei Penicillin G-empfindlichen Stämmen (β-Laktamase neg.) ist Penicillin G zu bevorzugen, da es eine etwa 10fach höhere Aktivität besitzt als die Penicillinase-stabilen Penicilline. Allerdings werden diese Stämme immer seltener (10 – 20 % der Klinikisolate, 20 – 30 %der isolierten Stämme ambulanter Patienten). Zur oralen Therapie Dicloxacillin oder Flucloxacillin verwenden (bessere Resorption als Oxacillin). Kombination mit Aminoglykosiden steigert die bakterizide Wirkung gegenüber Staphylokokken. Antagonismus wurde beobachtet bei Kombination mit Rifampicin. Kombinations-Präparate wie z.B. Optocillin® (Oxacillin + Mezlocillin) nicht zu empfehlen.

MR / MS = Methicillin- (Oxacillin-) resistent / sensibel

Serumspiegel:	mg/l	h	Dosis
Oxacillin	2 – 5	1	0,5 g i. v.
Dicloxacillin	12 – 16	1	0,5 g p. o.
Flucloxacillin	15 – 16	1	0,5 g i. v.

Serum-HWZ (h):	norm. NF	starke NI	HD
	0,5 – 0,75	2 – 3	1,5 – 2,7

Ausscheidung:	vorwiegend renal

Metabolisierung:	10 – 40 %

Penetration:	gut	mäßig	schlecht
	Urin Pleura-, Perikard-, Synovial- flüssigkeit Aszites Knochen	Liquor (bei Meningitis)	Liquor

Dialysierbar:	HD –, PD –

	i. v./i. m.	p. o. (Nüchterneinnahme)
Erwachsene:	4 x 1 – 2 g	4 x 0,25 – 1 g
Kinder:	100 – 200 mg/kg/d in 4 Dosen	50 – 100 mg/kg/d in 4 Dosen
Neugeborene: < 1 Wo:	50 mg/kg/d in 3 Dosen	
> 1 Wo:	100 mg/kg/d in 4 Dosen	

Bei NI:	Cr-Clearance (ml/min)	Max. Dosis / Intervall (g) (h)	
	50 – 30	2 /	6
	30 – 10	1,5 /	6
	< 10	1 /	8

Zusatzdosis nach HD :	nicht erforderlich

NF = Nierenfunktion;	NI = Niereninsuffizienz;	HWZ = Halbwertszeit;	21
HD = Hämodialyse;	PD = Peritonealdialyse;		

Ampicillin
Amoxicillin
Bacampicillin

Binotal®

Amoxypen®, Clamoxyl®, Supramox®, Ospamox®

Ambacamp®, Penglobe®

Wichtigste Indikationen:

Bronchitis, Otitis media, Sinusitis, HWI, Listeriose, Typhus/Paratyphus (Amoxicillin), Shigellose (Ampicillin), Infektionen durch empfindliche Enterobakterien; Enterokokken-Endokarditis und andere schwere Enterokokken-Infektionen nur in Kombination mit einem Aminoglykosid

In-vitro-Spektrum:

+++	β-Laktamase neg. Staphylokokken H. influenzae Gonokokken M. catarrhalis	E. faecalis Streptokokken Pneumokokken Meningokokken	Listerien Clostridien (außer C. difficile) P. multocida E. corrodens
++	Shigellen Salmonellen	Prevotella Peptokokken	E. coli P. mirabilis
+	andere Enterobakterien		
0	B. fragilis-Gruppe Pseudomonas E. faecium	Nocardia Mykoplasmen Chlamydien	β-Laktamase pos. Staphylokokken H. influenzae Gonokokken M. catarrhalis

Nebenwirkungen und Interaktionen:

Exanthem häufiger als nach Penicillin-Gabe (5–10 %), besonders ausgeprägt bei Patienten mit infektiöser Mononukleose (75–100 %). Allergische Reaktionen (Urtikaria, Anaphylaxie); gastrointestinale Beschwerden (Brechreiz, Übelkeit, Diarrhoe, pseudomembranöse Colitis); bei Überdosierung interstitielle Nephritis und hämolytische Anämie. Bei gleichzeitiger Allopurinol-Gabe treten häufiger Exantheme auf.

Kontraindikationen:

Penicillin-Allergie, infektiöse Mononukleose

Kommentar:

Im Vergleich zu Penicillin G Erweiterung des Spektrums insbesondere auf Enterokokken, Listerien, H. influenzae, E. coli, P. mirabilis, Salmonellen und Shigellen. Zunehmende Resistenz von Salmonellen und Shigellen, besonders im Ausland. Amoxicillin wird besser resorbiert als Ampicillin (95 % versus 40 %). Bacampicillin, ein Ampicillin-Ester wird ebenfalls fast vollständig resorbiert. Daher zur oralen Therapie entweder Amoxicillin oder Bacampicillin verwenden. Kombination mit Aminoglykosiden wirkt synergistisch gegen Enterokokken, B-Streptokokken und Listerien.

Pharmakokinetik:

Serumspiegel:	mg/l	h	Dosis
Ampicillin	7 – 11	1	0,5 g i. v.
Amoxicillin	4 – 6	1,5	0,5 g p. o.

Serum-HWZ (h):	norm. NF	starke NI	HD
Ampicillin	1,0	10 – 20	2,2 – 4,5
Amoxicillin	1,2	12 – 16	2,0 – 5,0

Ausscheidung: vorwiegend renal

Metabolisierung:
Ampicillin	10 – 20 %
Amoxicillin	25 – 30 %

Penetration:	gut	mäßig	schlecht
	Urin	Liquor (bei	Liquor
	Galle	Meningitis)	Sputum
	Synovial-,		Galle
	Pleura-,		(bei Obstrukt.)
	Perikard-		Kammerwasser
	flüssigkeit		
	Aszites		
	Fruchtwasser		
	fet. Kreislauf		

Dialysierbar: HD +, PD –

Dosierung:

	Ampicillin i. v.	Amoxicillin p. o.
Erwachsene:	3 – 4 x 0,5 –2 g (bis 3 x 5 g)	3 x 0,5 – 1 g
Kinder:	100 – 400 mg/kg/d in 4 Dosen	50 (– 100) mg/kg/d in 3 Dosen
Neugeborene: < 1 Wo	50 – 150 mg/kg/d in 2 – 3 Dosen	
> 1 Wo:	100 – 200 mg/kg/d in 3 – 4 Dosen	

Bei NI: Ampicillin:

Cr-Clearance (ml/min)	Max. Dosis (g) / Intervall (h)
80 - 50	2 / 6
50 - 30	2 / 8
30 - 10	2 / 12
< 10	1 / 12

Zusatzdosis nach HD : Ampicillin 0,5 g

NF = Nierenfunktion;   NI = Niereninsuffizienz;   HWZ = Halbwertszeit;
HD = Hämodialyse;   PD = Peritonealdialyse;

Mezlocillin   Baypen®

Wichtigste Indikationen:

Infektionen durch gramnegative Erreger, besonders des Urogenitaltraktes und der Gallenwege. Bei schweren Infektionen und zur Initialtherapie bei unbekanntem Erreger ist die Kombination mit einem Aminoglykosid notwendig.

In-vitro-Spektrum:

+++	E. coli P. mirabilis E. faecalis Fusobakterien Peptokokken P. multocida	Salmonellen Shigellen Streptokokken Pneumokokken Meningokokken	β-Laktamase neg. Staphylokokken H. influenzae Gonokokken M. catarrhalis
++	P. vulgaris Morganella Providencia	Serratia Citrobacter Enterobacter	Prevotella Porphyromonas P. aeruginosa
+	Klebsiella	S. maltophilia	B. fragilis-Gruppe
0	E. faecium Mykoplasmen Chlamydien Acinetobacter	β-Laktamase pos. Staphylokokken H. influenzae	β-Laktamase pos. Gonokokken M. catarrhalis

Nebenwirkungen und Interaktionen:

Allergische Reaktionen (Exantheme seltener im Vergleich zu Ampicillin, Medikamentenfieber, selten Anaphylaxie), passagere Neutropenie, Transaminasenanstieg, Verlängerung der Blutungszeit, gastrointestinale Beschwerden (Übelkeit, Diarrhoe, pseudomembranöse Colitis). Probenecid bewirkt eine Erhöhung der Penicillin-Serumspiegel durch Hemmung der Penicillin-Ausscheidung. Breitspektrum-Penicilline nicht mit Aminoglykosiden in einer Infusionslösung mischen (Inaktivierung der Aminoglykoside).

Kontraindikationen:

Penicillin-Allergie

Kommentar:

Die Acylaminopenicilline besitzen im Vergleich zu Ampicillin eine stärkere In-vitro-Aktivität gegen gramnegative Erreger. Unterschiede bezüglich der klinischen Wirksamkeit der verschiedenen Substanzen dieser Gruppe wurden bisher nicht nachgewiesen. Alle Acylaminopenicilline sind β-Laktamase labil, daher Empfindlichkeitsprüfung beachten, ggf. mit einem β-Laktamase-Hemmer wie Combactam® kombinieren. Ihr Einsatz für die perioperative Prophylaxe ist aufgrund der β-Laktamase-Labilität, der Resistenzsituation und aus Kostengründen nicht gerechtfertigt.

Pharmakokinetik:

Serumspiegel:	mg/l	h		Dosis
	50	1		2 g i.v.

Serum-HWZ (h):	norm. NF	starke NI	HD
	0,8 – 1,2	1,6 – 4,3	1,2 – 2

Ausscheidung:	renal (60 – 70 %) und biliär (10 – 25 %)

Metabolisierung:	30 – 50 %

Penetration:	gut	mäßig	schlecht
	Galle	Liquor (bei	Liquor
	Bronchial-	Meningitis)	
	sekret		
	Fruchtwasser		
	fet. Kreislauf		

Dialysierbar:	HD +, PD +

Dosierung:

	i. v.
Erwachsene:	3 – 4 x 2 – 5 g
Kinder:	225 – 300 mg/kg/d in 3 – 4 Dosen

Neugeborene:

< 1 Wo:	150 – 225 mg/kg/d in 2 – 3 Dosen
> 1 Wo:	225 – 300 mg/kg/d in 3 – 4 Dosen

Bei NI:	Cr-Clearance (ml/min)	Max. Dosis / Intervall (g) (h)	
	50 – 30	5	/ 8
	30 – 10	4	/ 12
	< 10	2	/ 12

Zusatzdosis nach HD :	1 g

Piperacillin
Pipril ®

Azlocillin
Securopen®

Wichtigste Indikationen:

Schwere Infektionen durch gramnegative Erreger; in Kombination mit einem Aminogly-kosid auch geeignet zur Initialtherapie bei unbekanntem Erreger, insbesondere wenn P. aeruginosa als Erreger in Frage kommen kann.

In-vitro-Spektrum:

+++	P. aeruginosa	Streptokokken	β-Laktamase neg.
	E. coli	Pneumokokken	Staphylokokken
	P. mirabilis	Meningokokken	H. influenzae
	E. faecalis	Salmonellen	Gonokokken
	P. multocida	Shigellen	M. catarrhalis
++	P. vulgaris	Serratia	Prevotella
	Enterobacter	Providencia	Porphyromonas
	Citrobacter	Morganella	
+	Klebsiella	S. maltophilia	B. fragilis-Gruppe
0	E. faecium	β-Laktamase pos.	β-Laktamase pos
	Mykoplasmen	Staphylokokken	Gonokokken
	Chlamydien	H. influenzae	M catarrhalis
	Acinetobacter		

Nebenwirkungen und Interaktionen:

Allergische Reaktionen (Exantheme, Urtikaria, Anaphylaxie), Erhöhung der Serumtrans-aminasen, gastrointestinale Beschwerden (Übelkeit, Diarrhoe, pseudomembranöse Colitis), passagere Neutropenie. Probenecid bewirkt eine Erhöhung der Penicillin-Serumspiegel durch Hemmung der Penicillin-Ausscheidung. Breitspektrum-Penicilline nicht mit Aminoglykosiden in einer Infusionslösung mischen (Inaktivierung der Amino-glykoside).

Kontraindikationen:

Penicillin-Allergie

Kommentar:

Beide Substanzen haben eine stärkere In-vitro-Aktivität gegen P. aeruginosa als Mezlo-cillin. Im Vergleich zu Ampicillin besitzen alle Acylaminopenicilline eine bessere Akti-vität gegen gramnegative Erreger. Unterschiede bezüglich der klinischen Wirksamkeit der verschiedenen Substanzen aus dieser Gruppe wurden bisher nicht nachgewiesen. Der Einsatz der Acylaminopenicilline für die perioperative Prophylaxe ist aufgrund der β-Laktamase-Labilität, der Resistenzsituation und aus Kostengründen nicht gerechtfer-tigt.

Pharmakokinetik:

Serumspiegel:	mg/l	h		Dosis
Piperacillin	40	1		2 g i. v.
Azlocillin	60	1		2 g i. v.

Serum-HWZ (h):	norm. NF	starke NI	HD
Piperacillin	1	2 – 5	1,2 – 2,4
Azlocillin	0,9 – 1,3	3,6 – 8,4	1,5 – 2,6

Ausscheidung:	
Piperacillin	renal (70 – 80 %), biliär (15 %)
Azlocillin	renal (60 – 70 %), biliär (~8 %)

Metabolisierung:	
Piperacillin	keine
Azlocillin	30 – 40 %

Penetration:	gut	mäßig	schlecht
	Galle	Liquor (bei	Liquor
	Urin	Meningitis)	
	Muttermilch	Bronchialsekret	
		Knochen	

Dialysierbar:	
Piperacillin	HD +, PD +
Azlocillin	HD +, PD +

Dosierung:

	Piperacillin i. v.	Azlocillin i. v.
Erwachsene:	3 – 4 x 2 – 4 g	3 – 4 x 2 – 5 g
Kinder:	100 – 300 mg/kg/d in 4 Dosen	100 – 300 mg/kg/d in 4 Dosen
Neugeborene:	200 – 300 mg/kg/d in 3 Dosen	< 1 Wo: 100 – 200 mg/kg/d in 2 Dosen > 1 Wo: 150 – 300 mg/kg/d in 3 Dosen

Bei NI:

Cr-Clearance (ml/min)	Max. Dosis (g) / Intervall (h) Piperacillin	Azlocillin
80 - 50	4 / 6	5 / 6
50 - 30	4 / 8	4 / 6
30 - 10	4 /12	3 / 8
< 10	4 /12	2 /12

Zusatzdosis nach HD :		
Piperacillin	1 g	
Azlocillin	2 – 3 g	

NF = Nierenfunktion; NI = Niereninsuffizienz; HWZ = Halbwertszeit; 27
HD = Hämodialyse; PD = Peritonealdialyse;

Cefazolin

Gramaxin®, Elzogram®

Wichtigste Indikationen:

Infektionen durch empfindliche grampositive und gramnegative Erreger wie z. B. Wundinfektionen, ambulant erworbene Pneumonien, Osteomyelitis, als Alternative zu Penicillin G/Ampicillin bei Penicillin-Allergie, perioperative Prophylaxe

In-vitro-Spektrum:

+++	Pneumokokken Streptokokken	Staphylokokken MS Gonokokken	Meningokokken Fusobakterien
++	E. coli Klebsiella	P. mirabilis	Prevotella Porphyromonas
+	H. influenzae	M. catarrhalis	
0	Pseudomonas Enterokokken P. vulgaris Morganella Staphylokokken MR	Providencia Enterobacter Citrobacter Serratia	Acinetobacter B. fragilis-Gruppe Mykoplasmen Chlamydien Listerien

Nebenwirkungen und Interaktionen:

Allergische Hautreaktionen (1 – 4 %), Eosinophilie, Medikamenten-Fieber, selten Anaphylaxie, Phlebitis, transienter Anstieg der alkalischen Phosphatase und der Transaminasen, positiver Coombs-Test, gastrointestinale Beschwerden , Neutropenie, Thrombozytopenie, selten hämolytische Anämie.

Kontraindikationen:

Cephalosporin-Allergie

Kommentar:

Cefazolin ist ein Cephalosporin der 1. Generation und ist im Vergleich zu den Zweit- und Drittgenerations-Cephalosporinen schwächer wirksam gegenüber gramnegativen Erregern. Relativ empfindliche Spezies wie E. coli, Klebsiella und P. mirabilis werden aber meist erfaßt. Vorteilhaft ist eine gute Staphylokokken-Aktivität auch gegen β-Lactamase-bildende Stämme. Cefazolin gehört zusammen mit den Cephalosporinen der 2. Generation zu den sog. "Basiscephalosporinen". Cefazolin wird bevorzugt für die perioperative Prophylaxe eingesetzt. Cephalosporine nicht anwenden bei bekannter anaphylaktoider Reaktion auf Penicilline.

MR / MS = Methicillin- (Oxacillin-) resistent / sensibel

Pharmakokinetik:

Serumspiegel:	mg/l	h		Dosis
Cefazolin	52 – 70	1		1 g i. v.

Serum-HWZ (h):	Norm. NF	starke NI	HD
Cefazolin	1,5 – 2,2	30 – 40	2,6 – 9

Ausscheidung:	
Cefazolin	renal (> 90 %)

Metabolisierung:	keine

Penetration:	gut	mäßig	schlecht
	Pleura-, Peritoneal-, Synovialflüssigkeit Galle fet. Kreisl. Urin		Liquor

Dialysierbar:	HD +, PD –

Dosierung:

i. m./i. v.

Erwachsene:	2 – 3 x 0,5 – 2 g
Kinder:	60 – 100 mg/kg/d in 3 Dosen
Neugeborene: < 1 Wo:	40 – 60 mg/kg/d in 2 – 3 Dosen
> 1 Wo:	60 – 100 mg/kg/d in 3 Dosen

Bei NI:	Cr-Clearance (ml/min)	Max. Dosis / Intervall	
		(g)	(h)
	80 – 50	1,5 /	8
	50 – 30	1,5 /	12
	30 – 10	1 /	12
	< 10	1 /	24

Zusatzdosis nach HD:	0,5 – 1 g

Cefuroxim
Cefotiam
Cefamandol

Zinacef ®, Curocef®, Cefuroxim Lilly®

Spizef ®

Mandokef ®

Wichtigste Indikationen:

Infektionen durch empfindliche grampositive und gramnegative Erreger, wie z. B. Wundinfektionen, Pneumonien, Osteomyelitis, Arthritis, Sepsis. Auch geeignet zur Initialtherapie bei unbekanntem Erreger, wenn nicht mit multiresistenten Hospitalkeimen zu rechnen ist (z. B. bei Patienten außerhalb von Intensivstationen und kürzerer Liegedauer). Die Kombination mit einem Aminoglykosid ist bei schweren systemischen Infektionen empfehlenswert. Perioperative Prophylaxe.

In-vitro-Spektrum:

+++	Streptokokken	Meningokokken	P. mirabilis
	Pneumokokken	H. influenzae	Salmonellen
	Staphylokokken MS	E. coli	Shigellen
	Gonokokken	Klebsiella	Fusobakterien
++	Prevotella	Porphyromonas	M. catarrhalis
+	Enterobacter	Serratia	Providencia
	P. vulgaris	Morganella	B. fragilis-Gruppe
0	Enterokokken	Acinetobacter	Mykoplasmen
	Pseudomonas	Listerien	Chlamydien
	Staphylokokken MR		

Nebenwirkungen und Interaktionen:

Allergische Hautreaktionen (1 – 4 %), Eosinophilie, Medikamenten-Fieber, selten Anaphylaxie, positiver Coombs-Test, Phlebitis, Erhöhung der Transaminasen und alk. Phosphatase, gastrointestinale Beschwerden, Neutropenie, Thrombozytopenie, selten hämolytische Anämie. Unter Cefamandol: Vitamin-K-abhängige Blutungen und Alkoholintoleranz aufgrund der N-Methylthiotetrazol-Seitenkette.

Kontraindikationen:

Cephalosporin-Allergie

Kommentar:

Diese Substanzen gehören zusammen mit den Cephalosporinen der 1. Generation zu den sog. „Basiscephalosporinen". Sie sind relativ preiswert und erfassen die häufigsten Erreger hospitalerworbener Infektionen. Die Cephalosporine II haben eine deutlich stärkere Aktivität gegenüber gramnegativen Erregern wie E. coli, Klebsiella, Proteus mirabilis und H. influenzae. Bei schweren Haemophilus-Infektionen (Meningitis, Epiglottitis) sollten jedoch Cephalosporine III bevorzugt werden. Keine Antibiotika für ZNS-Infektionen. Cefotiam ist im Vergleich zu Cefuroxim in vitro deutlich wirksamer gegen E. coli, Klebsiella und Proteus mirabilis. Cefamandol hat aufgrund der oben erwähnten Nachteile nur noch eingeschränkte Bedeutung. Keine Cephalosporine verabreichen bei bekannter anaphylaktoider Reaktion auf Penicilline.

MR / MS = Methicillin- (Oxacillin-) resistent / sensibel

Pharmakokinetik:

Serumspiegel:	mg/l	h	Dosis
Cefamandol	15 – 16	1	1 g i. v.
Cefuroxim	24 – 25	1	1 g i. v.
Cefotiam	18,5	1	1 g i. v.

Serum-HWZ (h):	norm. NF	starke NI	HD
Cefamandol	1,0	10 – 14	4 – 7
Cefuroxim	1,2	15 – 22	3,5
Cefotiam	1,0	6,8 – 8	1,5 – 2,6

Ausscheidung: renal

Metabolisierung: keine

Penetration:	gut	mäßig	schlecht
	Galle	Prostata	Liquor
	Pleuraflüssigkeit		
	Bronchialsekret		
	Knochen		
	fet. Kreislauf		

Dialysierbar:
Cefamandol	HD +, PD –
Cefuroxim	HD +, PD +
Cefotiam	HD +, PD +

Dosierung:	Cefamandol i. m./i. v.	Cefuroxim i. m./i. v.	Cefotiam i. m./i. v.
Erwachsene:	3 – 4 (– 6) x 1 – 2 g	3 – 4 x 0,75 – 1,5 g	2 – 3 x 1 – 2 g
Kinder:	50 – 150 mg/kg/d in 3 – 4 Dosen	50 – 100 mg/kg/d in 3 Dosen	50 – 100mg/kg/d in 3 Dosen
Neugeborene:		50 – 100 mg/kg/d in 2 Dosen	50 – 100 mg/kg/d in 2 – 3 Dosen

Bei NI:	Cr-Clearance (ml/min)	Max. Dosis (g) / Intervall (h)		
		Cefamandol	Cefuroxim	Cefotiam
	80 – 50	2 / 6	1,5 / 8	2 / 12
	50 – 30	2 / 8	1,5 / 8	2 / 12
	30 – 10	1 / 8	0,75 / 8	1,5 / 12
	< 10	1 / 12	0,75 / 24	1 / 12

Zusatzdosis nach HD:	Cefamandol	0,5 g
	Cefuroxim	0,75 g
	Cefotiam	0,5 g

Cefoxitin   Mefoxitin®

Wichtigste Indikationen:

Perioperative Prophylaxe in der Abdominal-Chirurgie. Monotherapie nur bei leichteren aerob-anaeroben Mischinfektionen.

In-vitro-Spektrum:

+++	E. coli Klebsiellen	Gonokokken Proteus	Shigellen Salmonellen
++	H. influenzae Staphylokokken MS	Pneumokokken A-Streptokokken	B. fragilis-Gruppe u. a. Anaerobier
+	Serratia Citrobacter	Enterobacter Morganella	Providencia Viridans-Streptokokken
0	Pseudomonas Acinetobacter	Enterokokken Staphylokokken MR	Chlamydien Mykoplasmen

Nebenwirkungen und Interaktionen:

Allergische Reaktionen (Exanthem, Urtikaria, selten Anaphylaxie), Phlebitis, positiver Coombs-Test, Erhöhung der Transaminasen und alk. Phosphatase, gastrointestinale Beschwerden, Neutropenie, Thrombozytopenie, selten hämolytische Anämie.

Kontraindikationen:

Cephalosporin-Allergie

Pharmakokinetik:

Serum-HWZ 0,75 h, bei starker NI 10 – 25 h
Ausscheidung renal (90 – 95%)
Keine Metabolisierung
Gewebegängigkeit gut, Liquorgängigkeit schlecht
Dialysierbar: HD +, PD –

Dosierung:

		i.v./i.m.
Erwachsene:		3 –4 x 1 – 2 g
Kinder:		80 – 160 mg/kg/d in 3 – 4 Dosen
Neugeborene:	<1 Wo:	40 – 80 mg /kg/d in 2 Dosen
	>1 Wo:	60 – 120 mg/kg/d in 3 Dosen

Bei NI:

Cr-Clearance (ml/min)	Max. Dosis (g)	/	Intervall (h)
50 – 30	2	/	8
30 – 10	2	/	12
10 – 5	1	/	24

Zusatzdosis nach HD: 1 g

Kommentar:

Die Resistenzrate von B.fragilis gegen Cefoxitin liegt mittlerweile bei etwa 20%. Deshalb bei vermuteten Bacteroides-Infektionen Metronidazol oder Imipenem bevorzugen

MR / MS = Methicillin- (Oxacillin-) resistent / sensibel

Cefotetan

Apatef®, Ceftenon®

Wichtigste Indikationen:

Prophylaxe und Therapie abdomineller Mischinfektionen (Enterobakterien und Anaerobier)

In-vitro-Spektrum:

++/+++	Enterobakterien	Anaerobier	H. influenzae
+	Staphylokokken MS Meningokokken	Streptokokken	Pneumokokken
0	Acinetobacter Staphylokokken MR	Enterokokken	Pseudomonas

Nebenwirkungen und Interaktionen:

Allergische Reaktionen (Exanthem, Urtikaria, selten Anaphylaxie), Phlebitis, Erhöhung der Transaminasen und alk. Phosphatase, positiver Coombs-Test, Alkoholintoleranz und Blutungsneigung auf Grund der N-Methylthiotetrazol-Seitenkette, gastrointestinale Beschwerden, Neutropenie, Thrombozytopenie, selten hämolytische Anämie.

Kontraindikationen:

Cephalosporin-Allergie

Pharmakokinetik:

Serum-HWZ 3,5 h, bei NI 11 – 13 h
Ausscheidung renal 80 %, biliär 12 – 20 %
Keine Metabolisierung
Gewebegängigkeit gut
Dialysierbar: HD +, PD –

Dosierung:

i. v./i. m.

Erwachsene:	2 x 1 – 2 g (bis 3 x 2 g)
Kinder:	20 – 60 mg/kg/d in 2 Dosen

Bei NI:	Cr-Clearance (ml/min)	Max. Dosis (g)	/	Intervall (h)
	50 – 30	2	/	12
	30 – 10	1	/	12
	< 10	1	/	24

Zusatzdosis nach HD:	0,5 g

Kommentar:

Cefotetan ist besser wirksam gegen gramnegative Keime als Cefoxitin, jedoch schwächer als Cefotaxim. Aufgrund der langen Halbwertszeit ist eine zweimal tägliche Verabreichung möglich.

Cefotaxim
Ceftriaxon

Claforan®

Rocephin®

Wichtigste Indikationen:

Infektionen durch gramnegative Erreger, die resistent sind gegen Basiscephalosporine, lebensbedrohliche H. influenzae-Infektionen, Meningitis durch gramnegative Erreger und Penicillin-resistente Pneumokokken, empirische Meningitis-Therapie bei Kindern und Säuglingen (bei letzteren in Kombination mit Ampicillin), Initialtherapie schwerer Infektionen bei unbekanntem Erreger in Kombination mit einem Aminoglykosid. Ceftriaxon: Gonorrhoe (Einmaldosis), Lyme-Krankheit

In-vitro-Spektrum:

+++	E. coli	Providencia	Pneumokokken
	Klebsiella	H. influenzae	Gonokokken
	Proteus	Streptokokken	Meningokokken
	Morganella	M. catarrhalis	Fusobakterien
++	Staphylokokken MS	Enterobacter	Prevotella
	Serratia	Citrobacter	Porphyromonas
+	P. aeruginosa	Acinetobacter	B. fragilis
0	Enterokokken	Legionellen	Chlamydien
	S. maltophilia	Mykoplasmen	Listerien
	Staphylokokken MR		

Nebenwirkungen und Interaktionen:

Allergische Reaktionen (Exanthem, Urtikaria, selten Anaphylaxie), Phlebitis, positiver Coombs-Test, Erhöhung der Transaminasen und alk. Phosphatase, gastrointestinale Beschwerden (Übelkeit, Diarrhoe, pseudomembranöse Colitis), Neutropenie, Thrombozytopenie, selten hämolytische Anämie. Reversible Präzipitationen ("sludge") in der Galle unter Ceftriaxon.

Kontraindikationen:

Cephalosporin-Allergie

Kommentar:

Im Vergleich zu den Cephalosporinen der 1. und 2. Generation besitzen die Cephalosporine III eine schwächere In-vitro Aktivität gegen Staphylokokken, dagegen eine bessere Aktivität und stärkere Bakterizidie gegen gramnegative Keime. Deshalb sollten sie bei schweren Infektionen durch gramnegative Erreger wie z. B. Klebsiella und H. influenzae bevorzugt werden, auch wenn die Keime empfindlich sind gegen Cephalosporine II. Bei Enterobacter und Citrobacter häufig Resistenzentwicklung während der Therapie, daher bei diesen Spezies mit Zurückhaltung anwenden! Ceftriaxon hat eine lange Halbwertszeit. Dosierung 1 x täglich bei gleicher Wirksamkeit, dadurch Kosteneinsparungen möglich.

MR / MS = Methicillin- (Oxacillin-) resistent / sensibel

Pharmakokinetik:

Serumspiegel:	mg/l	h	Dosis
Cefotaxim	12 – 20	1	1 g i. v.
Ceftriaxon	95 – 120	1	1 g i. v.

Serum-HWZ (h):	norm. NF	starke NI	HD
Cefotaxim	0,9 – 1,2	2,5 – 3,4	1,9 – 3,4
Ceftriaxon	5,8 – 8,7	12 – 18	16

Ausscheidung:

Cefotaxim	renal (55 %), biliär (5 – 10 %)
Ceftriaxon	renal (40 – 60 %) und biliär (35 – 40 %)

Metabolisierung:

Cefotaxim	30 – 50 %
Ceftriaxon	gering

Penetration:	gut	mäßig	schlecht
	Urin	Bronchialsekr.	Liquor
	Knochen	Liquor	Muttermilch
	Wundsekret	(bei Meningitis)	
	Galle		
	Haut		
	Fruchtwasser		
	fet. Kreislauf		

Dialysierbar:

Cefotaxim	HD +, PD ±
Ceftriaxon	HD –, PD –

Dosierung:

	Cefotaxim	Ceftriaxon
	i. v./i. m.	i. v./i. m.
Erwachsene:	2 – 3 x 1 – 2 g (bis 4 x 3 g)	1 x 1 – 2 g (bis 1 x 4 g)
Kinder:	50 – 200 mg/kg/d in 3 – 4 Dosen	50 – 80 mg/kg/d in 1 Dosis
Neugeborene: <1Wo:	100 mg/kg/d in 2 Dosen	50 mg/kg/d in 1 Dosis
>1 Wo:	150 mg/kg/d in 3 Dosen	50 mg/kg/d in 1 Dosis

Bei NI: Cefotaxim	Cr-Clearance (ml/min)	Max. Dosis (g) / Intervall (h)
	80 – 30	2 / 8
	30 – 10	2 / 12
	< 10	1 / 12

Ceftriaxon — Cr-Clearance < 10 ml/min: max. 2 g/d

Zusatzdosis nach HD: Cefotaxim 1 g
Ceftriaxon nicht erforderlich

NF = Nierenfunktion;   NI = Niereninsuffizienz;   HWZ = Halbwertszeit;
HD = Hämodialyse;   PD = Peritonealdialyse;

Cefmenoxim
Ceftizoxim

Tacef®

Ceftix®, Cefizox®

Wichtigste Indikationen:

Infektionen durch gramnegative Erreger, die resistent sind gegen Basiscephalosporine, Initialtherapie schwerer Infektionen bei unbekanntem Erreger in Kombination mit einem Aminoglykosid.

In-vitro-Spektrum:

+++	E. coli Klebsiella Proteus Morganella	Providencia H. influenzae Streptokokken M. catarrhalis	Pneumokokken Gonokokken Meningokokken Fusobakterien
++	Staphylokokken MS Serratia	Enterobacter Citrobacter	Prevotella Porphyromonas
+	P. aeruginosa	Acinetobacter	B. fragilis
0	Enterokokken S. maltophilia Staphylokokken MR	Legionellen Mykoplasmen	Chlamydien Listerien

---

Nebenwirkungen und Interaktionen:

Allergische Reaktionen (Exanthem, Urtikaria, selten Anaphylaxie), Phlebitis, positiver Coombs-Test, Erhöhung der Transaminasen und alk. Phosphatase, gastrointestinale Beschwerden (Übelkeit, Diarrhoe, pseudomembranöse Colitis), Neutropenie, Thrombozytopenie, selten hämolytische Anämie. Unter Cefmenoxim: Alkoholintoleranz und Vitamin-K-abhängige Blutungsneigung aufgrund der N-Methylthiotetrazol-Seitenkette.

Kontraindikationen:

Cephalosporin-Allergie

Kommentar:

Ceftizoxim und Cefmenoxim sind dem Cefotaxim sehr ähnlich, werden jedoch nicht metabolisiert, wodurch etwas höhere Serum- und Gewebekonzentrationen resultieren. Ceftizoxim hat eine etwas längere Halbwertszeit. Unter Cefmenoxim-Therapie regelmäßige Kontrolle der Blutgerinnung, prophylaktische Gabe von Vitamin K 10 mg/Woche empfohlen.

MR / MS = Methicillin- (Oxacillin-) resistent / sensibel

Pharmakokinetik:

Serumspiegel:	mg/l	h		Dosis
Cefmenoxim	22 – 25	1		1 g i. v.
Ceftizoxim	30	1		1 g i. v.

Serum-HWZ (h):	norm. NF	starke NI	HD
Cefmenoxim	0,8 – 1,2	7 – 13	
Ceftizoxim	1,7 – 1,9	28 – 36	5,3

Ausscheidung:		
Cefmenoxim	renal (70 – 80 %), biliär (11 %)
Ceftizoxim	renal (85 %)

Metabolisierung: keine

Penetration:	gut	mäßig	schlecht
	Galle	Liquor (bei	Liquor
	Knochen	Meningitis)	Muttermilch
	fet. Kreislauf		
	Urin		

Dialysierbar:	
Cefmenoxim	HD +, PD ±
Ceftizoxim	HD +, PD –

Dosierung: i. v./i. m.

Erwachsene: 2 – 3 x 1 – 2 g (bis 3 x 3 g)

Kinder: 50 – 120 mg/kg/d
in 3 – 4 Dosen

Bei NI:

Cr-Clearance (ml/min)	Max. Dosis (g) / Intervall (h)	
	Cefmenoxim	Ceftizoxim
80 – 50	2 / 8	2 / 8
50 – 30	2 / 8	2 / 12
30 – 10	2 / 12	1 / 12
< 10	1 / 24	1 / 24

Zusatzdosis nach HD:	
Cefmenoxim	1 g
Ceftizoxim	1 g

Ceftazidim

Fortum®

Wichtigste Indikationen:

Infektionen durch gramnegative Erreger, die resistent sind gegen Basiscephalosporine, lebensbedrohliche H. influenzae-Infektionen, Meningitis durch gramnegative Erreger und empirische Meningitis-Therapie bei Kindern und Säuglingen (bei letzteren in Kombination mit Ampicillin), Initialtherapie schwerer Infektionen bei unbekanntem Erreger, insbesondere wenn P. aeruginosa in Betracht kommt.

In-vitro-Spektrum:

+++	E. coli	P. aeruginosa	Shigellen
	Klebsiella	H. influenzae	Gonokokken
	Proteus	Streptokokken	Meningokokken
	Serratia	Pneumokokken	M. catarrhalis
	Morganella	Salmonellen	Fusobakterien
	Providencia		
++	Staphylokokken MS	Enterobacter	Prevotella
	Acinetobacter	Citrobacter	Porphyromonas
+	B. fragilis-Gruppe	S. maltophilia	
0	Enterokokken	Legionellen	Chlamydien
	Staphylokokken MR	Mykoplasmen	Listerien

Nebenwirkungen und Interaktionen:

Allergische Reaktionen (Exanthem, Urtikaria, selten Anaphylaxie), Phlebitis, positiver Coombs-Test, Erhöhung der Transaminasen und alk. Phosphatase, gastrointestinale Beschwerden (Übelkeit, Diarrhoe, pseudomembranöse Colitis), Neutropenie, Thrombozytopenie, selten hämolytische Anämie.

Kontraindikationen:

Cephalosporin-Allergie

Kommentar:

Breitspektrum-Cephalosporin mit der stärksten Pseudomonas-Aktivität. In einigen Studien hat es sich auch zur Monotherapie bei immundefizienten Patienten als geeignet erwiesen. Bei vermutlicher Anaerobier-Beteiligung kann mit Clindamycin oder Metronidazol, bei Verdacht auf Staphylokokken-Beteiligung mit Clindamycin, Flucloxacillin oder Vancomycin kombiniert werden. Bei schweren Infektionen, insbesondere durch P. aeruginosa, ist die Kombination mit einem Aminoglykosid empfehlenswert.

MR / MS = Methicillin- (Oxacillin-) resistent / sensibel

Pharmakokinetik:

Serumspiegel:	mg/l	h	Dosis
	35 – 40	1	1 g i. v.

Serum-HWZ (h):	norm.NF	starke NI	HD
	1,7 – 2,1	16 – 25	2 – 5

Ausscheidung:	renal (90 %)
Metabolisierung:	< 5 %

Penetration	gut	mäßig	schlecht
	Galle Knochen Synovial-, Pleura- flüssigkeit Aszites Urin	Bronchialsekret Liquor (bei Meningitis)	Liquor

Dialysierbar:	HD +, PD +

Dosierung:

	i. v./i. m.
Erwachsene:	2 – 3 x 1 – 2 g
Kinder:	50 – 150 mg/kg/d in 3 Dosen

Neugeborene:	<1 Wo:	60 mg/kg/d in 2 Dosen
	>1 Wo:	90 mg/kg/d in 3 Dosen

Bei NI:

Cr-Clearance (ml/min)	Max. Dosis (g)	/	Intervall (h)
80 – 50	2	/	8
50 – 30	1,5	/	12
30 – 10	1,5	/	24
< 10	0,5	/	24

Zusatzdosis nach HD:	1 g

Cefoperazon Cefobis®, Cefobid ®

Wichtigste Indikationen:

Infektionen durch gramnegative Erreger, die resistent sind gegen Basiscephalosporine. Initialtherapie schwerer Infektionen bei unbekanntem Erreger in Kombination mit einem Aminoglykosid.

In-vitro-Spektrum:

+++	E. coli	Klebsiella	P. mirabilis
	H. influenzae	Fusobakterien	
++	P. aeruginosa	Enterobacter	Staphylokokken MS
	Proteus vulgaris	Citrobacter	Streptokokken
	Morganella	Serratia	Prevotella
	Providencia	M. catarrhalis	Porphyromonas
+	B. fragilis-Gruppe	Acinetobacter	
0	Enterokokken	Legionellen	Chlamydien
	S. maltophilia	Listerien	Mykoplasmen
	Staphylokokken MR		

Nebenwirkungen und Interaktionen:

Allergische Reaktionen, reversible Blutbildveränderungen, Phlebitis, positiver Coombs-Test, Erhöhung der Transaminasen und alk. Phosphatase, häufig Diarrhoe (10 – 30 %); Vitamin-K-abhängige Blutungen und Alkoholintoleranz auf Grund der N-Methylthiotetrazol-Seitenkette

Kontraindikationen:

Cephalosporin-Allergie

Pharmakokinetik:

Serum-HWZ 1,9 h, bei NI 2,5 – 4,2 h
Ausscheidung renal 25 – 30 %, biliär 70 %
Metabolisierung 75 %
Gewebegängigkeit gut, Liquorgängigkeit mäßig
Dialysierbar: HD –, PD –

Dosierung:

	i. v./i. m.
Erwachsene:	2 x 1 – 2 g (bis 3 x 3 g)
Kinder:	50 – 150 mg/kg/d in 2 – 3 Dosen (max. 200 mg/kg/d)
Bei NI:	keine Dosisreduktion (bis zu 4 g/d)
Zusatzdosis nach HD:	nicht erforderlich

Kommentar:

Aufgrund der guten Gallegängigkeit bei Gallenwegsinfektionen indiziert. Ansonsten beschränkte Indikationen, da inzwischen besser wirksame Cephalosporine zur Verfügung stehen. Cefotaxim oder Ceftriaxon sind aktiver gegen Enterobakterien; Ceftazidim gegen Enterobakterien und P. aeruginosa. Regelmäßige Kontrolle der Blutgerinnung erforderlich, prophylaktische Gabe von Vitamin K 10 mg/Wo. empfohlen. Nicht geeignet zur Meningitis-Therapie.

Cefsulodin Pseudocef®

Wichtigste Indikationen:

Infektionen durch P. aeruginosa

In-vitro-Spektrum:

+++	P. aeruginosa		
+	Staphylokokken MS Meningokokken	Streptokokken	Gonokokken
0	Enterobakterien Staphylokokken MR	H. influenzae	Enterokokken

Nebenwirkungen und Interaktionen:

Allergische Reaktionen, reversible Blutbildveränderungen, Phlebitis, Erhöhung der Serumtransaminasen und alk. Phosphatase, positiver Coombs-Test, gastrointestinale Beschwerden

Kontraindikationen:

Cephalosporin-Allergie

Pharmakokinetik:

Serum-HWZ 1,6 h, bei NI 10 – 13 h
Ausscheidung vorwiegend renal 60 – 70 %
Metabolisierung < 5 %
Gewebegängigkeit gut, Liquorgängigkeit schlecht
Dialysierbar: HD +, PD ±

Dosierung: i. v./i. m.

Erwachsene:	3 x 1 – 2 g	
Kinder:	50 – 100 mg/kg/d in 2 – 3 Dosen	

Bei NI:

Cr-Clearance (ml/min)	Max. Dosis (g)	/ Intervall (h)
80 – 50	2	/ 8
50 – 30	2	/ 12
30 – 10	1,5	/ 12
< 10	1	/ 24

Zusatzdosis nach HD: 0,5 g

Kommentar:

Schmalspektrum-Cephalosporin mit guter Pseudomonas-Aktivität (Ceftazidim > Cefsulodin > Pseudomonas-wirksame Penicilline). Nur bei Pseudomonas-Infektionen indiziert.

Cefepim

Maxipime®

Wichtigste Indikationen:

Infektionen durch gramnegative Erreger, die resistent sind gegen Basiscephalosporine, Initialtherapie schwerer Infektionen bei unbekanntem Erreger, insbesondere wenn P. aeruginosa in Betracht kommt.

In-vitro-Spektrum:

+++	E. coli	Providencia	Pneumokokken
	Klebsiella	Enterobacter	Streptokokken
	Proteus	Citrobacter	M. catarrhalis
	Serratia	P. aeruginosa	Gonokokken
	Morganella	H. influenzae	Meningokokken
	Fusobakterien		
++	Staphylokokken MS	Acinetobacter	Prevotella
			Porphyromonas
+	B. fragilis-Gruppe	S. maltophilia	
0	Enterokokken	Legionellen	Chlamydien
	Staphylokokken MR	Mykoplasmen	Listerien

Nebenwirkungen und Interaktionen:

Allergische Reaktionen (Exanthem, Urtikaria, selten Anaphylaxie), Phlebitis, positiver Coombs-Test, Erhöhung der Transaminasen und alk. Phosphatase, gastrointestinale Beschwerden (Übelkeit, Diarrhoe, pseudomembranöse Colitis), Neutropenie, Thrombozytopenie.

Kontraindikationen:

Cephalosporin-Allergie

Kommentar:

Breitspektrum-Cephalosporin, dessen In-vitro-Spektrum vergleichbar ist mit demjenigen von Ceftazidim. Es besitzt eine hohe Aktivität gegen Pseudomonas und Enterobakterien und erfaßt auch Stämme, die gegen Cephalosporine III resistent sind. Im grampositiven Bereich ist Cefepim aktiver als Ceftazidim, ähnlich wie Cefotaxim. Bisher publizierte klinische Studien weisen darauf hin, daß Cefepim eine ähnliche Wirksamkeit besitzt wie die Cephalosporine III. Bei schweren Infektionen, insbesondere durch P. aeruginosa, ist die Kombination mit einem Aminoglykosid empfehlenswert.

MR / MS = Methicillin- (Oxacillin-) resistent / sensibel

Serumspiegel:	mg/l	h	Dosis
	40 – 45	1	1 g i. v.

Serum-HWZ (h):	norm.NF	starke NI	HD
	2	13 – 21	2

Ausscheidung:	renal		
Metabolisierung:	7 %		

Penetration	gut	mäßig	schlecht
	Galle	Liquor (bei	Liquor
	Gallenblase	Meningitis)	
	Bronchial-	Prostata	
	schleimhaut	Sputum	
	Aszites		
	Appendix		
	Urin		

Dialysierbar:	HD +, PD +

i. v./i. m.

Erwachsene:	2 x 2 g		
Bei NI:	Cr-Clearance (ml/min)	Max. Dosis / Intervall (g) (h)	
	30 – 10	2 / 24	
	< 10	1 / 24	

Zusatzdosis nach HD:	1 g

Cefalexin
Cefadroxil
Cefaclor

Oracef®, Ceporexin®, Ospexin®, Keflex®

Bidocef®, Duracef®, Grüncef®

Panoral®, Kefspor®, Ceclor®

Wichtigste Indikationen:

Alternative Oraltherapie zu Penicillin und Amoxicillin bei leichteren Infektionen der Harnwege, Atemwege und Weichteile, Streptokokken-Tonsillitis.

In-vitro-Spektrum:

+++	Streptokokken Pneumokokken	Staphylokokken MS	Fusobakterien
++	E. coli Proteus mirabilis Meningokokken	Klebsiella M. catarrhalis Gonokokken	Prevotella Porphyromonas
+	H. influenzae (nur Cefaclor)		
0	Pseudomonas Enterokokken Staphylokokken MR Proteus vulgaris Morganella	Citrobacter Serratia Enterobacter Acinetobacter Providencia	B. fragilis-Gruppe Listeria Mykoplasmen Chlamydien

Nebenwirkungen und Interaktionen:

Allergische Reaktionen (Exanthem, Urtikaria, selten Anaphylaxie), gastrointestinale Beschwerden (Übelkeit, Diarrhoe, pseudomembranöse Colitis), positiver Coombs-Test, Erhöhung der Transaminasen und alk. Phosphatase, selten reversible Blutbildveränderungen

Kontraindikationen:

Cephalosporin-Allergie

Kommentar:

Die Oralcephalosporine werden insbesondere in der Pädiatrie bevorzugt eingesetzt, da sie im Vergleich zu den Aminobenzylpenicillinen besser verträglich sind. Sie sind jedoch relativ teuer. Cefaclor besitzt im Gegensatz zu den beiden anderen Substanzen eine mäßige Aktivität gegen H. influenzae. Cefadroxil kann auf Grund der längeren Halbwertszeit ein- bis zweimal täglich gegeben werden. Mit der Retardform von Cefaclor (Kefspor®) ist ebenfalls eine zweimal tägliche Dosierung möglich. Die erreichten Serumspitzenspiegel sind im Vergleich zu den Kapseln niedriger.

MR / MS = Methicillin- (Oxacillin-) resistent / sensibel

Pharmakokinetik:

Serumspiegel:	mg/l	h		Dosis
Cefalexin	12 – 15	1		0,5 g p. o.
Cefadroxil	12 – 16	1		0,5 g p. o.
Cefaclor	9 – 17	1		0,5 g p. o.

Serum-HWZ (h):	norm.NF	starke NI	HD
Cefalexin	1	20 – 40	4,5 – 6
Cefadroxil	1,5	13 – 25	2,3 – 3,4
Cefaclor	0,8	2,5 – 3	1,5

Ausscheidung: vorwiegend renal

Metabolisierung:
Cefalexin/Cefadroxil: keine
Cefaclor: 5 – 15 %

Penetration:	gut	mäßig	schlecht
	Galle		Liquor
	Niere		Galle
	Urin		(bei Obstruktion)
	Pleura-,		
	Perikard-,		
	Synovial-		
	flüssigkeit		
	Knochen		

Dialysierbar:
Cefalexin   HD +, PD +
Cefadroxil   HD +, PD ±
Cefaclor   HD +, PD ?

Dosierung:

	Cefalexin p. o.	Cefadroxil p. o.	Cefaclor p. o.
Erwachsene:	3 – 4 x 0,5 – 1 g	1 - 2 x 1 g	3 x 0,25 – 0,5 g (– 1 g)
Kinder:	50 – 100 mg/kg/d in 4 Dosen	50 – 100 mg/kg/d in 2 Dosen	30 – 50 mg/kg/d in 3 Dosen

Bei NI:

Cr-Clearance (ml/min)	Max. Dosis (g) / Intervall (h) Cefalexin	Cefadroxil
50 – 30	0,5 / 8	0,5 / 12
30 – 10	0,5 / 12	0,5 / 24
< 10	0,5 / 24	0,5 / 36

Cefaclor: keine Dosisreduktion

Zusatzdosis nach HD: Cefalexin/Cefadroxil 0,5 g
Cefaclor   nicht erforderlich

Cefuroximaxetil

Elobact®, Zinnat®

Wichtigste Indikationen:

Leichte bis mittelschwere Infektionen der Atemwege und im HNO-Bereich, Harnwegsinfektionen, Infektionen der Haut und Weichteile, Gonorrhoe.

In-vitro-Spektrum:

+++	Streptokokken	E. coli	H. influenzae
	Pneumokokken	Klebsiella	Gonokokken
	Staphylokokken MS	P. mirabilis	Meningokokken
	M. catarrhalis		
++	Anaerobier (außer B. fragilis-Gruppe)		
0	Enterokokken	Providencia	B. fragilis-Gruppe
	Pseudomonas	Serratia	Mykoplasmen
	Proteus vulgaris	Enterobacter	Chlamydien
	Morganella	Acinetobacter	Listerien
	Staphylokokken MR		

Nebenwirkungen und Interaktionen:

Allergische Reaktionen (Exanthem, Urtikaria, selten Anaphylaxie), gastrointestinale Beschwerden (Übelkeit, Diarrhoe, pseudomembranöse Colitis), Kopfschmerzen, positiver Coombs-Test, Erhöhung der Transaminasen und alk. Phosphatase, selten reversible Blutbildveränderungen

Kontraindikationen:

Cephalosporin-Allergie

Kommentar:

Cefuroximaxetil ist ein sog. Prodrug von Cefuroxim, d.h. es wird im Gegensatz zur Muttersubstanz oral resorbiert, wobei es nach der Resorption zur Spaltung des Esters kommt und Cefuroxim freigesetzt wird. Wie die anderen oralen Cephalosporine gut verträglich. Die Bioverfügbarkeit ist höher, wenn die Einnahme nach dem Essen erfolgt. Im Vergleich zu den älteren Oralcephalosporinen hat Cefuroximaxetil eine höhere Aktivität gegen Enterobakterien, H. influenzae und M. catarrhalis (einschließlich Ampicillin-resistente Stämme).

MR / MS = Methicillin- (Oxacillin-) resistent / sensibel

Pharmakokinetik:

Serumspiegel:	mg/l	h	Dosis
	4 – 6	2 – 3	250 mg p. o.
	7 – 10	2 – 3	500 mg p. o.

Serum-HWZ (h):	norm. NF	starke NI	HD
	1 – 1,5	15 – 22	3,5

Ausscheidung:	vorwiegend renal		
Metabolisierung:	keine		

Penetration:	gut	mäßig	schlecht
	Pleura-	Prostata	Liquor
	flüssigkeit	Galle	
	Bronchialsekret	Knochen	
	fet. Kreislauf		

Dialysierbar:	HD +, PD +

Dosierung:

	p.o. (Einnahme nach den Mahlzeiten)
Erwachsene:	2 x 250 – 500 mg*
Kinder ab 3 Mo:	20 – 30 mg/kg/d in 2 Dosen
Bei NI:	keine Dosisreduktion
Zusatzdosis nach HD:	250 – 500 mg

*mg bezogen auf Cefuroxim

Loracarbef Lorafem®, Lorabid®

Wichtigste Indikationen:

Leichte bis mittelschwere Infektionen der Atemwege und im HNO-Bereich, Harnwegsinfektionen, Infektionen der Haut und Weichteile.

In-vitro-Spektrum:

+++	Streptokokken	E. coli	H. influenzae
	Pneumokokken	Klebsiella	Gonokokken
	Staphylokokken MS	P. mirabilis	Meningokokken
	M. catarrhalis		
++	Anaerobier (außer B. fragilis-Gruppe)		
0	Enterokokken	Providencia	B. fragilis-Gruppe
	Pseudomonas	Serratia	Mykoplasmen
	Proteus vulgaris	Enterobacter	Chlamydien
	Morganella	Acinetobacter	Listerien
	Staphylokokken MR		

Nebenwirkungen und Interaktionen:

Allergische Reaktionen (Exanthem, Urtikaria, selten Anaphylaxie), gastrointestinale
Beschwerden (Übelkeit, Diarrhoe, pseudomembranöse Colitis), Kopfschmerzen, positiver Coombs-Test, selten transiente Erhöhung der Transaminasen und alk. Phosphatase,
selten reversible Blutbildveränderungen.

Kontraindikationen:

Cephalosporin-Allergie

Kommentar:

Loracarbef ist ein Carbacephem, das chemisch verwandt ist mit Cefaclor. Es besitzt
jedoch eine höhere Aktivität gegen H. influenzae und eine bessere Bioverfügbarkeit.
Es wird zu 90% aus dem Gastrointestinaltrakt resorbiert, daher geringe Beeinflussung
der Darmflora.

Pharmakokinetik:

Serumspiegel:	mg/l	h	Dosis
	15 – 19	1	400 mg p. o.

Serum-HWZ (h):	norm. NF	starke NI	HD
	1,2	32	

Ausscheidung: renal

Metabolisierung: keine

Penetration:	gut	mäßig	schlecht
	Mittelohr-flüssigkeit Pleura-flüssigkeit Bronchialsekret Urin		Liquor

Dialysierbar: HD +, PD ?

Dosierung:

p.o. (Nüchterneinnahme)

Erwachsene: 2 x 200 – 400 mg

Kinder ab 3 Mo: 15 – 30 mg/kg/d in 2 Dosen

Bei NI:	Cr-Clearance (ml/min)	Max. Dosis / Intervall (mg) (h)	
	50 – 10	400 /	24
	< 10	400 /	alle 3 Tage

Zusatzdosis nach HD: 200 – 400 mg

Cefixim
Cefetamet-Pivoxil

Cephoral®, Tricef®

Globocef®

Wichtigste Indikationen:

Infektionen des oberen und unteren Respirationstraktes, im HNO-Bereich, HWI, Gonorrhoe.

In-vitro-Spektrum:

+++	Streptokokken Pneumokokken M. catarrhalis	H. influenzae Gonokokken E. coli	Klebsiella Proteus Providencia
++	Serratia	Morganella	Prevotella Porphyromonas
+	Citrobacter	Enterobacter	
0	Staphylokokken Enterokokken B. fragilis-Gruppe	Pseudomonas Acinetobacter Mykoplasmen	Chlamydien Listerien S. maltophilia

---

Nebenwirkungen und Interaktionen:

Gastrointestinale Beschwerden (Übelkeit, Erbrechen, Diarrhoe, pseudomembranöse Colitis), allergische Reaktionen (Exantheme, Urtikaria, Medikamentenfieber), Anstieg der Transaminasen, transiente Thrombozytopenie und Leukopenie, Kopfschmerzen, Schwindel.

Kontraindikationen:

Cephalosporin-Allergie

Kommentar:

Die Oralcephalosporine der dritten Generation besitzen im Vergleich zu den älteren Präparaten eine deutlich höhere In-vitro-Aktivität gegen gramnegative Stäbchen wie E. coli, Klebsiella, P. mirabilis und H. influenzae. Im Spektrum enthalten sind auch andere Spezies (z. B. Enterobacter, Serratia, Indol-pos. Proteus), die von den Cephalosporinen der 1. und 2. Generation nicht erfaßt werden. Die Mehrzahl der Staphylokokken ist jedoch resistent. Interessant dürften vor allem folgende Indikationen sein: HWI durch Ampicillin-bzw Cotrimoxazol-resistente gramnegative Bakterien und Einmaldosistherapie der Gonorrhoe mit Cefixim.

MR / MS = Methicillin- (Oxacillin-) resistent / sensibel

Pharmakokinetik:

Serumspiegel:

	mg/l	h	Dosis
Cefixim	2,5 – 4,9	3 – 4	400 mg p. o.
Cefetamet-Pivoxil	4	3 – 4	500 mg p. o.

Serum-HWZ (h):

	norm.NF	starke NI	HD
Cefixim	2 – 4	11,5	8,2
Cefetamet-Pivoxil	2,2 – 2,8	10 – 28	

Ausscheidung:

Cefixim	renal und biliär
Cefetamet-Pivoxil	renal

Metabolisierung: keine

Penetration:

gut	mäßig	schlecht
Galle		CSF
Urin		
Bronchialsekret		
Lunge		
fet.Kreislauf		

Dialysierbar: HD –, PD –

Dosierung:

	Cefixim p. o.	Cefetamet-Pivoxil p.o .
Erwachsene:	2 x 200 mg oder 1 x 400 mg	2 x 500 mg
Kinder:	8 mg/kg/d in 1 oder 2 Dosen	20 mg/kg/d in 2 Dosen

Bei NI:
Cefetamet-Pivoxil

Cr-Clearance (ml/min)	Max. Dosis / Intervall (mg) (h)	
50 – 30	250 /	12
30 – 10	125 /	12
< 10	125 /	24

Cefixim: Cr-Clearance < 20 ml/min: max. 1 x 200 mg

Zusatzdosis nach HD:

Cefixim	nicht erforderlich
Cefetamet-Pivoxil	500 mg

Ceftibuten

Keimax®, Caedax®

Wichtigste Indikationen:

Infektionen des oberen und unteren Respirationstraktes, im HNO-Bereich, HWI.

In-vitro-Spektrum:

+++	H. influenzae	E. coli	Providencia
	M. catarrhalis	Klebsiella	Salmonella
	Gonokokken	Proteus	Shigella
++	Pneumokokken	Morganella	Prevotella
	A-Streptokokken	Citrobacter	Porphyromonas
	Enterobacter	Serratia	
0	Staphylokokken	Pseudomonas	Chlamydien
	Enterokokken	Acinetobacter	Listerien
	B-Streptokokken	Mykoplasmen	S. maltophilia
	B. fragilis-Gruppe		

Nebenwirkungen und Interaktionen:

Gastrointestinale Beschwerden (Übelkeit, Erbrechen, Diarrhoe, pseudomembranöse Colitis), allergische Reaktionen (Exantheme, Urtikaria, Medikamentenfieber), Anstieg der Transaminasen, transiente Thrombozytopenie und Leukopenie.

Kontraindikationen:

Cephalosporin-Allergie

Kommentar:

Das In-vitro-Spektrum ist vergleichbar mit demjenigen von Cefixim, wobei die Aktivität im grampositiven Bereich, insbesondere gegen Pneumokokken und B-Streptokokken geringer ist und im gramnegativen Bereich gegen einige Erreger etwas höher liegt. Beim therapeutischen Einsatz sollte, ähnlich wie bei Cefixim, die Staphylokokken-Lücke beachtet werden. Die pharmakokinetischen Eigenschaften erlauben eine einmal-tägliche Dosierung.

MR / MS = Methicillin- (Oxacillin-) resistent / sensibel

Pharmakokinetik:

Serumspiegel:	mg/l	h	Dosis
	15	2 – 3	400 mg p.o.
Serum-HWZ (h):	norm.NF	starke NI	HD
	2,5	11,5	8,2
Ausscheidung:	renal		
Metabolisierung:	10 %		
Penetration:	gut	mäßig	schlecht
	Urin Bronchialsekret		CSF
Dialysierbar:	HD +, PD ?		

Dosierung:

	p. o.
Erwachsene:	1 x 400mg
Kinder:	9 mg/kg/d in einer Dosis
Bei NI:	Cr-Clearance 50 – 30 ml/min: 1 x 200mg <30 ml/min: 1 x 100 mg
Zusatzdosis nach HD:	nicht erforderlich

Cefpodoxim-Proxetil

Podomexef®, Orelox®, Biocef®, Otreon®

Wichtigste Indikationen:

Infektionen des oberen und unteren Respirationstraktes, der Haut und Weichteile, im HNO-Bereich, HWI.

In-vitro-Spektrum:

+++	Streptokokken Pneumokokken H. influenzae M. catarrhalis	Gonokokken E. coli Klebsiella	Proteus Salmonellen Shigellen
++	Staphylokokken MS	Providencia	Prevotella Porphyromonas
+	Serratia Morganella	Citrobacter	Enterobacter
0	Pseudomonas Enterokokken B. fragilis-Gruppe	S. maltophilia Acinetobacter Mykoplasmen	Chlamydien Listerien Staphylokokken MR

Nebenwirkungen und Interaktionen:

Gastrointestinale Beschwerden (~7 %), allergische Reaktionen (Exantheme, Urtikaria), Anstieg der Transaminasen, transiente Thrombozytopenie, Leukopenie und Eosinophilie, Kopfschmerzen. Antazida und H_2-Blocker vermindern die Resorption.

Kontraindikationen:

Cephalosporin-Allergie

Kommentar:

Cephalosporin der dritten Generation, das als sog. Prodrug rasch resorbiert wird und anschließend durch Esterasen gespalten wird, wodurch die aktive Substanz Cefpodoxim freigesetzt wird. Die Bioverfügbarkeit wird verbessert durch gleichzeitige Nahrungsaufnahme. Im Vergleich zu den oralen Cephalosporinen der 1. und 2. Generation (wie z.B. Cefadroxil, Cefaclor, Cefuroximaxetil) hat Cefpodoxim-Proxetil eine höhere Aktivität gegen gramnegative Keime ähnlich Cefixim. Im Gegensatz zu Cefixim besitzt es eine, wenn auch nur mäßige Aktivität gegen Staphylokokken.

MR / MS = Methicillin- (Oxacillin-) resistent / sensibel

Pharmakokinetik:

Serumspiegel:	mg/l	h	Dosis
	2,2 – 2,5	2 – 3	200 mg p. o.

Serum-HWZ (h):	norm.NF	starke NI	HD
	2,4	7,7 – 9,8	20 – 26

Ausscheidung: renal (80 %)

Metabolisierung: keine

Penetration:	gut	mäßig	schlecht
	Lungenparenchym		Liquor
	Bronchialsekret		
	Pleura-		
	flüssigkeit		
	Urin		

Dialysierbar: HD +

Dosierung:

p.o. (Einnahme mit den Mahlzeiten)

Erwachsene: 2 x 100 – 200 mg

Kinder: 5 – 12 mg/kg/d in 2 Dosen

Bei NI:	Cr-Clearance (ml/min)	Max. Dosis / Intervall (mg)	(h)
	40 – 10	200 /	24
	< 10	200 /	48

Zusatzdosis nach HD: 100 – 200 mg

Imipenem / Cilastatin
Meropenem

Zienam®

Meronem®, Optinem®

Wichtigste Indikationen:

Empirische Therapie schwerer Infektionen wie Sepsis, Peritonitis, Pneumonie, sowie für Meropenem auch bei Meningitis. Therapie von Infektionen durch gramnegative Erreger, die gegen andere Antibiotika resistent sind.

In-vitro-Spektrum:

+++	Enterobakterien	Streptokokken	Campylobacter
	P. aeruginosa	Pneumokokken	Aktinomyzeten
	B. fragilis-Gruppe	Meningokokken	Legionellen
	u. andere Anaerobier	H. influenzae	Brucellen
++	Staphylokokken MS	E. faecalis	Listerien
	Proteus (Imipenem)	Acinetobacter	Nocardien
	Morganella (Imipenem)	B. cepacia (Meropenem)	
+	Staphylokokken MR		
0	B. cepacia (Imipenem)	Chlamydien	Mykoplasmen
	S. maltophilia	E. faecium	

Nebenwirkungen und Interaktionen:

Gastrointestinale Beschwerden (Erbrechen, Diarrhoe), Anstieg der Transaminasen, Phlebitis, allergische Reaktionen (Exantheme, Urtikaria, selten Anaphylaxie), Eosinophilie, Leukopenie, Thrombozytopenie, positiver Coombs-Test. Unter Imipenem dosisabhängige zentralnervöse Störungen (Krämpfe, Verwirrtheit). Bei gleichzeitiger Gabe von Imipenem und Ganciclovir wurden generalisierte Krämpfe beobachtet.

Kontraindikationen:

Carbapenem-Allergie; Schwangerschaft und Kinder < 3 Monate.

Kommentar:

Imipenem muß mit Cilastatin kombiniert werden, einem Inhibitor der renalen Dipeptidase. Er verhindert eine Inaktivierung von Imipenem in der Niere und hat einen nephroprotektiven Effekt, da er die Anreicherung von Imipenem in den Nierentubuli verhindert. Meropenem wird durch dieses Enzym nicht hydrolysiert. Imipenem ist im Vergleich zu Meropenem etwas besser wirksam gegen grampositive Kokken, jedoch schwächer gegen Enterobakterien, H. influenzae und P. aeruginosa. In vitro-Antagonismus bei Kombination mit Cephalosporinen oder Breitspektrum-Penicillinen. Beide Substanzen sind für die empirische Therapie als Monosubstanz geeignet. Bei Pseudomonas-Infektionen Kombination mit einem Aminoglykosid empfohlen. Für die gezielte Therapie (Erreger und Resistenz bekannt) sollten, falls wirksam, Substanzen mit engerem Spektrum bevorzugt werden. Kreuzallergie mit Penicillin möglich. Meropenem ist besser ZNS-verträglich und daher auch zur Meningitis-Therapie geeignet.

MR / MS = Methicillin- (Oxacillin-) resistent / sensibel

Pharmakokinetik:

Serumspiegel:	mg/l	h		Dosis
Imipenem	11 – 15	1		0,5 g i. v.
Meropenem	10 – 15	1		0,5 g i. v.

Serum-HWZ (h):	norm. NF	starke NI	HD
Imipenem	0,9	2,9 – 4	1
Cilastatin	0,9	13,3	1,8
Meropenem	1,0	6 – 10	1,8

Ausscheidung:	vorwiegend renal

Metabolisierung:	
Imipenem	~ 30 %
Meropenem	15 – 25 %

Penetration:	gut	mäßig	schlecht
	Urin	Liquor (bei	Liquor
	Galle	Meningitis)	
	Pleura-,		
	Synovial-,		
	Peritoneal-		
	flüssigkeit		
	Knochen		
	Bronchialsekret		

Dialysierbar:	HD +, PD ?

Dosierung:

	Imipenem	Meropenem
	i. v.	i. v.
Erwachsene:	3 – 4 x 0,5 – 1 g	3 x 0,5 – 1 g
		(3 x 2 g bei Meningitis)
Kinder > 3 Mo:	60 mg/kg/d	30 – 60 mg/kg/d
	in 4 Dosen	in 3 Dosen
		(120 mg/kg/d bei Meningitis)

Bei NI:	Cr-Clearance (ml/min)	Max. Dosis (g) / Intervall (h)	
		Imipenem	Meropenem
	80 – 50	0,5 / 6	1 / 8
	50 – 30	0,5 / 6	1 / 12
	30 – 10	0,5 / 8	0,5 / 12
	< 10	0,5 / 12	0,5 / 24

Zusatzdosis nach HD:	0,5 – 1 g

Aztreonam   Azactam®

Wichtigste Indikationen:

Schwere Infektionen durch gramnegative Erreger wie Sepsis, Pneumonie, intraabdominelle Infektionen, Wundinfektionen, HWI bei Penicillin- und Cephalosporin-Allergie. Gonorrhoe (Einmaldosis).

In-vitro-Spektrum:

+++	E. coli Klebsiella Proteus	Morganella Providencia Meningokokken	H. influenzae Gonokokken
++	Citrobacter Serratia	Enterobacter	P. aeruginosa
+	Acinetobacter B. cepacia	S. maltophilia	Alcaligenes
0	grampositive Keime	Anaerobier	Mykoplasmen Chlamydien

Nebenwirkungen und Interaktionen:

Allergische Hautreaktionen, Übelkeit, Erbrechen, Diarrhoe, Phlebitis, Anstieg der Transaminasen, selten Blutbildveränderungen.

Kontraindikationen:

Überempfindlichkeit gegen Aztreonam.

Kommentar:

Reserveantibiotikum zur Therapie gramnegativer Infektionen. Bei Mischinfektionen mit grampositiven oder anaeroben Keimen ist eine Kombination mit z.B. Clindamycin oder Vancomycin notwendig. Die Kombination mit Aminoglykosiden wirkt synergistisch gegen P. aeruginosa und einige Enterobakterien. Aztreonam wirkt in anaerobem Milieu und bei sauren pH-Werten. Bei alkoholischer Leberzirrhose Dosisreduktion auf $1/4 - 1/5$ der Normaldosis. Selten Kreuzallergie mit Penicillinen oder Cephalosporinen.

Serumspiegel:	mg/l	h	Dosis
	48	1	1 g i. v.

Serum-HWZ (h):	norm.NF	starke NI	HD
	1,7 – 2	6 – 8,7	2,7

Ausscheidung:	vorwiegend renal		
Metabolisierung:	gering		

Penetration:	gut	mäßig	schlecht
	Galle	Knochen	Liquor
	Gallenblase		Bronchialsekret
	Niere		
	Urin		
	Leber		
	Perikardial-,		
	Pleura-,		
	Synovial-		
	flüssigkeit		

Dialysierbar:	HD +, PD +		

Dosierung: i. v./i. m.

Erwachsene:	2 – 3 x 1 – 2 g (bis 4 x 2 g)
Kinder:	30 – 50 mg/kg alle 6 – 8 Std.
Neugeborene:	30 – 50 mg/kg alle 12 Std.
Bei NI:	Initial Normaldosis, Cr-Clearance 30 – 10 ml/min: 1 g / 12 Std < 10 ml/min: 1 g / 24 Std
Zusatzdosis nach HD:	0,5 g

Clavulansäure + Amoxicillin Augmentan®, Augmentin®

Wichtigste Indikationen:

HWI, Otitis media, Sinusitis, Infektionen der Atemwege und der Weichteile, Osteomyelitis, intrabdominelle und gynäkologische aerob-anaerobe Mischinfektionen durch Amoxicillin resistente Erreger aufgrund von β-Laktamasebildung (siehe Spektrum)

In-vitro-Spektrum:

+++	Staphylokokken MS	Gonokokken	E. coli
	M. catarrhalis	Meningokokken	Klebsiella
	H. influenzae	E. faecalis	P. mirabilis
	Streptokokken	Anaerobier (incl.	P. vulgaris
	Pneumokokken	B. fragilis-Gruppe)	
	Listerien		
++	Salmonellen	Shigellen	
+	andere Enterobakterien		
0	Pseudomonas	Mykoplasmen	Staphylokokken MR
	E. faecium	Chlamydien	S. maltophilia

Nebenwirkungen und Interaktionen:

Allergische Reaktionen (Exantheme, Urtikaria, Fieber, selten Anaphylaxie); gastrointestinale Beschwerden (~10 %) wie Übelkeit, Erbrechen, Diarrhoe, pseudomembranöse Colitis; Clavulansäure ist potentiell hepatotoxisch: Cholestase insbesondere bei älteren Patienten.

Kontraindikationen:

Penicillin-Allergie

Kommentar:

Clavulansäure selbst besitzt nur eine sehr geringe antibakterielle Wirksamkeit, hemmt allerdings verschiedene β-Laktamasen, die von einigen Bakterienspezies wie z. B. von S. aureus, H. influenzae, B. fragilis und Klebsiella gebildet werden können. Das Resistenzverhalten anderer Spezies wie Enterobacter, Serratia und Pseudomonas wird durch die Clavulansäure nicht beeinflußt. Die Hauptindikationen für diese Kombinationspräparate sind aerobe-anaerobe Mischinfektionen. Zur Therapie von Infektionen des oberen Respirationstraktes durch Moraxella und H. influenzae (in Ländern mit hoher Ampicillin-Resistenz) ist die orale Form von Amoxicillin/Clavulansäure gut geeignet.

MR / MS = Methicillin- (Oxacillin-) resistent / sensibel

Pharmakokinetik:

Serumspiegel:	mg/l	h	Dosis
Amoxicillin	20	1	1 g i. v.
Clavulansäure	8 – 13	1	0,2 g i. v.
Amoxicillin	4 – 6	1,5	0,5 g p. o.
Clavulansäure	3	1,5	0,125 g p. o.

Serum-HWZ (h):	norm. NF	starke NI	HD
Amoxicillin	0,9 – 1,5	12 – 16	2 – 5
Clavulansäure	0,7 – 1,4	2,6 – 4,3	1,2

Ausscheidung: vorwiegend renal

Metabolisierung: 30 – 40%

Penetration: Clavulansäure	gut	mäßig	schlecht
	Galle	Liquor (bei	Liquor
	Aszites	Meningitis)	
	Pleura-		
	flüssigkeit		
	Knochen		
	Urin		

Dialysierbar: HD +, PD +

Dosierung:

	i. v.	p. o.
Erwachsene:	3 – 4 x 1,2 – 2,2 g*	3 x 0,625 g*
Kinder:	60 mg/kg/d in 3 Dosen	37,5 – 75 mg/kg/d in 3 Dosen

Bei NI:

Cr-Cl 30 – 15 ml/min:	2 x 0,6 g	
< 15 ml/min:	1 x 0,6 g	1 – 2 x 0,625 g

Zusatzdosis nach HD: 0,6 g

* Eine i.v. Dosis enthält jeweils 0,2 g Clavulansäure;
eine Tabl. enthält 0,125 g Clavulansäure

NF = Nierenfunktion;   NI = Niereninsuffizienz;   HWZ = Halbwertszeit;   61
HD = Hämodialyse;   PD = Peritonealdialyse;

β-Laktamase-Hemmer

Sulbactam

Combactam®

Wichtigste Indikationen:

Betalaktamase-Hemmer zur freien Kombination mit einem Penicillin oder Cephalosporin für die Therapie nosokomialer Infektionen durch Erreger, die auf Grund von β-Laktamase-Bildung resistent sind gegen den Kombinationspartner. Hauptindikation: aerobe-anaerobe Mischinfektionen.

In-vitro-Spektrum:

Siehe Spektrum des jeweiligen Kombinationspartners,

bei Penicillinen Erweiterung des Spektrums auf β-Laktamase bildende Stämme von:

Staphylokokken MS	Klebsiellen	Gonokokken
M. catarrhalis	E. coli	B. fragilis-Gruppe
H. influenzae	Proteus	

bei Cephalosporinen Erweiterung des Spektrums auf B. fragilis-Gruppe

Nebenwirkungen und Interaktionen:

Allergische Reaktionen (Exantheme, Urtikaria, Fieber, Anaphylaxie), gastrointestinale Beschwerden (Übelkeit, Erbrechen, Diarrhoe, pseudomembranöse Colitis)

Kontraindikationen:

Allergie gegen β-Laktamantibiotika

Kommentar:

Mit Combactam steht erstmals ein β-Laktamase-Hemmer zur freien Kombination mit Breitspektrum-Betalaktamantibiotika wie Mezlocillin, Piperacillin oder Cefotaxim zur Verfügung. Sulbactam selbst besitzt nur eine sehr geringe antibakterielle Wirksamkeit, hemmt allerdings verschiedene β-Laktamasen, die von einigen Bakterienspezies wie z. B. von S. aureus, H. influenzae, B. fragilis-Gruppe und Klebsiella gebildet werden können. Das Resistenzverhalten anderer Spezies wie Enterobacter, Serratia und Pseudomonas wird durch Sulbactam kaum beeinflußt. Bei schweren Infektionen oder unbekanntem Erreger Kombination z.B. mit Aminoglykosid zu empfehlen.

MR / MS = Methicillin- (Oxacillin-) resistent / sensibel

Pharmakokinetik:

Serumspiegel:	mg/l	h		Dosis
	18 – 20	1		1 g i. v.

Serum-HWZ (h):	norm. NF	starke NI	HD
	1	21	2,3

Ausscheidung:	vorwiegend renal

Metabolisierung:	keine

Penetration:	gut	mäßig	schlecht
	Galle	Liquor (bei	Liquor
	Aszites	Meningitis)	
	Sputum		
	Eiter		

Dialysierbar:	HD +, PD +

Dosierung:

Erwachsene:	i. v./i. m.
	3 – 4 x 1 g

Kinder > 1 Jahr:	50 mg/kg/d
	in 3 – 4 Dosen

Bei NI:

Cr-Clearance (ml/min)	Max. Dosis / Intervall (g) (h)	
30 – 15	1	/ 12
15 – 5	1	/ 24
< 5	1	/ 48

Zusatzdosis nach HD:	1 g

Sulbactam + Ampicillin
Sultamicillin

Unacid®, Unasyn®

Unacid®, Unasyn® PD oral

Wichtigste Indikationen:

HWI, Otitis media, Sinusitis, Infektionen der Atemwege und der Weichteile, intraabdominelle und gynäkologische aerob-anaerobe Mischinfektionen durch Ampicillin resistente Erreger auf Grund von β-Laktamase-Bildung. Prophylaxe in der Abdominalchirurgie.

In-vitro-Spektrum:

+++	Staphylokokken MS	Gonokokken	E. coli
	M. catarrhalis	Meningokokken	Klebsiella
	H. influenzae	E. faecalis	P. mirabilis
	Streptokokken	Anaerobier	P. vulgaris
	Pneumokokken	(incl. B. fragilis-Gruppe)	
	Listerien		
++	Salmonellen	Shigellen	
+	andere Enterobakterien		
0	Pseudomonas	Mykoplasmen	Staphylokokken MR
	E. faecium	Chlamydien	S. maltophilia

Nebenwirkungen und Interaktionen:

Allergische Reaktionen (Exantheme, Urtikaria, Fieber, Anaphylaxie), gastrointestinale Beschwerden (Übelkeit, Erbrechen, Diarrhoe, pseudomembranöse Colitis)

Kontraindikationen:

Penicillin-Allergie, infektiöse Mononukleose

Kommentar:

Sulbactam selbst besitzt nur eine sehr geringe antibakterielle Wirksamkeit, hemmt allerdings verschiedene β-Laktamasen, die von einigen Bakterienspezies wie z. B. von S. aureus, H. influenzae, B. fragilis und Klebsiella gebildet werden können. Das Resistenzverhalten anderer Spezies wie Enterobacter, Serratia und Pseudomonas wird durch Sulbactam kaum beeinflußt. Sulbactam und Ampicillin haben auch bei eingeschränkter Nierenfunktion eine ähnliche Pharmakokinetik. Die orale Form von Unacid® ist ein Prodrug und besteht aus einem Doppelester der beiden Kombinationspartner (Sultamicillin), wodurch eine Bioverfügbarkeit der beiden Einzelsubstanzen von über 80% erreicht wird (vergleiche Ampicillin alleine: ~ 40%). Die Hauptindikation sind aerob-anaerobe Mischinfektionen. Die orale Form ist gut geeignet für die Therapie von Infektionen des oberen Respirationstraktes durch M. catarrhalis und H. influenzae (in Ländern mit hoher Ampicillin-Resistenz).

MR / MS = Methicillin- (Oxacillin-) resistent / sensibel

Pharmakokinetik:

Serumspiegel :	mg/l	h	Dosis
Ampicillin	40 – 45	1	2 g i. v.
Sulbactam	18 – 20	1	1 g i. v.
Ampicillin	4,5	1	Sultamicillin
Sulbactam	3	1	375 mg p. o.

Serum-HWZ (h):	norm. NF	starke NI	HD
Ampicillin	1	10 – 20	2,2 – 4,5
Sulbactam	1	21	2,3

Ausscheidung:	vorwiegend renal

Metabolisierung:	
Ampicillin	10 – 20 %
Sulbactam	keine

Penetration:	gut	mäßig	schlecht
	Galle	Liquor (bei	Liquor
	Aszites	Meningitis)	
	Sputum		
	Eiter		

Dialysierbar:	HD +, PD +

Dosierung:

	Sulbactam/Ampicillin i.v./i.m.	Sultamicillin p.o.
Erwachsene:	3 – 4 x 0,75 – 3 g*	2 x 375 – 750 mg
Kinder:	150 mg/kg/d in 3 – 4 Dosen	25 – 50 mg/kg/d in 2 Dosen
Neugeborene:	75 mg/kg/d in 2 Dosen	50 mg/kg/d in 2 Dosen

Bei NI:

Sulbactam/Ampicillin	Cr-Clearance (ml/min)	Max. Dosis / Intervall (g) (h)		
	30 – 15	3	/	12
	15 – 5	3	/	24
	< 5	3	/	48

Zusatzdosis nach HD:	1,5 – 3 g

* Das Verhältnis Sulbactam/Ampicillin beträgt jeweils
1:2 in allen Dosierungen

Tazobactam + Piperacillin

Tazobac®, Tazonam®

Wichtigste Indikationen:

Intraabdominelle und gynäkologische aerob-anaerobe Mischinfektionen, Haut und Weichteilinfektionen sowie Infektionen der Atemwege.

In-vitro-Spektrum:

+++	Staphylokokken MS	Gonokokken	E. coli
	M. catarrhalis	Meningokokken	Klebsiella
	H. influenzae	E. faecalis	Proteus
	Streptokokken	Anaerobier (incl.	Salmonellen
	Pneumokokken	B. fragilis-Gruppe)	Shigellen
	Pseudomonas	Morganella	Listerien
++	Enterobacter	Serratia	Citrobacter
	Providencia	Acinetobacter	Legionellen
+	B. cepacia		
0	E. faecium	Mykoplasmen	S. maltophilia
	Staphylokokken MR	Chlamydien	

Nebenwirkungen und Interaktionen:

Allergische Reaktionen (Exantheme, Urtikaria, Fieber, Anaphylaxie), gastrointestinale Beschwerden (Übelkeit, Erbrechen, Diarrhoe, pseudomembranöse Colitis), passagere Neutropenie, Anstieg der Leberenzyme..

Kontraindikationen:

Penicillin-Allergie

Kommentar:

Tazobactam selbst besitzt nur eine sehr geringe antibakterielle Wirksamkeit, hemmt allerdings verschiedene β-Laktamasen, die von einigen Bakterienspezies wie z. B. von S. aureus, H. influenzae, B. fragilis-Gruppe und Klebsiella gebildet werden können. Das Resistenzverhalten anderer Spezies wie Enterobacter, Serratia und Pseudomonas wird durch Tazobactam kaum beeinflußt. Bei schweren Infektionen oder unbekanntem Erreger Kombination z.B. mit Aminoglykosid zu empfehlen.

MR / MS = Methicillin- (Oxacillin-) resistent / sensibel

Pharmakokinetik:

Serumspiegel :	mg/l	h	Dosis
Piperacillin	90	1	4 g i. v.
Tazobactam	20	1	0,5 g i. v.

Serum-HWZ (h):	norm. NF	starke NI	HD
Piperacillin	1	2 – 5	1,2 – 2,4
Tazobactam	0,8	3,5	

Ausscheidung:

Piperacillin	renal (70 – 80 %), biliär (15 %)
Tazobactam	renal (80 %), biliär (20 %)

Metabolisierung:

Piperacillin	keine
Tazobactam	20 %

Penetration:	gut	mäßig	schlecht
	Galle	Liquor (bei	Liquor
	Urin	Meningitis)	
	Lunge		
	Prostata		
	Haut		

Dialysierbar: HD +, PD ?

Dosierung:

Tazobactam / Piperacillin

i.v./i.m.

Erwachsene und
Kinder > 12 Jahre: 3 x 0,5 g / 4 g

Bei NI:	Cr-Clearance (ml/min)	Max. Dosis / Intervall (g) (h)	
	40 – 20	0,5/4	/ 8
	< 20	0,5/4	/ 12

Zusatzdosis nach HD: 250 mg / 2 g

Gentamicin
Refobacin®

Tobramycin
Gernebcin®, Tobrasix®

Wichtigste Indikationen:

Bei schweren, insbesondere nosokomialen Infektionen durch gramnegative Erreger wie Sepsis, Endokarditis, Pneumonie, Pyelonephritis als Kombinationspartner vorwiegend der β-Laktamantibiotika. In Kombination mit Ampicillin oder Vancomycin bei Enterokokken-Endokarditis.

In-vitro-Spektrum:

+++	Enterobakterien	P. aeruginosa	
++	Staphylokokken		
+	H. influenzae	Neisserien	
0	Enterokokken	Streptokokken	B. cepacia
	Anaerobier	Pneumokokken	S. maltophilia

Nebenwirkungen und Interaktionen:

Ototoxizität (häufig irreversibel) und Nephrotoxizität (meist reversibel) vor allem bei Überdosierung (Talspiegel > 2 mg/l) und langer Therapiedauer (> 10 Tage). Neuromuskuläre Blockade vor allem nach intrapleuraler und intraperitonealer Verabreichung hoher Dosen sowie bei Kombination mit Curare-ähnlichen Substanzen. Breitspektrum-Penicilline nicht in derselben Infusionsflasche verabreichen (Inaktivierung des Aminoglykosids). Gleichzeitige Gabe von Amphotericin B, Cyclosporin, Vancomycin, Cisplatin, Methoxyfluran oder Aciclovir erhöht die Nephrotoxizität, gleichzeitige Gabe von Furosemid oder Ethacrynsäure steigert die Ototoxizität.

Kontraindikationen:

Schwangerschaft

Kommentar:

Aminoglykoside besitzen eine ausgeprägte, konzentrationsabhängige Bakterizidie, jedoch nur eine geringe therapeutische Breite. Durch eine individuell angepaßte Dosierung muß daher gewährleistet sein, daß wirksame Serumkonzentrationen erreicht werden, ohne das Toxizitätsrisiko zu erhöhen (siehe S. 170). Serumspiegelkontrollen mindestens jeden zweiten Tag bei Patienten mit eingeschränkter Nierenfunktion und älteren Patienten. Überwachung der Nieren-, Gehör- und Vestibularfunktion. (Risikofaktoren für erhöhte Toxizitätsgefahr siehe S. 171). Tobramycin zeigt in vitro eine bessere Aktivität gegen P. aeruginosa als Gentamicin oder Netilmicin. Die klinische Relevanz von Toxizitätsunterschieden zwischen den verschiedenen Präparaten wird kontrovers beurteilt. In einer Doppelblindstudie erwies sich Tobramycin als weniger nephrotoxisch im Vergleich zu Gentamicin. Zur einmal täglichen Dosierung von Aminoglykosiden siehe S. 171.

Serumspiegel:	mg/l	h	Dosis
	5 – 10	1	1,5 mg/kg i. v.

Serum-HWZ (h):	norm. NF	starke NI	HD
	1,5 –2,5	48 – 72	5 – 10

Ausscheidung: renal

Metabolisierung: keine

Penetration:	gut	mäßig	schlecht
	Urin	Bronchial-,	Liquor
	Niere	Pleura-,	Galle
	Synovia	Perikard-	Prostata
		flüssigkeit	Sputum
		Aszites	Knochen
		fet. Kreislauf	

Dialysierbar: HD +, PD +

i. v./i. m.

Erwachsene:	3 – 5 mg/kg/d in 1 – 3 Dosen
Kinder:	3 – 7,5 mg/kg/d in 3 Dosen
Neugeborene: < 1 Wo:	4 – 5 mg/kg/d in 2 Dosen
> 1 Wo:	5 – 7,5 mg/kg/d in 3 Dosen

Bei NI:	Cr-Clearance (ml/min)	Max. Dosis (mg)	/ Intervall (h)
Initialdosis: 1 – 1,5 mg/kg	80 – 50	120	/ 12
	50 – 30	80	/ 12
	30 – 10	40	/ 12
	< 10	20	/ 24

Dosisreduktion: $\dfrac{\text{Cr-Cl des Patienten}}{100} \times \text{norm. Tagesdosis} = \text{reduz. Tagesdosis}$

Verabreichung entweder als entsprechend reduzierte Einzeldosis in üblichem Dosierungsintervall oder Verlängerung des Intervalls und entsprechende Aufteilung der reduzierten Tagesdosis.

Zusatzdosis nach HD: 1 mg/kg

NF = Nierenfunktion; NI = Niereninsuffizienz; HWZ = Halbwertszeit;
HD = Hämodialyse; PD = Peritonealdialyse;

Netilmicin
Certomycin®

Amikacin
Biklin®

Wichtigste Indikationen:

Bei schweren, insbesondere nosokomialen Infektionen durch gramnegative Erreger wie Sepsis, Endokarditis, Pneumonie, Pyelonephritis als Kombinationspartner vorwiegend der β-Laktamantibiotika. In Kombination mit Ampicillin oder Vancomycin bei Enterokokken-Endokarditis.

In-vitro-Spektrum:

+++	Enterobakterien	P. aeruginosa	
++	Staphylokokken		
+	H. influenzae	Neisserien	
0	Enterokokken	Streptokokken	B. cepacia
	Anaerobier	Pneumokokken	S. maltophilia

Nebenwirkungen und Interaktionen:

Ototoxizität (häufig irreversibel) und Nephrotoxizität (meist reversibel) vor allem bei Überdosierung (Talspiegel > 2 mg/l) und langer Therapiedauer (> 10 Tage). Neuromuskuläre Blockade vor allem nach intrapleuraler und intraperitonealer Verabreichung hoher Dosen sowie bei Kombination mit Curare-ähnlichen Substanzen. Breitspektrum-Penicilline nicht in derselben Infusionsflasche verabreichen (Inaktivierung des Aminoglykosids). Gleichzeitige Gabe von Amphotericin B, Cyclosporin, Vancomycin, Cisplatin, Methoxyfluran oder Aciclovir erhöht die Nephrotoxizität, gleichzeitige Gabe von Furosemid oder Ethacrynsäure steigert die Ototoxizität.

Kontraindikationen:

Schwangerschaft

Kommentar:

Aminoglykoside besitzen eine ausgeprägte, konzentrationsabhängige Bakterizidie, jedoch nur eine geringe therapeutische Breite. Durch eine individuell angepaßte Dosierung muß daher gewährleistet sein, daß wirksame Serumkonzentrationen erreicht werden, ohne das Toxizitätsrisiko zu erhöhen (siehe S. 170). Serumspiegelkontrollen mindestens jeden zweiten Tag bei Patienten mit eingeschränkter Nierenfunktion und älteren Patienten. Überwachung der Nieren-, Gehör- und Vestibularfunktion. (Risikofaktoren für erhöhte Toxizitätsgefahr siehe S. 171). Die klinische Relevanz von Toxizitätsunterschieden zwischen den verschiedenen Präparaten wird kontrovers beurteilt. In einer Doppelblindstudie war Netilmicin signifikant weniger ototoxisch als Tobramycin. Amikacin gilt als Reserve-Aminoglykosid. Nur bei nachgewiesener Resistenz gegen andere Aminoglykoside anwenden (teuer). Zur einmal täglichen Dosierung von Aminoglykosiden siehe S. 171.

Pharmakokinetik:

Serumspiegel:	mg/l	h		Dosis
Netilmicin	6 – 8	1		2 mg/kg i. v.
Amikacin	20 – 30	1		7,5 mg/kg i. v.

Serum-HWZ (h):	norm. NF	starke NI	HD
Netilmicin	1,8 – 2,2	33 – 42	3,7 – 5,5
Amikacin	1,6 – 2,5	39 – 86	3,8 – 5,6

Ausscheidung: renal

Metabolisierung: keine

Penetration:	gut	mäßig	schlecht
	Urin	Bronchial-,	Liquor
	Niere	Pleura-,	Galle
	Synovia	Perikard-	Prostata
		flüssigkeit	Sputum
		Aszites	Knochen
		fet. Kreislauf	

Dialysierbar: HD +, PD +

Dosierung:

	Netilmicin i. v./i. m.	Amikacin i. v./i. m.
Erwachsene:	4 – 7,5 mg/kg/d in 1 – 3 Dosen	15 mg/kg/d in 1 – 3 Dosen
Kinder:	6 – 7,5 mg/kg/d in 3 Dosen	15 mg/kg/d in 2 Dosen
Neugeborene: < 1 Wo:	6 mg/kg/d in 2 Dosen	15 mg/kg/d in 2 Dosen
> 1 Wo:	7,5 – 9 mg/kg/d in 3 Dosen	15 mg/kg/d in 3 Dosen

Bei NI:	Cr-Clearance (ml/min)	Max. Tagesdosis (mg)	
		Netilmicin	Amikacin
Initialdosis:	80 – 50	300	500
Netilmicin 2 mg/kg	50 – 30	200	400
Amikacin 7,5 mg/kg	30 – 10	100	200
	< 10	30	125

Dosisreduktion:
$$\frac{\text{Cr-Cl des Patienten}}{100} \times \text{norm. Tagesdosis} = \text{reduz. Tagesdosis}$$

Zusatzdosis nach HD: Netilmicin 1,5 mg/kg
                           Amikacin 3,75 mg/kg

Tetracyclin
Oxytetracyclin

Achromycin®, Hostacyclin®, Supramycin®

Duratetracyclin®

Wichtigste Indikationen:

Brucellose, Cholera, Tularämie, Rickettsiosen, Pest, Leptospirose, Erythema chronicum migrans (Lyme-Krankheit), Ehrlichiose, Infektionen durch Chlamydien und Mykoplasmen (z. B. Pneumonie, unspezifische Urethritis), Bronchitis. Alternativ bei Prostatitis, Gonorrhoe, Lues, Sinusitis, Aktinomykose, Ruhr.

In-vitro-Spektrum:

+++	Pasteurella	M. catarrhalis	V. cholerae
	Chlamydien	F. tularensis	Leptospiren
	Mykoplasmen	Rickettsien	Yersinien
	Brucellen	Gonokokken	Campylobacter
	P. pseudomallei	Meningokokken	M. marinum
	Borrelien		
++	Staphylokokken MS	E. coli	Listerien
	H. influenzae	S. maltophilia	Aktinomyzeten
	Streptokokken	T. pallidum	Clostridien
	Pneumokokken		
+	Enterokokken	Salmonellen	Enterobacter
	Klebsiella	Shigellen	B. fragilis-Gruppe
0	P. aeruginosa	Proteus	Serratia
	Providencia	Morganella	Staphylokokken MR

Nebenwirkungen und Interaktionen:

Gastrointestinale Beschwerden (Übelkeit, Erbrechen, Diarrhoe), Stomatitis, Glossitis, Oesophagitis, Photosensibilisierung, Einlagerung in Knochen und Zähne in der Wachstumsphase (irreversible Gelbfärbung der Zähne bei Kindern < 9 Jahre), intrakranielle Drucksteigerung, Pseudoglukosurie, negative Stickstoffbilanz und Rest-N-Anstieg, selten allergische Reaktionen, Herzrhythmusstörungen bei zu schneller i. v.-Gabe, bei Überdosierung hepatotoxisch. Tetracycline erhöhen die Digoxin-Spiegel und verstärken die Wirkung oraler Antikoagulanzien. Al-, Mg- oder Ca-haltige Antacida, Milchprodukte, orale Eisenpräparate, Wismutsalz und Sucralfat vermindern die Tetracyclin-Resorption. Gleichzeitige Gabe von Methoxyfluran steigert die Nephrotoxizität.

Kontraindikationen:

Myasthenia gravis, Schwangerschaft, Stillperiode, Kinder < 9 J., Niereninsuffizienz.

Kommentar:

Bewährte, bakteriostatische Antibiotika mit breitem Indikationsspektrum. Wegen der relativ schlechten Resorption sollten diese Präparate nüchtern eingenommen werden. Bei Infektionen durch Staphylokokken und Pneumokokken aufgrund der Resistenzsituation nicht ohne Antibiogramm einsetzen.

MR / MS = Methicillin- (Oxacillin-) resistent / sensibel

Pharmakokinetik:

Serumspiegel:	mg/l	h		Dosis
	1 – 3	3 – 4		250 mg po.

Serum-HWZ (h):	norm. NF	starke NI		HD
	8 – 9	50 – 108		12 – 21

Ausscheidung:	renal und biliär

Metabolisierung:	20 – 25 %

Penetration:	gut	mäßig	schlecht
	Pleura-, Synovial- flüssigkeit Urin Galle Knochen Aszites Muttermilch fet. Kreislauf		Liquor

Dialysierbar:	HD +, PD –

Dosierung:

	p.o. (Nüchterneinnahme)
Erwachsene:	4 x 250 – 500 mg
Kinder > 9 J:	20 – 30 mg/kg/d in 4 Dosen
Bei NI:	nicht anwenden

Doxycyclin
Minocyclin

Vibramycin®, Vibravenös®, Supracyclin®

Klinomycin®, Minocin®

Wichtigste Indikationen:

Brucellose, Cholera, Tularämie, Rickettsiosen, Pest, Leptospirose, Erythema migrans (Lyme-Krankheit), Ehrlichiose, Akne, Infektionen durch Chlamydien und Mykoplasmen (z. B. Pneumonie, unspezifische Urethritis), Bronchitis. Alternativ bei Prostatitis, Gonorrhoe, Lues, Sinusitis, Aktinomykose, Listeriose, Ruhr.

In-vitro-Spektrum:

+++	Pasteurella	M. catarrhalis	V. cholerae
	Chlamydien	F. tularensis	Leptospiren
	Mykoplasmen	Rickettsien	Yersinien
	Brucellen	Gonokokken	Campylobacter
	P. pseudomallei	Borrelien	M. marinum
++	Staphylokokken MS	E. coli	Listerien
	H. influenzae	S. maltophilia	Aktinomyzeten
	Streptokokken	T. pallidum	Clostridien
	Pneumokokken		
+	Enterokokken	Salmonellen	Enterobacter
	Klebsiella	Shigellen	B. fragilis-Gruppe
0	P. aeruginosa	Proteus	Serratia
	Providencia	Morganella	Staphylokokken MR

Nebenwirkungen und Interaktionen:

Gastrointestinale Beschwerden, Stomatitis, Glossitis, Oesophagitis Photosensibilisierung, Einlagerung in Knochen und Zähne in der Wachstumsphase (irreversible Gelbfärbung der Zähne bei Kindern < 9 Jahre), intrakranielle Drucksteigerung, Pseudoglukosurie, negative Stickstoffbilanz und Rest-N-Anstieg, selten allergische Reaktionen, Herzrhythmusstörungen bei zu schneller i.v.-Verabreichung, bei Überdosierung hepatotoxisch. Unter Minocyclin häufig Schwindel, dunkle Verfärbungen der Haut u. Schleimhaut, serumkrankheit-ähnliche Reaktionen (26). Tetracycline erhöhen die Digoxin-Spiegel und verstärken die Wirkung oraler Antikoagulanzien. Al-, Mg- oder Ca-haltige Antacida, Milchprodukte, orale Eisenpräparate, Wismutsalz und Sucralfat vermindern die Tetracyclin-Resorption. Methoxyfluran steigert die Nephrotoxizität. Barbiturate, Phenytoin und Carbamazepin beschleunigenden Doxycyclin-Abbau.

Kontraindikationen:

Schwangerschaft, Stillperiode, Kinder < 9 Jahre; außerdem Doxycyclin: Myasthenia gravis; Minocyclin: Niereninsuffizienz

Kommentar:

Bewährte, bakteriostatische Antibiotika mit breitem Indikationsspektrum. Bei Infektionen durch Staphylokokken und Pneumokokken aufgrund der Resistenzsituation nicht ohne Antibiogramm einsetzen. 40% der A-Streptokokken sind resistent. Im Vergleich zu den anderen Tetracyclinen werden Doxycyclin und Minocyclin besser resorbiert. Doxycyclin gilt als Tetracyclin der Wahl insbesondere bei Patienten mit NI.

MR / MS = Methicillin- (Oxacillin-) resistent / sensibel

Pharmakokinetik:

Serumspiegel:	mg/l	h	Dosis
	1,8 – 2,9	2	200 mg p. o.
	3,5 – 5	1	200 mg i. v.

Serum-HWZ (h):	norm. NF	starke NI	HD
	15 – 17	19 – 25	19 – 20

Ausscheidung:	renal und biliär; Doxycyclin bei NI direkt intestinal

Metabolisierung:	~ 50 %

Penetration:	gut	mäßig	schlecht
	Pleura-, Synovial-flüssigkeit Urin Galle Knochen Aszites Muttermilch fet. Kreislauf	Liquor (bei Meningitis)	Liquor

Dialysierbar:	HD –, PD –

Dosierung:

	Doxycyclin p. o./i.v.	Minocyclin p. o.
Erwachsene:	initial 200 mg, dann 1 x 100 – 200 mg	initial 200 mg, dann 2 x 100 mg oder1 x 200mg
Kinder > 9 J:	initial 4 mg/kg, dann 2 mg/kg/d in 1 Dosis	initial 4 mg/kg, dann 4 mg/kg/d in 1 – 2 Dosen
Bei NI:	keine Dosisreduktion für Doxycyclin; Minocyclin nicht anwenden	
Zusatzdosis nach HD:	nicht erforderlich	

Erythromycin
Josamycin

Erythrocin®, Paediathrocin®, Monomycin®

Wilprafen®, Josalid®

Wichtigste Indikationen:

Infektionen der Atemwege insbesondere Legionellose, Mykoplasmen- und Chlamydien-Pneumonie, Keuchhusten; Campylobacter-Enteritis; als Alternative bei Penicillin-Allergie: bei Pneumokokken-Pneumonie, Streptokokken-Pharyngitis, Diphtherie, Erysipel, Gonorrhoe, Lues.

In-vitro-Spektrum:

+++	Streptokokken	M. pneumoniae	C. diphtheriae
	Pneumokokken	Chlamydien	Borrelien
	Gonokokken	Legionellen	Treponemen
	Meningokokken	B. pertussis	H. ducreyi
	M. catarrhalis	Ureaplasma	Aktinomyzeten
	Campylobacter		
++	Staphylokokken MS	H. influenzae	Clostridien
	Listerien		
+	B. fragilis-Gruppe	Enterokokken	Fusobakterien
0	Enterobakterien	Pseudomonas	Nocardia
	Brucellen	M. hominis	Staphylokokken MR

Nebenwirkungen und Interaktionen:

Leichte gastrointestinale Beschwerden (bis 40%), selten allergische Reaktionen (Exanthem, Fieber, Eosinophilie), intrahepatische Cholestase (besonders durch Erythromycin-Estolat bei Erwachsenen, selten durch Erythromycin-Ethylsuccinat), Phlebitis, reversible Hörstörungen. Macrolide können die Toxizität von Cyclosporin, Theophyllin und Carbamazepin verstärken. Sie führen zu Erhöhung der Serumspiegel von Digoxin, Phenytoin, Hexobarbital, Disopyramid, Lovastatin, Bromocriptin, Alfentanil, Warfarin, Methylprednisolon, Midazolam und Triazolam. Kardiotoxische Wirkung bei gleizeitiger Gabe von Terfenadin und Astemizol.

Kontraindikationen:

Bei Leberinsuffizienz möglichst nicht anwenden (sonst Dosisreduktion). Erythromycin-Estolat in der Schwangerschaft (Cholestase).

Kommentar:

Erythromycin ist ein älteres, bewährtes Antibiotikum, das nach wie vor als Mittel der ersten Wahl bei den o.g. Indikationen gilt. Gegen Mycoplasma pneumoniae ist Erythromycin 50mal aktiver als Tetracyclin. Josamycin ist in vitro schwächer wirksam als Erythromycin, besonders gegen H. influenzae. Die Resorption beider Präparate ist variabel. Erythromycin-Ethylsuccinat und Josamycin sollten auf nüchternen Magen eingenommen werden, Erythromycin-Stearat und -Base während der Mahlzeit. Allerdings sollten für die orale Therapie die neueren Makrolide bevorzugt werden (weniger Nebenwirkungen, günstigere Pharmakokinetik).

MR / MS = Methicillin- (Oxacillin-) resistent / sensibel

Pharmakokinetik:

Serumspiegel:	mg/l	h	Dosis
	1 – 2	2 – 3	0,5 g p. o.
	5 – 10	1	0,5 g i. v.

Serum-HWZ (h):	norm. NF	starke NI	HD
Erythromycin	1,2 – 2,6	4 – 5,6	4 – 5
Josamycin	0,9 – 1,5		

Ausscheidung: vorwiegend biliär, renal 5 – 15 %

Metabolisierung: hoch

Penetration:	gut	mäßig	schlecht
	Pleura-,	fet. Kreislauf	Liquor
	Synovial-		
	flüssigkeit		
	Aszites		
	Leber		
	Galle		
	Bronchialsekr.		
	Muttermilch		
	Urin		
	Prostata		

Dialysierbar: HD –, PD –

Dosierung:

	Erythromycin/Josamycin p. o.	Erythromycin i. v.
Erwachsene:	4 x 0,25 – 0,5 g	4 x 0,5 – 1 g
Kinder:	20 – 50 mg/kg/d in 2 – 4 Dosen	20 – 50 mg/kg/d in 4 Dosen
Neugeborene:	–	10 – 20 mg/kg/d in 2 – 3 Dosen
Bei NI:	keine Dosisreduktion	
Zusatzdosis nach HD:	nicht erforderlich	

Roxithromycin
Clarithromycin

Rulid®, Rulide®

Klacid®, Cyllind®, Biaxin®, Mavid®

Wichtigste Indikationen:

Legionellose, Mykoplasmen- und Chlamydien-Pneumonie, Keuchhusten, Campylobacter-Enteritis, Otitis media, Sinusitis; als Alternative bei Penicillin-Allergie: Pneumokokken-Pneumonie, Streptokokken-Pharyngitis, Diphtherie, Erysipel, Gonorrhoe, Lues.

In-vitro-Spektrum:

+++	Streptokokken	M. pneumoniae	C. diphtheriae
	Pneumokokken	Chlamydien	Borrelien
	Gonokokken	Legionellen	Treponemen
	Meningokokken	B. pertussis	H. ducreyi
	M. catarrhalis	H. pylori	Aktinomyzeten
	Campylobacter	M. avium	
	Ureaplasma	M. chelonae	} (Clarithromycin)
		M. leprae	
++	Staphylokokken MS	H. influenzae	Clostridien
	Listerien		
+	B. fragilis-Gruppe	Enterokokken	Fusobakterien
0	Enterobakterien	Pseudomonas	Nocardia
	Brucellen	M. hominis	Staphylokokken MR

Nebenwirkungen und Interaktionen:

Gastrointestinale Beschwerden; selten allergische Reaktionen (Exanthem, Urtikaria);
transienter Transaminasenanstieg. Makrolide können die Toxizität von Cyclosporin,
Theophyllin und Carbamazepin verstärken. Sie führen zu Erhöhung der Serumspiegel
von Digoxin, Phenytoin, Hexobarbital, Disopyramid, Lovastatin, Bromocriptin, Alfentanil, Warfarin, Methylprednisolon, Midazolam und Triazolam. Kardiotoxische Wirkung
bei gleizeitiger Gabe von Terfenadin und Astemizol.

Kontraindikationen:

Bei stark eingeschränkter Leberfunktion möglichst nicht anwenden.

Kommentar:

Im Vergleich zu Erythromycin hat Roxithromycin eine etwas schwächere In-vitro-Aktivität gegen H. influenzae, Streptokokken und Campylobacter; Clarithromycin ist wirksamer gegen Staphylokokken, Streptokokken, Legionellen und Chlamydien. Die pharmakokinetischen Eigenschaften der neuen Makrolide sind günstiger: Roxithromycin
erreicht deutlich höhere Serumspiegel, Clarithromycin ist besser gewebegängig. Aufgrund diser Vorteile gegenüber Erythromycin sollten diese Präparate in Zukunft für die
orale Therapie bevorzugt werden. Clarithromycin wurde erfolgreich eingesetzt zur
Therapie von atypischen Mykobakteriosen, zerebraler Toxoplasmose und Lepra.

MR / MS = Methicillin- (Oxacillin-) resistent / sensibel

Serumspiegel:	mg/l	h		Dosis
Roxithromycin	5 – 8	2		150 mg p. o.
Clarithromycin	1 – 2	2		250 mg p. o.

Serum-HWZ (h):	norm. NF	starke NI	HD
Roxithromycin	8 – 13	10 – 26	
Clarithromycin	2 – 3,5		

Ausscheidung:
Roxithromycin	vorwiegend biliär, renal 12%
Clarithromycin	biliär 60%, renal 40%

Metabolisierung:
Roxithromycin	gering
Clarithromycin	~ 80%

Penetration:	gut	mäßig	schlecht
	Aszites		CSF
	Leber		Muttermilch
	Galle		(Roxithro.)
	Urin		
	Prostata		
	Bronchialsekr.		
	Pleura- und		
	Synovial-		
	flüssigkeit		
	Muttermilch (Clarithro.)		

Dialysierbar: HD ?, PD ?

Dosierung:	Roxithromycin p. o. (Nüchterneinnahme)	Clarithromycin p. o.(Nüchterneinnahme)
Erwachsene:	2 x 150 mg	2 x 250 mg (–500 mg)
Kinder:	5 mg/kg/d in 2 Dosen	15 mg/kg/d in 2 Dosen
Bei NI:	keine Dosisreduktion	Cr-Cl < 30 ml/min: halbe Dosis
Zusatzdosis nach HD:	nicht erforderlich	

Azithromycin   Zithromax®

Wichtigste Indikationen:

Infektionen der Atemwege, Haut und Weichteile, Otitis media, Chlamydien-Urethritis, Gonorrhoe, Campylobacter-Enteritis; als Alternative bei Penicillin-Allergie: Streptokokken-Pharyngitis.

In-vitro-Spektrum:

+++	Streptokokken	M. pneumoniae	C. diphtheriae
	Pneumokokken	Chlamydien	Borrelien
	Gonokokken	Legionellen	Treponemen
	Meningokokken	B. pertussis	H. ducreyi
	M. catarrhalis	Ureaplasma	Aktinomyzeten
	Campylobacter	M. avium	
++	Staphylokokken MS	H. influenzae	Clostridien
	Listerien	Anaeobe Kokken	
+	B. fragilis-Gruppe	E. coli	Yersinia
	Fusobakterien	Salmonellen	Shigellen
0	andere Enterobakterien	Pseudomonas	Nocardia
	Enterokokken	M. hominis	Staphylokokken MR

Nebenwirkungen und Interaktionen:

Gastrointestinale Beschwerden; selten allergische Reaktionen (Exanthem, Urtikaria, Anaphylaxie), transienter Transaminasenanstieg und Cholestase. Al- und Mg-haltige Antazida verzögern die Resorption.

Kontraindikationen:

Überempfindlichkeit gegen Azalide und Makrolide. Bei stark eingeschränkter Leberfunktion möglichst nicht anwenden.

Kommentar:

Das antibakterielle Spektrum von Azithromycin entspricht demjenigen der Makrolide. Im Vergleich zu Erythromycin hat es eine bessere In-vitro-Aktivität gegen H. influenzae, Moraxella, Gonokokken, Legionellen, M. pneumoniae und Ureaplasmen, und eine etwas schwächere gegen Staphylokokken und Streptokokken. Azithromycin besitzt ungewöhnliche pharmakokinetische Eigenschaften: Die Serumspiegel sind relativ niedrig, es werden jedoch sehr hohe und langanhaltende Gewebespiegel erreicht, die das bis zu 100fache der Serumspiegel betragen. HWZ im Gewebe im Mittel 2 - 4 Tage. Die Substanz reichert sich intrazellulär an. Diese Eigenschaften ermöglichen eine Verkürzung der Therapiedauer und eine einmal tägliche Dosierung der Substanz. Bei der Behandlung der Chlamydien-Urethritis erwies sich die Einmalgabe von 1 g Azithromycin der 7-tägigen Therapie mit Doxycyclin als gleichwertig (47). Neue Indikationen werden derzeit bei AIDS-Patienten geprüft (M. avium-Infektionen, zerebrale Toxoplasmose, Kryptosporidiose). Im Gegensatz zu den Makroliden beeinflußt Azithromycin nicht den Metabolismus von Carbamazepin, Theophyllin oder Terfenadin.

MR / MS = Methicillin- (Oxacillin-) resistent / sensibel

Serumspiegel:	mg/l	h		Dosis
	0,4 – 0,6	2		500 mg p. o.

Serum-HWZ (h):	norm. NF	starke NI	HD
	11 – 14		

Ausscheidung:	vorwiegend biliär

Metabolisierung:	ja

Penetration:	gut	mäßig	schlecht
	Lunge	Muskel	Liquor
	Leber	Knochen	
	Galle		
	Urin		
	Prostata		
	Bronchialsekr.		
	Pleura- und		
	Synovial-		
	flüssigkeit		
	Muttermilch		

Dialysierbar:	HD ?, PD ?

Dosierung: | p. o. (Nüchterneinnahme)

Erwachsene:	1 x 500 mg/d für 3 Tage oder 1 x 500 mg am 1. Tag, dann 1 x 250 mg (2. – 5. Tag)
	(Gesamtdosis 1,5 g)
	Zur Behandlung der Chlamydien-Urethritis und der Gonorrhoe:
	Einmalige Gabe von 1 g
Kinder:	10 mg/kg/d in einer Dosis für 3 Tage oder 10 mg/kg am 1. Tag, dann 5 mg/kg/d (2. – 5. Tag)

Norfloxacin
Pefloxacin

Barazan®, Zoroxin®

Peflacin®

Wichtigste Indikationen:

Infektionen der Harnwege

In-vitro-Spektrum:

+++	Enterobakterien Campylobacter	Salmonellen Shigellen	Gonokokken
++	Staphylokokken MS	P. aeruginosa	
+	E. faecalis Pneumokokken	Streptokokken	Staphylokokken MR
0	Anaerobier Chlamydien	E. faecium Ureaplasmen	Mykoplasmen

Nebenwirkungen und Interaktionen:

Gastrointestinale Beschwerden, zentralnervöse Störungen (Sehstörungen, Schwindel, Schlaflosigkeit, Kopfschmerzen, psychotische Reaktionen), Photosensibilisierung, selten allergische Reaktionen, Arthralgie, Leukopenie, Transaminasenanstieg. Mg- oder Al-haltige Antacida, Sucralfat, Multivitaminpräparate, Eisen und Zink verringern die Resorption. Fluorochinolone könen die Theophyllinspiegel erhöhen: Enoxacin > Ciprofloxacin = Pefloxacin > Norfloxacin = Ofloxacin = Fleroxacin.

Kontraindikationen:

Überempfindlichkeit gegen Chinolone, Schwangerschaft, Stillperiode, Kinder in der Wachstumsphase, ZNS-Erkrankungen (Anfallsleiden)

Kommentar:

Die beiden Substanzen sind chemisch verwandt und erreichen hohe Konzentrationen im Urin und in den Urogenitalorganen. Die klinische Wirksamkeit bei HWI ist vergleichbar mit derjenigen von Cotrimoxazol. Pefloxacin ist in Deutschland nur zugelassen für die Behandlung der unkomplizierten Zystitis und zwar als Einmaldosistherapie, sowie für die perioperative Prophylaxe bei transurethralen Eingriffen.

MR / MS = Methicillin- (Oxacillin-) resistent / sensibel

Pharmakokinetik:

Serumspiegel:	mg/l	h		Dosis
Norfloxacin	1 – 2	2		400 mg p. o.
Pefloxacin	3,2 – 5,6	2		400 mg p. o.

Serum-HWZ (h):	norm. NF	starke NI	HD
Norfloxacin	3 – 4,5	5 – 10	
Pefloxacin	9 – 13	12 – 14	15 – 20

Ausscheidung:

Norfloxacin	renal (50 – 60 %)
Pefloxacin	renal (60 – 70 %)

Metabolisierung:

Norfloxacin	20 %
Pefloxacin	50 – 60 %

Penetration:	gut	mäßig	schlecht
	Urin		Liquor
	Gallenblase		
	Lunge		
	Prostata		
	Uterus		
	Muskel		
	Niere		

Dialysierbar:	HD –, PD –

Dosierung:

	Norfloxacin p. o.	Pefloxacin p. o.
Erwachsene:	2 x 400 mg	800 mg Einmaldosis
Bei NI:	Cr-Clearance < 15 ml/min: 1 x 400 mg	
Zusatzdosis nach HD:	nicht erforderlich	

Ofloxacin
Fleroxacin

Tarivid®

Quinodis®

Wichtigste Indikationen:

HWI, insbesondere bei Cotrimoxazol/Amoxicillin-resistenten Erregern, Prostatitis, Otitis media, Gastroenteritis (Therapie, Prophylaxe, Sanierung von Dauerausscheidern), Typhus/Paratyphus, Gonorrhoe, Infektionen der Atemwege, der Knochen und Gelenke vor allem durch multiresistente gramnegative Erreger, selektive Darmdekontamination

In-vitro-Spektrum:

+++	E. coli	H. influenzae	Salmonellen
	Klebsiella	M. catarrhalis	Shigellen
	Proteus	Gonokokken	Y. enterocolitica
	Morganella	Meningokokken	Campylobacter
	Providencia	Legionellen	P. multocida
	Enterobacter		
++	Staphylokokken MS	Mykoplasmen	Rickettsien
	P. aeruginosa	Chlamydien	Mykobakterien
	Serratia	Acinetobacter	
+	Streptokokken	E. faecalis	Anaerobier
	Pneumokokken	Staphylokokken MR	S. maltophilia
0	Nocardia	B. cepacia	E. faecium

Nebenwirkungen und Interaktionen:

Gastrointestinale Beschwerden, Sehstörungen (Doppeltsehen, Farbsehen), Schwindel, Kopfschmerzen, Schlaflosigkeit, psychotische Reaktionen (Unruhe, Halluzinationen, Verwirrtheit), Krämpfe. Häufigkeit der ZNS-Nebenwirkungen ~1 %. Allergische Reaktionen (Juckreiz, Exantheme, Phototoxizität u. a.). Mg- oder Al-haltige Antacida, Sucralfat, Multivitaminpräparate, Eisen und Zink verringern die Resorption. Fluorochinolone könen die Theophyllinspiegel erhöhen: Enoxacin > Ciprofloxacin = Pefloxacin > Norfloxacin = Ofloxacin = Fleroxacin.

Kontraindikationen:

Überempfindlichkeit gegen Chinolone; Schwangerschaft; Stillperiode; Kinder in der Wachstumsperiode, Vorsicht bei älteren Patienten (> 70 Jahre), Niereninsuffizienz und vorbestehenden ZNS-Störungen

Kommentar:

Bei Infektionen durch Pseudomonas sind die neuen Chinolone die einzigen oral applizierbaren Antibiotika. Außer bei den oben genannten Indikationen wurden die Chinolone auch erfolgreich eingesetzt zur Therapie der Legionellose, Endokarditis durch gramnegative Erreger, Mukoviszidose, Infektionen durch atypische Mykobakterien. Bei Infektionen durch Staphylokokken und Pseudomonas auf Resistenzentwicklung während der Therapie achten. Diese Chinolone sollten nicht zur Therapie einer Pneumokokken-Pneumonie eingesetzt werden.

MR / MS = Methicillin- (Oxacillin-) resistent / sensibel

Pharmakokinetik:

Serumspiegel:	mg/l	h	Dosis
Ofloxacin	2 – 3	1	0,2 g p.o. od. i. v.
Fleroxacin	4 – 6	1	0,4 g p.o. od. i. v.

Serum-HWZ (h):	norm. NF	starke NI	HD
Ofloxacin	5 – 6	30 – 50	40
Fleroxacin	9 – 13	26 – 30	30

Ausscheidung:
Ofloxacin   renal (80 – 95%)
Fleroxacin   renal (85 %), intestinal (15 %)

Metabolisierung:
Ofloxacin   5 – 10 %
Fleroxacin   15 %

Penetration:	gut	mäßig	schlecht
	Urin	Liquor (Ofloxacin)	
	Bronchialsekr.		
	Leber		
	Niere		
	Galle		
	Prostata		
	Muskel		
	Sputum		
	Lunge		
	Knochen		

Dialysierbar: HD –, PD –

Dosierung:	Ofloxacin p. o./i. v.	Fleroxacin p. o./i. v.
Erwachsene:	2 x 200 – 400 mg	1 x 200 – 400 mg
Bei NI:	Cr-Cl < 30 ml/min: halbe Tagesdosis	
Zusatzdosis nach HD:	nicht erforderlich (Verabreichung der Tagesdosis nach der HD)	

NF = Nierenfunktion;   NI = Niereninsuffizienz;   HWZ = Halbwertszeit;   85
HD = Hämodialyse;   PD = Peritonealdialyse;

Ciprofloxacin   Ciprobay®, Ciproxin®

HWI, insbesondere bei Cotrimoxazol/Amoxicillin-resistenten Erregern; Prostatitis; Otitis media; Gastroenteritis (Therapie, Prophylaxe, Sanierung von Dauerausscheidern); Typhus/Paratyphus; Gonorrhoe; Infektionen der Atemwege, der Knochen und Gelenke vorwiegend durch multiresistente gramnegative Erreger.

In-vitro-Spektrum:

+++	E. coli	H. influenzae	Salmonellen
	Klebsiella	M. catarrhalis	Shigellen
	Proteus	Gonokokken	Y. enterocolitica
	Morganella	Meningokokken	Campylobacter
	Providencia	Legionellen	P. multocida
	Enterobacter	P. aeruginosa	Vibrio
++	Staphylokokken MS	Mykoplasmen	Rickettsien
	Acinetobacter	Chlamydien	Mykobakterien
	Serratia		
+	Streptokokken	E. faecalis	Anaerobier
	Pneumokokken	Staphylokokken MR	S. maltophilia
0	Nocardia	B. cepacia	E. faecium

Nebenwirkungen und Interaktionen:

Gastrointestinale Beschwerden, Sehstörungen (Doppeltsehen, Farbsehen), Schwindel, Kopfschmerzen, Schlaflosigkeit, psychotische Reaktionen (Unruhe, Halluzinationen, Verwirrtheit), Krämpfe. Häufigkeit der ZNS-Nebenwirkungen ~1 %. Allergische Reaktionen (Juckreiz, Exantheme, Phototoxizität u. a.). Mg- oder Al-haltige Antacida, Sucralfat, Multivitaminpräparate, Eisen und Zink verringern die Resorption. Fluorochinolone könen die Theophyllinspiegel erhöhen: Enoxacin > Ciprofloxacin = Pefloxacin > Norfloxacin = Ofloxacin = Fleroxacin.

Kontraindikationen:

Überempfindlichkeit gegen Chinolone; Schwangerschaft; Stillperiode; Kinder in der Wachstumsperiode, Vorsicht bei älteren Patienten (> 70 Jahre), Niereninsuffizienz und vorbestehenden ZNS-Störungen.

Kommentar:

Ciprofloxacin ist das Chinolon mit der höchsten Pseudomonas-Aktivität. Außer bei den oben genannten Indikationen wurden die Chinolone auch erfolgreich eingesetzt zur Therapie der Legionellose, der Endokarditis durch gramnegative Erreger, der Mukoviszidose, der Infektionen durch atypische Mykobakterien. Bei Staphylokokken- und Pseudomonas-Pneumonie Ciprofloxacin hochdosiert (2 – 3 x 400 mg) einsetzen. Bei diesen Erregern auf Resistenzentwicklung während der Therapie achten. Ciprofloxacin sollte nicht zur Therapie einer Pneumokokken-Pneumonie eingesetzt werden.

MR / MS = Methicillin- (Oxacillin-) resistent / sensibel

Pharmakokinetik:

Serumspiegel:	mg/l	h		Dosis
	1 – 2	1		200 mg i. v.

Serum-HWZ (h):	norm. NF	starke NI	HD
	3 – 4	5 – 10	5

Ausscheidung:	renal (50 – 70 %), intestinal (15 %)

Metabolisierung:	10 – 15 %

Penetration:	gut	mäßig	schlecht
	Urin	Liquor (bei	Liquor
	Bronchialsekr.	Meningitis)	
	Leber		
	Niere		
	Galle		
	Prostata		
	Muskel		
	Sputum		
	Lunge		
	Knochen		

Dialysierbar:	HD –, PD –

Dosierung:

	p. o.	i. v.
Erwachsene:	2 x 250 – 500 mg	2 x 200 – 400 mg
	(bis 2 x 750 mg)	(bis 3 x 400 mg)
Bei NI:	Cr-Clearance < 15 ml/min: halbe Tagesdosis	
Zusatzdosis nach HD:	nicht erforderlich	
	(Verabreichung der Tagesdosis nach der HD)	

Sparfloxacin   Zagam®

Wichtigste Indikationen:

Pneumokokken-Pneumonie bei Verdacht auf Penicillin-Resistenz.

In-vitro-Spektrum:

+++	Pneumokokken (incl. Penicillin res.)	E. coli	Citrobacter
	Streptokokken	Klebsiella	Acinetobacter
	Staphylokokken MS	Proteus	Mykoplasmen
	H. influenzae	Morganella	Chlamydien
	M. catarrhalis	Providencia	Gonokokken
		Enterobacter	Legionellen
++	P. aeruginosa	S. maltophilia	Serratia
	E. faecalis		
+	Staphylokokken MR	B. cepacia	Anaerobier
0	E. faecium	Nocardia	

Nebenwirkungen und Interaktionen:

Gastrointestinale Beschwerden (Übelkeit, Erbrechen, Diarrhoe), allergische Reaktionen (Juckreiz, Exantheme), Phototoxizität häufiger als bei anderen Chinolonen, ZNS-Störungen, Schlaflosigkeit, Halluzinationen. Selten Muskel- und Gelenkschmerzen, Herzrhythmusstörungen, anaphylaktische Reaktionen. Mg- oder Al-haltige Antacida, Eisen und Zink verringern die Resorption. Additiver Effekt mit anderen Substanzen, die ebenfalls das QT-Intervall verlängern (Astemizol, Terfenadin, Erythromycin, Chinin, Chloroquin, Halofantrin, Pentamidin, Klasse-III-Antiarrhythmika, einige trizyklische Antidepressiva und Neuroleptika)

Kontraindikationen:

Überempfindlichkeit gegen Chinolone; Schwangerschaft, Stillperiode, Kinder in der Wachstumsphase; G-6-P-D-Mangel; Gleichzeitige Anwendung von Amiodaron, Sotalol oder Bepridil; UV-Strahlen-Exposition; bekannte QT-Intervall-Verlängerung.

Pharmakokinetik:

Serum-HWZ 18 – 22 h, bei NI 24 – 35 h
Serumsspiegel 1,4 mg/l nach 200 mg im steady state
Ausscheidung: faekal (50 – 60 %), renal (30 – 40 %)
Metabolisierung: 30 – 40 %
Gute Penetration ins Gewebe und in Makrophagen, mäßige Liquorgängigkeit

Dosierung:

		p.o.
Erwachsene:		Initial 1 x 400 mg, dann 1 x 200 mg
Bei NI:	Cr-Cl < 30 ml/min:	nach der loading dose 1 x 200 mg alle 48 h

Kommentar:

Die Phototoxizität schränkt die Indikation auf Pneumonien durch Penicillin-resistente Pneumokokken, die allerdings zur Zeit in Deutschland keine Rolle spielen.

MR / MS = Methicillin- (Oxacillin-) restistent / sensibel

Grepafloxacin   Vaxar®

Wichtigste Indikationen:

Infektionen der unteren Atemwege einschließlich Pneumokokken-, Mycoplasmen, Chlamydien- und Legionellen-Pneumonie; Gonorrhoe; Chlamydien-Urethritis.

In-vitro-Spektrum:

+++	Pneumokokken (incl. Penicillin res.)	E. coli	Salmonellen
	Streptokokken	Klebsiella	Shigellen
	Staphylokokken MS	Proteus	Y. enterocolitica
	H. influenzae	Morganella	Chlamydien
	M. catarrhalis	Providencia	Gonokokken
	Acinetobacter	Enterobacter	Legionellen
		Citrobacter	Mykoplasmen
++	P. aeruginosa	S. maltophilia	Serratia
	E. faecalis		
+	Staphylokokken MR	B. cepacia	Anaerobier
0	E. faecium		

Nebenwirkungen und Interaktionen:

Gastrointestinale Beschwerden, Kopfschmerzen, Schlaflosigkeit,Schwindelgefühl, Geschmacksveränderung, Photosensibilitätsreaktionen (schwach). Antazida verringern die Resorption, Grepafloxacin erhöht den Theophyllinspiegel.

Kontraindikationen:

Überempfindlichkeit gegen Chinolone; Schwangerschaft; Stillperiode; Kinder in der Wachstumsperiode, mittlere und schwere Leberinsuffizienz, QT-Intervall-Verlängerung, gleichzeitige Gabe von Antiarrhythmika der Klasse IA u. III, Hypokaliämie, klinisch relevante Bradykardie oder Herzinsuffizienz.

Pharmakokinetik:

Serum-HWZ 12 h
Serumspiegel 1 h nach 400 mg p.o. 1,4 mg/l
Ausscheidung vorwiegend hepatisch, renal 5 – 14 %
Metabolisierung ~ 50 %
Gute Penetration ins Gewebe des Respirationstraktes, schlechte Liquorgängigkeit

Dosierung:

	p. o.
Erwachsene:	1 x 400 – 600 mg
Bei NI:	keine Dosisreduktion

Kommentar:

Grepafloxacin ist ein Chinolon der neuen Generation mit deutlich verbesserter Wirksamkeit im grampositiven Bereich, insbesondere bei Pneumokokken, incl. Penicillinresistenter Stämme sowie Staphylokokken. Gute Aktivität auch gegen Erreger atypischer Pneumonien. Die noch laufenden klinischen Studien haben eine gute Wirksamkeit bei o.g. Indikationen gezeigt. Bei leichter Leberinsuffizient maximal 400 mg/d.

NI = Niereninsuffizienz;   HWZ = Halbwertszeit

Fluorochinolone

Trovafloxacin   Trovan®

Wichtigste Indikationen:

Infektionen der Atemwege einschließlich Pneumokokken-, Mycoplasmen, Chlamydien- und Legionellen-Pneumonie; intraabdominelle und gynäkologische Infektionen, Gonorrhoe, komplizierte Infektionen der Haut- und Weichteile.

In-vitro-Spektrum:

+++	Pneumokokken (incl. Penicillin res.)	E. coli	Salmonellen
		Klebsiella	Shigellen
	Streptokokken	Proteus	Anaerobier
	Staphylokokken MS	Morganella	Chlamydien
	H. influenzae	Enterobacter	Gonokokken
	M. catarrhalis	Citrobacter	Legionellen
	Acinetobacter	Y. enterocolitica	Mykoplasmen
++	P. aeruginosa	S. maltophilia	Serratia
	E. faecalis	Providencia	
+	Staphylokokken MR	B. cepacia	E. faecium

Nebenwirkungen und Interaktionen:

Kopfschmerzen, Benommenheit, allergische Reaktionen (Exantheme, Juckreiz), Übelkeit, Erbrechen, Diarrhoe. Mg- oder Al-haltige Antacida, Sucralfat und Eisen verringern die Resorption.

Kontraindikationen:

Überempfindlichkeit gegen Chinolone; Schwangerschaft; Stillperiode; Kinder in der Wachstumsperiode.

Pharmakokinetik:

Serum-HWZ ca. 11 h
Serumsspiegel 1 – 2 h nach 200 mg p.o.: 3,1 mg/l (Mehrfachdosis); nach 300 mg i.v.: 4,3 mg/l. Bioverfügbarkeit 88%. Ausscheidung vorwiegend hepatisch, renal ~23 %
Metabolisierung ~ 50 %
Gute Penetration ins Gewebe des Respirationstraktes und in den Liquor

Dosierung:

	p.o.	i. v.
Erwachsene:	1 x 200 mg	1 x 200 – 300 mg
Bei NI:	keine Dosisreduktion	

Kommentar:

Trovafloxacin ist ein Chinolon der neuen Generation mit deutlich verbesserter Wirksamkeit im grampositiven Bereich und auch gegen Anaerobier. Die Substanz ist schlecht wasserlöslich und wird daher parenteral als Prodrug (Alatrofloxacin) verabreicht, das im Körper schnell in Trovafloxacin umgewandelt wird. Klinische Studien haben eine gute Wirksamkeit bei o.g. Indikationen gezeigt.

MR / MS = Methicillin- (Oxacillin-) restistent / sensibel

Chloramphenicol   Paraxin®, Biophenicol®

Wichtigste Indikationen:

Nur als Alternativtherapeutikum, wenn der Erreger gegen andere Antibiotika resistent ist z. B. bei bakterieller Meningitis, Hirnabszeß, Brucellose, Rickettsiosen, Tularämie, Typhus und Paratyphus.

In-vitro-Spektrum:

+++	Anaerobier (incl. B. fragilis-Gruppe) Pneumokokken	Streptokokken H. influenzae Meningokokken	S. maltophilia Rickettsien
++	Staphylokokken Enterokokken	Salmonellen Shigellen	Enterobakterien
0	P. aeruginosa		

Nebenwirkungen und Interaktionen:

Irreversible, dosisunabhängige aplastische Anämie (1 : 25.000–50.000), reversible, dosisabhängige Blutbildveränderungen, gastrointestinale Beschwerden, selten allergische Reaktionen und periphere oder N. opticus-Neuritis, Gray-Syndrom bei Neugeborenen bei Dosierung über 25 mg/kg/d. Chloramphenicol erhöht die Spiegel von Phenytoin, Sulfonylharnstoffen und Cumarin-Derivaten und steigert die Toxizität von Methotrexat. Phenobarbital und Rifampicin senken Chloramphenicolspiegel.

Kontraindikationen:

Panzytopenie, Schwangerschaft und Stillperiode, Perinatalperiode, schwere Leberinsuffizienz, Kombination mit anderen lebertoxischen Medikamenten.

Pharmakokinetik:

Serum-HWZ 1,5 – 3 h, bei NI 3 – 5 h, bei HD 3 h
Serumsspiegel 1 h nach 1g i.v.: 11 – 13 mg/l; 2 h 1 g p.o.: 10 – 13 mg/l
Ausscheidung vorwiegend renal
Metabolisierung 80 – 90 %
Sehr gute Penetration ins Gewebe und in den Liquor
Dialysierbar: HD +, PD –

Dosierung: p.o. / i. v.

Erwachsene:	3 – 4 x 0,5 g bis 3 x 1 g (Gesamtdosis max. 25 g)
Kinder:	50 – 100 mg/kg/d in 4 Dosen (Gesamtdosis max. 700 mg/kg)
Neugeborene: ≤ 2 Wo:	25 mg/kg/d in einer Dosis
3 – 4 Wo:	50 mg/kg/d in 2 Dosen
Bei NI:	keine Dosisreduktion
Zusatzdosis nach HD:	nicht erforderlich

Kommentar:

Anwendung von Chloramphenicol nur bei strenger Indikation. Blutbildkontrollen unbedingt erforderlich. Chloramphenicol ist bei der Therapie der Meningitis durch die Cephalosporine III, wie z.B. Cefotaxim oder Ceftriaxon abgelöst worden.

Lincosamide

Clindamycin

Sobelin®, Dalacin C®

Wichtigste Indikationen:

Infektionen durch Anaerobier (intraabdominelle Abszesse, Peritonitis, septischer Abort, Becken-Abszesse, Endometritis) und Staphylokokken (Abszesse, Osteomyelitis), sowie Streptokokken-Infektionen bei Patienten mit Penicillin-Allergie.

In-vitro-Spektrum:

++	Anaerobier (incl. B. fragilis-Gruppe)	Staphylokokken MS Pneumokokken	Streptokokken C. diphtheriae
0	Enterobakterien P. aeruginosa Staphylokokken MR	Enterokokken H. influenzae E. corrodens	Gonokokken Meningokokken

---

Nebenwirkungen und Interaktionen:

Gastrointestinale Beschwerden (Antibiotika-assoziierte Diarrhoe 2 – 30%, nur ein kleiner Teil entwickelt eine pseudomembranöse Colitis durch C. difficile), Hepatotoxizität, selten allergische Reaktionen, Thrombophlebitis, Leukopenie. Clindamycin kann die neuromuskuläre Blockade von Äther, Pancuronium und Tubocurarin verstärken.

Kontraindikationen:

Bei schwerer Leberinsuffizienz möglichst nicht anwenden. Vorsicht bei vorbestehender Diarrhoe.

Kommentar:

Etwa 5 - 10 % der Bacteroides fragilis-Stämme sind resistent gegen Clindamycin. In manchen Gebieten noch beträchtlich höher (18). Zur Therapie einer B. fragilis-Endokarditis oder Sepsis ist Metronidazol wegen der stärkeren Bakterizidie zu bevorzugen. Bei Leberinsuffizienz Dosisreduktion (maximal 3 x 300 mg). Bei Auftreten von Diarrhoe unter Clindamycin ist die Abklärung einer pseudomembranösen Colitis indiziert und gegebenenfalls das Abbrechen der Therapie erforderlich. Die Angaben über die Häufigkeit schwanken von 0,01 bis 10 %. Clindamycin kann in Kombination mit Pyrimethamin zur Behandlung der zerebralen Toxoplasmose bei AIDS-Patienten bei Sulfonamid-Unverträglichkeit eingesetzt werden.

MR / MS = Methicillin- (Oxacillin-) resistent / sensibel

Serumspiegel:	mg/l	h	Dosis
	2,5 – 3	1	150 mg p. o.
	4,8 – 6	1	300 mg i. m.
	10	1	600 mg i. v.

Serum-HWZ (h):	norm. NF	starke NI	HD
	2,2 – 3,3	2,3 – 3,7	1,5 – 3

Ausscheidung:	renal und biliär

Metabolisierung:	60 – 80 %

Penetration:	gut	mäßig	schlecht
	Urin	Sputum	Liquor
	Pleura-		
	flüssigkeit		
	Aszites		
	Knochen		
	Abszeß		
	fet. Kreislauf		
	Galle		
	Muttermilch		

Dialysierbar:	HD –, PD –

	i. v./i. m.	p. o.
Erwachsene:	4 x 300 – 600 mg	4 x 150 – 450 mg
	(bis 3 x 900 mg)	
Kinder:	15 – 40 mg/kg/d	10 – 40 mg/kg/d
	in 3 –4 Dosen	in 3 –4 Dosen
Neugeborene: < 1 Wo:	15 mg/kg/d	
	in 3 Dosen	
> 1 Wo:	20 mg/kg/d	
	in 4 Dosen	
Bei NI:	Cr-Cl < 10 ml/min $\frac{1}{2}$ Dosis	
Zusatzdosis nach HD:	nicht erforderlich	

Cotrimoxazol
Bactrim®, Eusaprim®, Supracombin®

(Trimethoprim/Sulfamethoxazol, TMP/SMZ)

Wichtigste Indikationen:

HWI, Bronchitis, Pneumocystis-Pneumonie, Prostatitis, Typhus, Paratyphus, Ruhr, Nocardiose, Listeriose, Infektionen durch Stenotrophomonas (Xanthomonas) und Pseudomonaden (mit Ausnahme von P. aeruginosa).

In-vitro-Spektrum:

+++	E. coli	V. cholerae	P. pseudomallei
	P. mirabilis	B. pertussis	S. maltophilia
	Klebsiella	C. diphtheriae	Listerien
	Salmonellen	Nocardia	Pneumocystis
	Shigellen	Yersinien	
++	P. vulgaris	Meningokokken	Streptokokken
	Morganella	Staphylokokken MS	Pneumokokken
	Providencia	H. influenzae	M. catarrhalis
	Acinetobacter	Legionella	B. cepacia
+	Chlamydien	Serratia	Enterokokken
	Staphylokokken MR		
0	P. aeruginosa	Anaerobier	Mykoplasmen

Nebenwirkungen und Interaktionen:

Allergische Reaktionen (Exantheme häufig, Stevens-Johnson-Syndrom und Anaphylaxie selten), Hyperkaliämie (1), Diarrhoe, Übelkeit, Erbrechen, selten Knochenmarksdepression (reversibel), sehr selten Agranulozytose. Bei vorbestehender Niereninsuffizienz Verschlechterung der Nierenfunktion. Cotrimoxazol verstärkt die Wirkung von Warfarin und Sulphonylharnstoffen und erhöht die Spiegel von Phenytoin und Methotrexat.

Kontraindikationen:

Schwangerschaft, Stillperiode, 1. Lebensmonat, schwere Niereninsuffizienz, Sulfonamidallergie, schwere Leberfunktionsstörungen, Schäden des hämatopoetischen Systems, Hb-Anomalien.

Kommentar:

Bewährtes Chemotherapeutikum. Bei Langzeittherapie Blutbildkontrollen! Weitere Indikationen für die parenterale Form: Infektionen durch gramnegative Erreger, die resistent gegen β-Laktam-Antibiotika sind. Alternative Kombinationspräparate mit anderen Sulfonamiden bzw. Pyrimidin-Derivaten bieten keine therapeutischen Vorteile. Zunehmende Resistenzprobleme, daher Empfindlichkeitstestung beachten.

MR / MS = Methicillin- (Oxacillin-) resistent / sensibel

Pharmakokinetik:

Serumspiegel:	mg/l	h		Dosis
TMP	1,5 – 3	2		160 mg p.o.
SMZ	50 – 60	2		800 mg p.o.

Serum-HWZ (h):	norm. NF	starke NI	HD
TMP	9 – 12	25	9 – 10
SMZ	9 – 11	27	10 – 11

Ausscheidung: vorwiegend renal

Metabolisierung:
TMP	10 – 15 %
SMZ	20 – 30 %

Penetration:	gut	mäßig	schlecht
	Urin		Gehirn
	Niere		Haut
	Leber		Fettgewebe
	Prostata		
	Liquor		
	Galle		
	Knochen		
	Lunge		
	Bronchialsekr.		
	Pleuraflüssigkeit		

Dialysierbar: HD +, PD +

Dosierung:

	p.o. (TMP/SMZ) nach den Mahlzeiten	i.v. Kurzinfusion (TMP/SMZ)
Erwachsene:	1 – 2 x 160 / 800 mg	8 – 20 / 40 – 100 mg/kg/d in 2 – 4 Dosen
	zur Langzeittherapie: 1 – 2 x 40 / 200 mg	
	zur Therapie der Pneumocystis-Pneumonie: 20 / 100 mg/kg/d in 4 Dosen	

Kinder:	6 – 12 Jahre:	2 x 80 / 400 mg	6 / 30 mg/kg/d in 2 Dosen
	1/2 – 5 Jahre:	2 x 40 / 200 mg	
	6 Wo – 5 Mo:	2 x 20 / 100 mg	

Bei NI:	Cr-Clearance	30 – 15 ml/min: halbe Tagesdosis
		< 15 ml/min: nicht anwenden

Zusatzdosis nach HD :	1 x 80 / 400 mg
	Nach Möglichkeit Alternativpräparat verwenden!

NF = Nierenfunktion;   NI = Niereninsuffizienz;   HWZ = Halbwertszeit;
HD = Hämodialyse;   PD = Peritonealdialyse;

Fosfomycin   Fosfocin®

Infektionen durch empfindliche Erreger bei Patienten mit Allergie gegen andere Antibiotika. Alternativ-Therapeutikum bei Staphylokokken-Infektionen wie Osteomyelitis, Shunt-Meningitis, Abszessen.

In-vitro-Spektrum:

++	Staphylokokken	Gonokokken	Salmonellen
	E. coli	P. mirabilis	Shigellen
	Streptokokken	Klebsiella	Citrobacter
	Pneumokokken	Enterobacter	Serratia
	H. influenzae		
+	Morganella	P. aeruginosa	M. catarrhalis
	Enterokokken	P. vulgaris	Providencia
0	Bacteroides	Listerien	Corynebacterium JK

Nebenwirkungen und Interaktionen:

Gastrointestinale Beschwerden wie Übelkeit, Erbrechen, Diarrhoe, Phlebitis, Anstieg der Transaminasen und alk. Phosphatase, selten allergische Reaktionen.

Kontraindikationen:

Überempfindlichkeit gegen Fosfomycin

Pharmakokinetik:

Serum-HWZ 1,5 – 2,5 h, bei starker NI 11 h
Ausscheidung renal
Keine Metabolisierung
Gewebegängigkeit gut, Liquorgängigkeit mäßig (bei Meningitis)
Dialysierbar: HD +, PD ±

Dosierung: i. v.

Erwachsene:	2 – 3 x 3 – 5 g
Kinder:	100 – 400 mg/kg/d in 2 – 3 Dosen
Neugeborene:	100 mg/kg/d in 2 Dosen

Bei NI:	Cr-Clearance (ml/min)	Max. Dosis (g) / Intervall (h)
	50 – 10	5 / 24
	< 10	2,5 / 24

Zusatzdosis nach HD: 2,5 g

Kommentar:

Hohen Natriumgehalt beachten (14,5 mM/g Fosfomycin)! Fosfomycin ist mit keinem anderen Antibiotikum chemisch verwandt, daher keine Kreuzresistenzen und -allergien. Da die In-vitro-Resistenztestung nicht immer zuverlässig ist, sollte bei schweren Infektionen z.B. mit einem β-Laktam-Antibiotikum kombiniert werden.

Fosfomycin-Trometamol Monuril®

Wichtigste Indikationen:

Akute unkomplizierte Harnwegsinfektionen bei Frauen.

In-vitro-Spektrum:

++	E. coli	Citrobacter	S. aureus
	P. mirabilis	Enterobacter	S. epidermidis
	Klebsiella	Enterokokken	
+	Providencia	P. aeruginosa	S. saprophyticus
	Serratia	P. vulgaris	
0	Morganella		

Nebenwirkungen und Interaktionen:

Gastrointestinale Beschwerden wie Übelkeit, Erbrechen, Diarrhoe, allergische Hautreaktionen.

Kontraindikationen:

Schwangerschaft, Kinder < 12 Jahre, Nierinsuffizienz.

Pharmakokinetik:

Serum-HWZ 3 – 4 h
Ausscheidung renal
Keine Metabolisierung
Max. Harnkonzentrationen: 2 g/l nach 2 – 4 h
Dialysierbar: HD +, PD ±

Dosierung:

	p. o. (Nüchterneinnahme)
Erwachsene:	Einmalgabe von 1 Beutel (entspricht 3 g Fosfomycin)

Kommentar:

Fosfomycin-Trometamol ist eine oral resorbierbare Formulierung von Fosfomycin. Die therapeutisch ausreichend hohen Urinkonzentrationen über 36 – 48 Stunden ermöglichen die Einmalgabe bei unkomplizierter Zystitis.

Fusidinsäure   Fucidine®, Fucidin®

Wichtigste Indikationen:

Alternative zu Vancomycin bei Infektionen durch Oxacillin- (Methicillin-) resistente Staphylokokken; Staphylokokken-Infektionen bei Penicillin-Allergie

In-vitro-Spektrum:

+++	Staphylokokken	Clostridien	Gonokokken
	Bacteroides	Meningokokken	Nocardia
	C. diphtheriae	Aktinomyzeten	
+	Streptokokken	Pneumokokken	Enterokokken
0	Enterobakterien	Pseudomonas	

Nebenwirkungen und Interaktionen:

Gastrointestinale Beschwerden (Magenschmerzen, Erbrechen, Diarrhoe, Obstipation); lokale Reizerscheinungen und Hämolysen nach i.v. Injektion (daher nur als Dauer-infusion), selten allergische Reaktionen und Leberfunktionsstörungen. Fusidinsäure nicht mit Aminosäure-haltigen Infusionslösungen mischen, Antibiotikum fällt aus!

Kontraindikationen:

Nicht bekannt

Kommentar:

Fusidinsäure ist chemisch mit anderen Antibiotika nicht verwandt, daher keine Kreuz-resistenz und Kreuzallergie. Häufig Resistenzentwicklung während der Therapie, daher Kombination mit Penicillin G bzw. anderen Staphylokokken-wirksamen Antibiotika empfohlen. Keine i.m.-Verabreichung wegen lokalen Nekrosen. Reserve-Antibiotikum.

Pharmakokinetik:

Serumspiegel:	mg/l	h	Dosis
	20 – 30	2	0,5 g p. o.

Serum-HWZ (h):	norm. NF	starke NI	HD
	4 – 6	6 – 8	

Ausscheidung: vorwiegend biliär

Metabolisierung: 80 – 90 %

Penetration:	gut	mäßig	schlecht
	Knochen	Kammerwasser	Liquor
	Synovial-		Muttermilch
	flüssigkeit		
	Bronchialsekr.		
	Eiter		
	Galle		

Dialysierbar: HD –, PD –

Dosierung:

Dosierung:	p. o. (Einnahme zu den Mahlzeiten)
	i. v. Infusion über 2 – 4 Std.
Erwachsene:	3 x 0,5 g
Kinder:	20 – 30 mg/kg/d in 3 Dosen
Neugeborene: < 1 Wo:	20 mg/kg/d in 4 Dosen
> 1 Wo:	30 – 45 mg/kg/d in 3 Dosen
Bei NI:	keine Dosisreduktion
Zusatzdosis nach HD:	nicht erforderlich

Metronidazol   Flagyl®, Clont®, Anaerobex®

Wichtigste Indikationen:

Infektionen durch Anaerobier wie z.B. intraabdominelle Abszesse, Gangrän, Aspirationspneumonie, Peritonitis u.a., jeweils in Kombination mit einem Cephalosporin III oder Aminoglykosid; Trichomoniasis, Gardnerella-Vaginitis, Amöben-Ruhr, Giardiasis, Prophylaxe in der Dickdarmchirurgie, pseudomembranöse Colitis.

In-vitro-Spektrum:

+++	B. fragilis-Gruppe und andere anaerobe Stäbchen	G. vaginalis C. difficile	Campylobacter Helicobacter
++	anaerobe grampositive Kokken		
+	Aktinomyzeten		
0	alle aeroben und fakultativ anaeroben Keime Propionibacterium acnes		

Nebenwirkungen und Interaktionen:

Alkoholintoleranz, periphere Neuropathie, bei höherer Dosierung zentralnervöse Störungen (Schwindel, Krämpfe, Ataxie), gastrointestinale Beschwerden (Erbrechen, Appetitlosigkeit, Geschmacksirritationen, Übelkeit), reversible Neutropenie, selten Exantheme, Verstärkung der Wirkung oraler Antikoagulantien, Urinverfärbung. Metronidazol verstärkt die Wirkung von oralen Antikoagulanzien. Bei gleichzeitiger Gabe von Metronidazol und Disulfiram kann es zu psychotischen Reaktionen kommen.

Kontraindikationen:

Erkrankungen des ZNS und des hämatopoetischen Systems.

Kommentar:

Ein preiswertes und parenteral zuverlässig wirkendes Chemotherapeutikum bei B. fragilis-Infektionen, insbesondere bei Sepsis, Endokarditis, Meningitis und Hirnabszeß. Metronidazol ist häufig noch wirksam gegen B. fragilis-Stämme, die gegen Clindamycin/Cefoxitin resistent sind. Klinisch wirksam gegen Protozoen (Entamoeba histolytica, Giardia lamblia, Trichomonas vaginalis). Dosisreduktion bei schwerer Leberinsuffizienz (1/2 Dosis). Entgegen früherer Meinungen scheint Metronidazol nicht teratogen zu sein (13).

Pharmakokinetik:

Serumspiegel:	mg/l	h		Dosis
	13 – 15	1		500 mg i. v.

Serum-HWZ (h):	norm. NF	starke NI	HD
	6 – 14	8 – 15	2,6

Ausscheidung: vorwiegend renal (60–80%)

Metabolisierung: 40 %

Penetration:	gut	mäßig	schlecht
	Liquor		
	Hirn		
	Leber		
	Galle		
	Lunge		
	Knochen		
	Vaginalsekret		
	Aszites		
	Uterus		
	Muttermilch		
	Fruchtwasser		

Dialysierbar: HD +, PD +

Dosierung:

	p. o.	i. v. Infusion über 1 Std.
Erwachsene und Kinder > 12 Jahre:	2 – 3 x 400 mg	3 x 500 mg
	(andere Dosierung bei Parasiteninfektionen beachten! Siehe „Spezifische Infektionserkrankungen")	
Kinder < 12 Jahre:	20 – 30 mg/kg/d in 2 – 3 Dosen	30 mg/kg/d in 3 Dosen
Bei NI:	Cr-Cl < 10 ml/min: Dosisreduktion auf 2 x 500 mg	
Zusatzdosis nach HD:	nicht erforderlich	

NF = Nierenfunktion;   NI = Niereninsuffizienz;   HWZ = Halbwertszeit;
HD = Hämodialyse;   PD = Peritonealdialyse;

Vancomycin
Vancomycin®

Teicoplanin
Targocid®

Wichtigste Indikationen:

Infektionen durch Oxacillin-(Methicillin-) resistente Staphylokokken, Enterococcus faecium und Corynebacterium JK, als Alternative bei Penicillin/Cephalosporin-Allergie zur Behandlung schwerer Staphylokokken-, Streptokokken- und Enterokokken-Infektionen wie z. B. Sepsis, Endokarditis. Oraltherapie der pseudomembranösen Colitis.

In-vitro-Spektrum:

+++	Staphylokokken	Streptokokken	Pneumokokken
	Clostridien	C. diphtheriae	Corynebacterium JK
++	Enterokokken	grampositive	Listerien
	(incl. E. faecium)	anaerobe Kokken	
0	alle gramnegativen	Mykoplasmen	Chlamydien
	Bakterien		
	(incl. B. fragilis-Gruppe)		

Nebenwirkungen und Interaktionen:

Ototoxisch und nephrotoxisch (bei Überdosierung und längerer Anwendung >10 Tage), allergische Reaktionen (Exantheme, Urtikaria, Fieber, Eosinophilie, Anaphylaxie); Thrombophlebitis, Neutropenie, Thrombozytopenie. Bei zu rascher Infusion (< 1 h) von Vancomycin (besonders 1 g-Dosis) Hautrötung („red neck syndrome"). Unter Teicoplanin passagerer Anstieg der Transaminasen und alk. Phosphatase. Gleichzeitige Gabe von Aminoglykosiden, Etacrynsäure oder Amphotericin B erhöht die Nephrotoxizität.

Kontraindikationen:

Gravidität und Stillperiode; für Vancomycin außerdem akutes Nierenversagen und vorbestehende Schwerhörigkeit.

Kommentar:

Vancomycin ist ein älteres Antibiotikum, dessen Verträglichkeit durch neue Herstellungsverfahren verbessert wurde. Trotzdem sind Serumspiegelkontrollen notwendig. Die Spitzenkonzentrationen sollten 40 mg/l nicht überschreiten, die Talspiegel sollten zwischen 5 – 10 mg/l liegen. Teicoplanin scheint besser verträglich zu sein. Es hat im Vergleich zu Vancomycin eine lange HWZ (Dosierung 1 x tgl., dadurch Kosteneinsparung) und kann auch i.m. verabreicht werden. Da die Serumkonzentrationen individuell sehr schwanken können, wird empfohlen, daß bei schweren Infektionen Talspiegel von mindestens 10 mg/l erreicht werden sollten. Teicoplanin besitzt eine etwas höhere Aktivität als Vancomycin gegen C. difficile und Enterokokken. Selten kommen Teicoplanin-resistente, Vancomycin-empfindliche Stämme von Koagulase-negativen Staphylokokken vor. Kreuzallergie mit Vancomycin ~50 %. In den USA Probleme mit Vancomycin/Teicoplanin-resistenten Enterokokken.

Pharmakokinetik:

Serumspiegel:	mg/l	h		Dosis
Vancomycin	25 – 35	1		1 g. i.v.
Teicoplanin	32	1		400 mg i. v.

Serum-HWZ (h):	norm. NF	starke NI	HD
Vancomycin	4 – 8	160 – 240	
Teicoplanin	30 – 60	100 – 240	

Ausscheidung:	vorwiegend renal	
Metabolisierung:	5 %	

Penetration:	gut	mäßig	schlecht
	Pleura-, Perikard-, Synovial- flüssigkeit Aszites Urin Galle	Liquor (Vancomycin bei Meningitis)	Liquor

Dialysierbar: HD –, PD ±

Dosierung:

	Vancomycin i.v. 1 Std. Infusion	Teicoplanin i.v./i.m.
Erwachsene:	2 x 1 g oder 4 x 500 mg	Initial 3 Dosen à 400 mg im Abstand von 12 h, dann 1 x 200 – 400 mg
	Behandlung der pseudomembranösen Colitis: 4 x 125 mg p.o.	2 x 200 mg p.o.
Kinder:	20 – 40 mg/kg/d in 4 Dosen	Initial 3 Dosen à 10 mg/kg im Abstand von 12 h, dann 6 – 10 mg/kg/d in 1 Dosis
Neugeborene: < 1 Wo:	20 mg/kg/d in 2 Dosen	Initial 16 mg/kg, dann
> 1 Wo:	30 mg/kg/d in 3 Dosen	8 mg/kg/d in 1 Dosis
Bei NI:	Initial 1 x 15 mg/kg, dann reduzierte Tagesdosis (mg): 150 + (15 x Cr-Cl) Exakte Dosierung anhand des Nomogramms des Beipackzettels.	Ab dem 4 Tag: Cr-Cl 60 – 40 ml/min: halbe Tagesdosis; Cr-Cl < 40 ml/min: reduz. Tagesdosis (mg): $\frac{Cr\text{-}Cl\ d.Pat.}{100}$ x norm. Dosis
Bei HD:	1 g alle 7 – 14 Tage	Initial 800 mg, dann 400 mg alle 7 Tage
Zusatzdosis nach HD:	nicht erforderlich	

NF = Nierenfunktion; NI = Niereninsuffizienz; HWZ = Halbwertszeit;
HD = Hämodialyse; PD = Peritonealdialyse;

Amphotericin B

Amphotericin B®, AmBisome®

Wichtigste Indikationen:

Systemische Pilzerkrankungen. Liposomales Amphotericin B (AmBisome®) ist indiziert bei Patienten mit schweren Pilzinfektionen, wo die Therapie mit konventionellem Amphotericin B versagt oder nicht fortgeführt werden kann wegen nephrotoxischer Nebenwirkungen.

In-vitro-Spektrum:

+++	Candida (außer C. lusitaniae) Aspergillus	Histoplasma Sporothrix Blastomyces	Cryptococcus Coccidioides Paracoccidioides
+	Fusarium Mucor	Trichosporon	C. lusitaniae
0	Scedosporium (Pseudallescheria)		

Nebenwirkungen und Interaktionen:

Nephrotoxizität (meist reversibel nach Absetzen des Medikamentes), Hypokaliämie, Fieber, Schüttelfrost, Erbrechen während oder kurz nach der Infusion, Thrombophlebitis, selten Anämie, Leuko- und Thrombozytopenie, Herzrhythmusstörungen, Herzstillstand, Leberschädigung, Anaphylaxie. Gleichzeitige Gabe von Aminoglykosiden, Cisplatin, Cyclosporin, Methoxyfluran, Pentamidin oder Vancomycin erhöht die Nephrotoxizität. Corticosteroide können die Hypokaliämie verstärken.

Kontraindikationen:

Drohendes Nierenversagen, schwerer Leberschaden

Kommentar:

Das zur Zeit wirksamste Therapeutikum bei systemischen Mykosen. Zusätzliche i.v. Verabreichung von NaCl (150 – 250 mval/Tag) verringert die Häufigkeit von Nierenfunktionsstörungen unter Amphotericin B. Bei Verschlechterung der Nierenfunktion während der Therapie (Kreatinin > 3 mg/dl): Dosisreduktion oder vorübergehendes Absetzen von Amphotericin B. Zusätzliche Verabreichung von Corticosteroiden manchmal erforderlich, um Unverträglichkeitsreaktionen während der Infusion abzuschwächen. Zusatz von 1000 E Heparin zur Infusionslösung verringert Thrombophlebitishäufigkeit. Verabreichung einer Testdosis von 1 – 5 mg i.v. empfohlen zur Prüfung der Verträglichkeit. Bei schweren Infektionen sollte die Volldosis möglichst schon nach 2–3 Tagen erreicht werden. In-vitro Synergismus mit Flucytosin gegen Cryptococcus und Candida. Liposomales Amphotericin B ist weniger toxisch und kann daher in höherer Dosis verabreicht werden, wodurch höhere Serumspiegel erreicht werden. Prospektive Vergleichsstudien mit konventionellem Amphotericin B stehen noch aus. Da das Präparat sehr teuer ist, Einsatz nur nach strenger Indikation.

Pharmakokinetik:

Serumspiegel:	mg/l	h	Dosis
konventionelles AmB	2 – 3	Infusionsende	0,7 – 1 mg/kg i.v.
liposomales AmB	17 – 21	Infusionsende	2 – 3 mg/kg i.v.

Serum-HWZ (h):	norm. NF	starke NI	HD
	20 – 24 (terminale HWZ 15 Tage)		

Ausscheidung:	renal (tgl. ~ 5 %) und biliär

Metabolisierung:	?

Penetration:	gut	mäßig	schlecht
	Urin fet. Kreislauf Pleura-, Synovial- flüssigkeit Aszites Kammer- wasser		Liquor

Dialysierbar:	HD –, PD–

Dosierung:

	i.v. Infusion über 2–4 Stunden in 5% Glukose (Zubereitung von liposomalem AmB siehe Beipackzettel)
Erwachsene:	Initial 0,1 – 0,25 mg/kg (liposomales AmB 1 mg/kg)
	tgl. Steigerung um 0,1 – 0,25 mg/kg bis auf 0,6 – 1,5 mg/kg/d in einer Dosis (liposomales AmB bis auf 3 – 5 mg/kg/d)
	max. Gesamtdosis 5 g (bis 16 g für liposomales AmB)
	intrathecal: 0,2 – 0,5 mg alle 48 – 72 Std. (verdünnt in Liquor oder 10% Glukose + 10 – 25 mg Hydrocortison). Bei längerer Therapiedauer Implantation eines Ommaya-Reservoirs erforderlich.
	zur Blasenspülung: 50 mg/l aqua dest.
Kinder:	siehe Erwachsene
Bei NI:	keine Dosisreduktion
Zusatzdosis nach HD:	nicht erforderlich

NF = Nierenfunktion; NI = Niereninsuffizienz; HWZ = Halbwertszeit;
HD = Hämodialyse; PD = Peritonealdialyse;

Flucytosin Ancotil®

Wichtigste Indikationen:

Als Kombinationspartner von Amphotericin B bei systemischen Infektionen durch Candida, Cryptococcus und Aspergillus

In-vitro-Spektrum:

++	Candida Cryptococcus	Cladosporium	Phialophora
+	Aspergillus		
0	Histoplasma Sporothrix	Blastomyces Mucor	Coccidioides Fusarium

Nebenwirkungen und Interaktionen:

Reversible, dosisabhängige Knochenmarkdepression (Leukozytopenie, Thrombozytopenie, Anämie), Anstieg der Leberenzyme, gastrointestinale Beschwerden (Übelkeit, Erbrechen, Diarrhoe, Enterocolitis).

Kontraindikationen:

Schwangerschaft

Kommentar:

Primäre Resistenz von Candida relativ häufig (20 – 40 %). Ebenfalls häufig Resistenzentwicklung von Candida und Cryptococcus unter Monotherapie! Daher nur in Kombination einsetzen. Nicht für die Prophylaxe anwenden! Die Kombination Flucytosin / Amphotericin wirkt synergistisch auf Candida und Cryptococcus. Bei Kryptokokken-Meningitis kann Amphotericin B niedriger dosiert werden (0,3 mg/kg/d), wenn mit Flucytosin kombiniert wird. Bei NI Serumspiegelbestimmungen erforderlich, da bei Spitzenspiegeln > 100 mg/l die Häufigkeit hämatologischer Nebenwirkungen zunimmt. Regelmäßig Blutbild und Leberwerte kontrollieren. Die orale Formulierung ist in Deutschland nicht mehr auf dem Markt.

Serumspiegel:	mg/l	h		Dosis
	40 – 70	2		2 g p. o.

Serum-HWZ (h):	norm. NF	starke NI		HD
	3 – 4	100 – 120		2,9

Ausscheidung:	vorwiegend renal

Metabolisierung:	keine

Penetration:	gut	mäßig	schlecht
	Synovial-flüssigkeit		
	Aszites		
	Kammerwasser		
	Liquor		
	Urin		
	Leber		
	Niere		
	Lunge		
	Bronchialsekr.		

Dialysierbar:	HD +, PD +

---

	i. v.
Erwachsene:	100 – 150 mg/kg/d in 4 Dosen
Kinder:	wie Erwachsene

Bei NI:	Cr-Clearance (ml/min)	Max. Dosis (mg/kg)	/	Intervall (h)
	80 – 50	37,5	/	6
	50 – 30	„	/	12
	30 – 10	„	/	24
	< 10	„	/	2 – 6 Tage (entsprechend Serumspiegel)

Zusatzdosis nach HD:	37,5 mg/kg

NF = Nierenfunktion; NI = Niereninsuffizienz; HWZ = Halbwertszeit;
HD = Hämodialyse; PD = Peritonealdialyse;

Ketoconazol 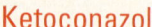 Nizoral®

Wichtigste Indikationen:

Tiefe Hautmykosen, chronische mukokutane Candidiasis, Mund-Soor, Candida-Ösophagitis, rezidivierende Candida-Vaginitis, Parakokzidioidomykose, Blastomykose, non-meningeale Histoplasmose und Kokzidioidomykose.

In-vitro-Spektrum:

+++	Candida (außer C. glabrata, C. tropicalis und C. krusei)	Coccidioides Paracoccidioides Histoplasma Blastomyces	Dermatophyten Pseudallescheria Cryptococcus Trichsporon
+	C. glabrata	C. tropicalis	
0	Mucor Sporothrix	Aspergillus C. krusei	Fusarium

Nebenwirkungen und Interaktionen:

Gastrointestinale Beschwerden (Übelkeit, Erbrechen, Bauchschmerzen); allergische Reaktionen (Exanthem, Juckreiz), Thrombozytopenie, Anstieg der Leberenzyme (selten fulminante Hepatitis), dosisabhängige Hemmung der Testosteron- und Cortisol-Synthese (Impotenz, Gynäkomastie). Ketoconazol kann die Serumspiegel von Cyclosporin, Tacrolimus, Phenytoin, Cisaprid, Midazolam, Triazolam, Terfenadin und Astemizol erhöhen und die Wirkung von Warfarin verstärken. Rifampicin und Didanosin können zu erniedrigten Ketoconazol-Spiegeln führen. Antazida und H_2-Blocker vermindern die Resorption von Ketoconazol.

Kontraindikationen:

Schwangerschaft, Stillperiode

Kommentar:

Die Wirksamkeit von Ketoconazol bei systemischer Candidiasis ist nicht ausreichend belegt. Bei Aspergillose unwirksam. Nicht mit Amphotericin B kombinieren (Antagonismus). Ketoconazol wird bei erhöhtem Magensaft-pH (z. B. durch Antazida, H_2-Blocker) nicht ausreichend resorbiert (cave bei AIDS-Patienten mit Achlorhydrie). Unter der Therapie kann es zur Selektion von resistenten C. glabrata und anderen Candidaspezies kommen. Ketoconazol ist weitgehend durch Fluconazol und Itraconazol abgelöst worden.

Serumspiegel:	mg/l	h	Dosis
	3	1 – 2	200 mg p. o.

Serum-HWZ (h):	norm. NF	starke NI	HD
	2 / 9 (zweiphasig)	1,8	

Ausscheidung:	renal und biliär
Metabolisierung:	stark

Penetration:	gut	mäßig	schlecht
	Synovial- flüssigkeit	Muttermilch Urin	Galle Liquor Knochen Speichel

Dialysierbar:	HD –, PD –

Dosierung:	p. o. (Einnahme mit der Mahlzeit)
Erwachsene:	1 x 200 – 400 mg
Kinder > 2 Jahre:	2,5 – 5 mg/kg/d in 1 Dosis
Bei NI:	keine Dosisreduktion
Zusatzdosis nach HD:	nicht erforderlich

Antimykotika

Fluconazol   Diflucan®, Diflucan® Derm , Fungata®

Wichtigste Indikationen:

Oropharyngeale und oesophageale Candidiasis, Einmaldosistherapie der Candida-Vaginitis, systemische Candidainfektionen, Therapie und Suppressionstherapie der Kryptokokkose, Prophylaxe von Candidainfektionen bei neutropenischen Patienten.

In-vitro-Spektrum:

++	Candida (außer C. glabrata und C. krusei) Cryptococcus	Histoplasma Trichosporon Paracoccidioides	Coccidioides Dermatophyten Blastomyces
+	C. glabrata		
0	Mucor C. krusei	Sporothrix Fusarium	Aspergillus

Nebenwirkungen und Interaktionen:

Gastrointestinale Beschwerden (Übelkeit, Bauchschmerzen, Diarrhoe), Exanthem, Anstieg der Transaminasen und alk. Phosphatase. Fluconazol kann zu Erhöhung der Serumspiegel von Phenytoin, Cyclosporin, Tacrolimus und Cisaprid führen sowie zur Wirkungsverstärkung von oralen Antidiabetika vom Sulfonylharnstoff-Typ und von Cumarinderivaten. Rifampicin kann zu Erniedrigung der Fluconazol-Spiegel führen.

Kontraindikationen:

Schwangerschaft

Kommentar:

Fluconazol, ein Triazolderivat, kann sowohl oral als auch parenteral verabreicht werden. Es wird nahezu vollständig resorbiert, und zwar unabhängig von der Nahrungsaufnahme und vom Magensaft-pH. Im Gegensatz zu den anderen Azolderivaten penetriert Fluconazol sehr gut in den Liquor und sonstige Körperflüssigkeiten. Für systemische Candida albicans-Infektionen ist Fluconazol eine besser verträgliche Alternative zu Amphotericin B, es sollte jedoch bei schweren Infektionen in einer Dosierung von 400 – 800 mg/d verabreicht werden. In einer großen Studie mit Candidämien bei nicht-neutropenischen Patienten war Fluconazol gleich wirksam wie Amphotericin B (60). Unter der Therapie kann es zur Selektion von resistenten C. glabrata und C. krusei kommen. Zur Behandlung von Genital-Soor einmalige Gabe von 150 mg ausreichend. Zur Prophylaxe der oropharyngealen und vaginalen Candidiasis bei HIV-Patienten 200 mg einmal wöchentlich ausreichend (66). Für die Suppressionstherapie der Kryptokokkose bei AIDS-Patienten ebenfalls gut geeignet. Für die Primärtherapie der Kryptokokken-Meningitis Amphotericin B bevorzugen.

Pharmakokinetik:

Serumspiegel:	mg/l	h	Dosis
	12	steady state	400 mg p.o. / i.v.
	28	steady state	800 mg p.o. / i.v.

Serum-HWZ (h):	norm. NF	starke NI	HD
	25 – 30	100	

Ausscheidung:	renal
Metabolisierung:	11 %

Penetration:	gut	mäßig	schlecht
	Sputum		
	Liquor		
	Urin		
	Peritoneal-flüssigkeit,		
	Prostata		
	Kammerwasser		

Dialysierbar:	HD +, PD +

Dosierung:

p.o./i.v.

Erwachsene:	Oropharyngeale Infektion: am 1. Tag 1 x 200 – 400 mg, dann 1 x 100 – 200 mg
	Systemische Infektion: am 1. Tag 1 x 800 mg, dann 1 x 400 – 800 mg
Kinder:	3 – 6 mg/kg/d in einer Dosis
Säuglinge: < 2 Wo: 2 – 4 Wo:	3 – 6 mg/kg alle 72 Std. 3 – 6 mg/kg alle 48 Std.
Bei NI:	Cr-Cl ≤ 50 ml/min: halbe Tagesdosis oder Tagesdosis alle 48 h
Bei HD:	Tagesdosis jeweils nach HD

Itraconazol

Sempera®, Sporanox®

Wichtigste Indikationen:

Oropharyngeale und oesophageale Candidiasis, Histoplasmose, Blastomykose, Parakokzidioidomykose, Sporotrichose. Als Alternative zu Amphotericin B bei invasiver Aspergillose.

In-vitro-Spektrum:

+++	Candida (außer C. glabrata und C. krusei) Aspergillus Cryptococcus	Coccidioides Paracoccidioides Sporothrix Blastomyces Histoplasma	Cladosporium Phialophora Drechslera Bipolaris Dermatophyten
+	C. glabrata		
0	Mucor	Fusarium	C. krusei

Nebenwirkungen und Interaktionen:

Gastrointestinale Beschwerden (Übelkeit, Erbrechen, Bauchschmerzen), Kopfschmerzen, allergische Reaktionen (Erythem, Urtikaria, Angioödem), Anstieg der Leberenzyme, Hypokaliämie. Bei hoher Dosierung (600 mg/d) Hypertension, schwere Hypokaliämie, Nebennierenrindeninsuffizienz. Itraconazol kann zu Erhöhung der Serumspiegel von Cyclosporin, Tacrolimus, Cisaprid, Midazolam, Triazolam, Phenytoin, Digoxin, Lovastatin, Terfenadin und Astemizol führen und zur Wirkungsverstärkung von Warfarin. Rifampicin, INH, Phenobarbital und Carbamazepin können zu erniedrigten Itaconazol-Spiegeln führen. Antazida und H_2-Blocker vermindern die Resorption von Itraconazol.

Kontraindikationen:

Schwangerschaft, Stillzeit, gleichzeitige Verabreichung von Terfenadin oder Astemizol

Kommentar:

Itraconazol ist ein Triazolderivat mit breitem antimykotischem Spektrum. Im Gegensatz zu Fluconazol ist Itraconazol auch gegen Aspergillus wirksam. Es ist allerdings nur oral applizierbar und die Resorption ist ähnlich wie bei Ketoconazol pH-abhängig (Serumspiegel-Kontrollen empfehlenswert). Itraconazol ist gut geeignet zur Therapie der Sporotrichose, Parakokzidioidokykose und nonmeningealer Blastomykose und Histoplasmose, sowie zur Histoplasmose-Suppressionstherapie bei AIDS-Patienten. Die Substanz hat sich als wirksam bei invasiver Aspergillose erwiesen, allerdings stehen Vergleichsstudien mit Amphotericin B noch aus. Zur Therapie der oropharyngealen und systemischen Candidiasis und der Kryptokokken-Meningitis ist Fluconazol zu bevorzugen aufgrund der besseren Resorption und der besser dokumentierten klinischen Studien. Für die Primärtherapie schwerer, lebensbedrohlicher Systemmykosen bleibt Amphotericin B nach wie vor Mittel der Wahl.

Pharmakokinetik:

Serumspiegel:	mg/l	h	Dosis
	1,1 (starke indiv. Schwankungen)	steady state (nach 1-2 Wo)	200 mg p.o.

Serum-HWZ (h):	norm. NF	starke NI	HD
	15 – 36		

Ausscheidung:	renal (35%), Rest fäkal

Metabolisierung:	> 90 % (vorwiegend in der Leber)

Penetration:	gut	mäßig	schlecht
	Haut Lunge Niere Leber Knochen		Liquor

Dialysierbar:	HD –, PD ?

Dosierung:

	p.o. (Einnahme mit der Mahlzeit)
Erwachsene:	1 – 2 x 200 mg
	bei schweren Infektionen: 3 x 200 mg für die ersten 3 – 4 Tage
Bei NI:	keine Dosisreduktion
Zusatzdosis nach HD:	nicht erforderlich

Isoniazid (INH) Isozid®, Tebesium®

In-vitro-Spektrum:

M. tuberculosis, M. kansasii

Pharmakokinetik:

Serum-HWZ   0,6 – 1,9 h (Schnellinaktivierer)
                    2,2 – 7,6 h (Langsaminaktivierer)
Gute Gewebe– und Liquorgängigkeit
Ausscheidung vorwiegend renal
Metabolisierung hoch
Dialysierbar: HD +, PD +

Nebenwirkungen und Interaktionen:

ZNS-Störungen (Schwindel, Psychosen, Krämpfe), periphere Neuropathie, gastrointestinale Beschwerden, Transaminasenanstieg, Hepatitis (1 %), allergische Reaktionen (Exantheme, Fieber), Leuko- und Thrombozytopenie, Anämie,verminderte Alkoholtoleranz. INH kann zu Erhöhung der Serumspiegel von Carbamazepin und Phenytoin führen. Gleichzeitige Gabe von Cycloserin steigert die ZNS-Toxizität.

Kontraindikationen:

Akute Hepatitis, Psychosen, Epilepsie; Vorsicht bei Alkoholikern und Patienten mit schwerer NI.

Dosierung:

	p. o./i. v.	
Erwachsene:	5 (– 10) mg/kg/d in einer Dosis	(Durchschnitt 300 mg/d, max. 600 mg/d)
Kinder:	10 – 20 mg/kg/d in 1 – 3 Dosen	(max. 300 mg/d)
Bei NI:	keine Dosisreduktion bei Langsaminaktivierern max. 200 mg/d	
Zusatzdosis nach HD:	5 mg/kg	

Kommentar:

INH wirkt bakterizid. Es gehört zu den Tb-Therapeutika der ersten Wahl. Primärresistenz selten (1 – 4%). Schnelle Resistenzentwicklung unter Monotherapie, deshalb immer mit anderen Tuberculostatika kombinieren. Regelmäßige Kontrollen der Leberfunktion, des Blutbildes und des neurologischen Status erforderlich. Bei ersten Symptomen einer Hepatitis INH absetzen. Zur Neuritis-Prophylaxe Pyridoxin 50 mg/d empfohlen (bei Kindern nicht erforderlich).

Ethambutol   Myambutol®

In-vitro-Spektrum:

M. tuberculosis, M. kansasii, M. avium-intracellulare

Pharmakokinetik:

Serum-HWZ 4 – 6 h
Gute Gewebe– und Liquorgängigkeit
Ausscheidung vorwiegend renal (70 – 80 %)
Metabolisierung 8 – 15 %
Dialysierbar: HD +, PD +

Nebenwirkungen und Interaktionen:

Dosis-abhängige (>25 mg/kg/d), reversible retrobulbäre Neuritis, selten allergische
Reaktionen, periphere Neuropathie, ZNS-Störungen, Hyperurikämie, gastrointestinale
Beschwerden

Kontraindikationen:

Vorschädigung des N. opticus

Dosierung:

	p.o./i.v./i.m.	
Erwachsene:	25 mg/kg/d in einer Dosis für 2 Monate, dann 15 mg/kg/d in einer Dosis oder 50 mg/kg/d zweimal wöchentl.	
Kinder:	15 – 25 mg/kg/d in einer Dosis	(max. 2,5 g/d)
Bei NI:	Cr-Cl 50 – 10 ml/min:	15 mg/kg/24 – 36 Std.
	< 10 ml/min:	15 mg/kg/48 Std.
Zusatzdosis nach HD:	10 mg/kg	

Kommentar:

Ethambutol wirkt bakteriostatisch auf proliferierende Keime. Primärresistenz ca. 4 %.
Resistenzentwicklung unter Monotherapie, daher immer in Kombianation mit anderen
Tuberkulostatika. Ophthalmologische Kontrolle (Farbsehen, Gesichtsfeld) alle 4
Wochen während der Therapie durchführen.

Rifampicin
Rifa®, Rimactan®, Rifoldin®

In-vitro-Spektrum:

+++   M. tuberculosis, grampositive Kokken, Legionellen, Chlamydien,
M. leprae, Meningokokken, Gonokokken, H. influenzae

++   M. kansasii, M. marinum

+   M. avium-intracellulare, M. fortuitum

Pharmakokinetik:

Serum-HWZ 1,5 – 5 h
Gute Gewebegängigkeit und Liquorgängigkeit bei Meningitis,
intrazelluläre Penetration
Ausscheidung renal 30%, biliär 40%
Metabolisierung hoch
Dialysierbar: HD –, PD –

Nebenwirkungen und Interaktionen:

Transaminasenanstieg, Ikterus, selten allergische Reaktionen (Exantheme, Fieber, Eosinophilie), Neutropenie, Thrombozytopenie, gastrointestinale Beschwerden, ZNS-Störungen, Rotfärbung von Speichel, Urin, Tränenflüssigkeit, Schweiß und Stuhl, sehr selten Nierenversagen. Rifampicin führt zu beschleunigtem Wirkverlust von Azathioprin, Barbituraten, Betablockern, Chinidin, Chloramphenicol, Cimetidin, Clofibrat, Corticosteroiden, Cyclosporin, Diazepam, Digitoxin, Diltiazem, Disopyramid, Haloperidol, Ketoconazol, Methadon, Mexiletin, Nortryptilin, orale Antikoagulanzien, orale Kontrazeptiva, Phenytoin, Propafenon, Sulfonylharnstoffe, Theophyllin, Tocainid, Verapamil.

Kontraindikationen:

Schwerer Leberschaden, Ikterus, Schwangerschaft und Stillzeit

Dosierung:
	p.o. / i.v.	
Erwachsene:	10 mg/kg/d in einer Dosis	(Durchschnitt 600 mg/d)
Kinder:	10 – 20 mg/kg/d in einer Dosis	(max. 600 mg/d)
Bei NI:	keine Dosisreduktion	
Zusatzdosis nach HD:	nicht erforderlich	

Kommentar:

Bakterizides Tb-Therapeutikum der ersten Wahl. Primäre Resistenz selten. Resistenzentwicklung kann verzögert oder verhindert werden durch Kombinationstherapie. Während der Therapie Leberfunktion und Blutbild kontrollieren. Kombination mit anderen potentiell hepatotoxischen Medikamenten möglichst vermeiden. Anwendung zur Meningitis-Prophylaxe siehe „Organinfektionen".

Rifabutin   Mycobutin®

In-vitro-Spektrum:

+++   M. tuberculosis, M. marinum, M. kansasii, M. leprae, grampositive Kokken, Legionellen, Chlamydien, Gonokokken

++   M. avium-intracellulare

+   M. fortuitum

Pharmakokinetik:

Serum-HWZ 35 – 40 h
Gute Gewebegängigkeit
Ausscheidung renal und fäkal
Metabolisierung hoch
Dialysierbar: ?

Nebenwirkungen und Interaktionen:

Gastrointestinale Beschwerden, Transaminasenanstieg, allergische Reaktionen (Exantheme, Fieber, Eosinophilie), Neutropenie, Thrombozytopenie; Arthralgie, Uveitis, Rotfärbung von Speichel, Urin, Tränenflüssigkeit, Schweiß, Stuhl. Rifabutin induziert ähnlich wie Rifampicin Cytochrom P450-abhängige Enzyme, die für die Metabolisierung verschiedener Medikamente verantwortlich sind. Es ist daher zu erwarten, daß es bei gleichzeitiger Verabreichung von Rifabutin zu einer Wirkungsreduktion solcher Substanzen kommt (siehe Rifampicin). Fluconazol und Clarithromycin erhöhen die Serumspiegel von Rifabutin.

Kontraindikationen:

Schwerer Leberschaden, Ikterus, Schwangerschaft und Stillzeit, Überempfindlichkeit gegen Rifamycine

---

Dosierung: p.o.

Erwachsene: 1 x 300 – 450 mg

Bei NI: keine Dosisreduktion

Kommentar:

Rifabutin ist ein Ansamycinderivat und verwandt mit Rifampicin. Es besitzt eine höhere In-vitro-Aktivität gegen M. tuberculosis und MAC als Rifampicin. Etwa 25% der Rifampicin-resistenten Stämme sind gegen Rifabutin empfindlich. Rifabutin (300 mg tgl.) hat sich als wirksam erwiesen zur Prophylaxe von disseminierten MAC-Infektionen bei AIDS-Patienten. Weitere Einsatzmöglichkeiten bieten sich im Rahmen einer Kombinationstherapie von Infektionen durch MAC und andere atypische Mykobakterien sowie durch multiresistente M. tuberculosis-Stämme, wobei hier Dosierungen von 450 – 600 mg pro Tag erforderlich zu sein scheinen.

Streptomycin Streptomycin

In-vitro-Spektrum:

++	M. tuberculosis, Brucellen, Yersinia pestis, Francisella tularensis
+	Staphylokokken, Enterokokken, Streptokokken, P. aeruginosa, Enterobakterien
0	atypische Mykobakterien

Pharmakokinetik:

Serum-HWZ 2 – 3 h
Gute Gewebegängigkeit mit Ausnahme von Knochen, nicht liquorgängig
Ausscheidung renal 50 – 60 %, biliär 2 %
Metabolisierung 10 – 40 %
Dialysierbar: HD +, PD +

Nebenwirkungen und Interaktionen:

Ototoxizität (häufiger bei Tagesdosis > 1 g und Behandlungsdauer > 60 Tage), Nephrotoxizität, allergische Reaktionen (Exanthem, Fieber), Parästhesien, Schwindel, Sehstörungen, sehr selten Neutropenie, Thrombozytopenie, Anämie, Hepatotoxizität. Gleichzeitige Gabe von Amphotericin B, Cyclosporin, Vancomycin, Cisplatin, Methoxyfluran oder Aciclovir erhöht die Nephrotoxizität, gleichzeitige Gabe von Furosemid oder Ethacrynsäure steigert die Ototoxizität.

Kontraindikationen:

Schwangerschaft, schwere NI

Dosierung:

	i. v./i. m.		
Erwachsene:	15 mg/kg/d (Durchschnitt 1 g/d) in einer Dosis für die ersten 2 – 8 Wochen, dann 20 mg/kg zweimal wöchentlich		
Kinder:	20 – 30 mg/kg/d in 2 – 3 Dosen		
Bei NI:	Cr-Cl (ml/min)	Dosis (mg/kg /	Intervall (h)
Initialdosis:	80 – 50	7,5 /	24
15 mg/kg	50 – 10	7,5 /	48
	< 10	7,5 /	72
Zusatzdosis nach HD:	5 mg/kg		

Kommentar:

Streptomycin wirkt bakterizid. Rasche Resistenzentwicklung während der Therapie. Regelmäßige Gehörprüfung erforderlich. Bei älteren Patienten (> 55 Jahre) möglichst nicht anwenden. Vorwiegend bei Patienten mit INH-resistenter Tb. Sonstige Indikationen: Lepra, Tularämie, Pest und Brucellose.

Protionamid

Peteha®, Ektebin®

In-vitro-Spektrum:

M. tuberculosis und M. kansasii

Pharmakokinetik:

Serum-HWZ 3 h
Sehr gute Gewebe- und Liquorgängigkeit
Ausscheidung renal
Metabolisierung > 95 %

Nebenwirkungen und Interaktionen:

Gastrointestinale Beschwerden, Neurotoxizität (Kopfschmerzen, Schwindel, periphere Neuropathie), psychische Störungen, Photodermatosen, Leberschädigung, Neutropenie, verminderte Alkoholtoleranz. Potenzierung der Nebenwirkungen bei Kombination mit INH.

Kontraindikationen:

Schwangerschaft 1. Trimenon, schwerer Leberschaden, Vorsicht bei Psychosen

---

Dosierung: p. o.

Erwachsene:	3 – 4 x 250 mg
Kinder:	15 – 20 mg/kg/d in 3 – 4 Dosen

Kommentar:

Gut wirksames Tuberkulostatikum der Reserve mit hoher Nebenwirkungsrate. Kontrolle der Serumtransaminasen. Rasche Resistenzentwicklung während der Therapie. Vorwiegend bei Patienten mit INH-resistenter Tb.

Pyrazinamid   Pyrafat®

M. tuberculosis

Pharmakokinetik:

Serum-HWZ 10 – 12 h
Gute Gewebe- und Liquorgängigkeit, intrazelluläre Anreicherung
Ausscheidung renal
Metabolisierung > 70 %

Nebenwirkungen und Interaktionen:

Hepatotoxizität, gastrointestinale Beschwerden, Hyperurikämie mit Gichtanfällen, Photosensibilisierung. Pyrazinamid verstärkt die Wirkung oraler Antidiabetika und vermindert die Wirkung von Urikosurika.

Kontraindikationen:

Schwerer Leberschaden, Gicht

Dosierung:

	p. o.
Erwachsene und Kinder:	20 – 35 mg/kg einmal tgl. (max. 2 g/d)
	oder
	50 mg/kg zweimal wöchentl. (max. 3 g/d)
Bei NI:	Cr-Clearance < 10 ml/min 12 – 20 mg/kg/d

Kommentar:

Pyrazinamid wirkt bakerizid. Gut wirksam bei saurem pH. Mittel der ersten Wahl in Kombination mit anderen Tuberkulostatika wie z.B. Rifampicin und INH für die Kurzzeittherapie der Tuberkulose (Erstbehandlung). Kontrolle der Serumtransaminasen und Harnsäure während der Therapie.

Dapson

Dapson-Fatol®

In-vitro-Spektrum:

M. leprae, M. tuberculosis

Pharmakokinetik:

Serum-HWZ 20 – 30 h
Gute Gewebegängigkeit, intrazelluläre Anreicherung
Ausscheidung renal
Metabolisierung 70 – 80%

Nebenwirkungen und Interaktionen:

Dosisabhängige hämolytische Anämie und Methämoglobinämie (besonders ausgeprägt bei G6PD-Mangel), gastrointestinale Beschwerden (Übelkeit, Erbrechen, Anorexie), periphere Neuropathie, allergische Reaktionen, Leberfunktionsstörungen, Erythema nodosum leprosum (häufig bei Patienten mit lepromatöser Lepra). Dapson vermindert die Resorption von Didanosin. Rifampicin erniedrigt die Dapson-Spiegel. Trimethoprim erhöht die Spiegel. Pyrimethamin potenziert die hämatologischen Nebenwirkungen.

Kontraindikationen:

Schwangerschaft, Stillzeit, ausgeprägte Anämie.

Dosierung:

	p. o.
Erwachsene:	1 x 100 mg
Kinder:	1 mg/kg/d in einer Dosis

Kommentar:

Mittel der Wahl bei allen Formen der Lepra in Kombination mit Rifampicin und eventuell zusätzlich Clofazimin. Die Primär- und Sekundärresistenz variiert geographisch. Dapson in Kombination mit Trimethoprim wird auch als Alternativtherapie und zur Prophylaxe der Pneumocystis-Pneumonie bei AIDS-Patienten eingesetzt.

Aciclovir Zovirax®

Indikation:

Herpes genitalis, Herpes zoster, Herpes-simplex-Enzephalitis, Infektionen durch Herpes simplex- und Varicella-Zoster-Virus bei immungeschwächten Patienten, Prophylaxe einer HSV-Reaktivierung unter immunsuppressiver Therapie.

Pharmakokinetik:

Serum–HWZ 2,5 – 3,0 h, bei NI 20 h
Ausscheidung renal
Metabolisierung 9 – 14 %
Gute Gewebe- und Liquorgängigkeit
Dialysierbar: HD +, PD ±

Nebenwirkungen und Interaktionen:

Reversibler Harnstoff- und Kreatininanstieg, Phlebitis, Übelkeit, Erbrechen, Kopfschmerzen, selten Hautausschläge und ZNS-Störungen (Verwirrtheit, Tremor, Krampfanfälle).Cimetidin und Probenecid verlängern die HWZ von Aciclovir.

Kontraindikationen:

Überempfindlichkeit gegen Aciclovir, Schwangerschaft und Stillperiode

Dosierung:

	i. v. (1-Std.-Infusion)	p. o.
Erw. und Kinder > 12 J:	15 – 30 mg/kg/d in 3 Dosen	5 x 200 – 800 mg im Abstand von 4 Std. (max. Dosis bei Kindern > 2 J: 80 mg/kg/d)
Kinder 3 Mo – 12 J:	750 – 1500 mg/m^2/d in 3 Dosen	
Neugeborene und Säuglinge < 3 Mo:	15 – 30 mg/kg/d in 3 Dosen	
Zur Prophylaxe:		4 x 200 – 400 mg

Bei NI:	Cr-Cl (ml/min)	Dosis (mg/kg) / Intervall (h)		Orale Tagesdosis
	50 – 25	5 – 10 /	12	
	25 – 10	5 – 10 /	24	
	< 10	2,5 – 5 /	24	2 x 200 mg

Zusatzdosis nach HD: 2,5 mg/kg i. v. bzw. 200 mg p. o.

Kommentar:

Aciclovir besitzt eine sehr gute Aktivität gegen Herpes simplex Virus. Die Wirksamkeit gegen Varicella-Zoster-Virus ist jedoch schwächer. Gegen EBV und CMV zeigt Aciclovir nur eine geringe Aktivität. Das Präparat ist gut verträglich. Bei oraler Verabreichung Bioverfügbarkeit nur 10 – 20 %. Hohe Dosierung (30 mg/kg/d) nur bei Herpes-Enzephalitis und Varicella-Zoster-Infektionen. Resistenz von HSV und VZV kommt vor. Alternative: Foscarnet.

Virustatika

Valaciclovir   Valtrex®

Indikation:

Akuter unkomplizierter Herpes zoster (Gürtelrose), Herpes genitalis.

Pharmakokinetik:

Serum–HWZ (Aciclovir) 2,5 – 3,0 h, bei NI 20 h
Serumspiegel von Valaciclovir nach 3 h unter der Nachweisgrenze
Ausscheidung renal
Metabolisierung zu Aciclovir (60 –90%)
Dialysierbar: HD +

Nebenwirkungen und Interaktionen:

Kopfschmerzen, Übelkeit, Erbrechen, Durchfall, Müdigkeit. Cimetidin und Probenecid verlängern die HWZ von Aciclovir.

Kontraindikationen:

Überempfindlichkeit gegen Valaciclovir bzw. Aciclovir, Schwangerschaft und Stillperiode.

Dosierung:

	p. o.	
Erwachsene:	$2 – 3 \times 0,5 – 1$ g	
Bei NI:	Cr-Cl (ml/min))	Dosis
	$30 – 15$	2×1 g
	< 15	1×1 g
Bei HD:	an Dialysetagen Dosis jeweils nach HD	

Kommentar:

Valaciclovir ist ein Prodrug (L-Valylester) von Aciclovir. Es.wird rasch resorbiert und in seinen aktiven Metaboliten Aciclovir umgewandelt (72). Auf diese Weise wird die orale Bioverfügbarkeit von Aciclovir verbessert (von 10 – 20% auf 55%). Außerdem hat es den Vorteil, daß es nur dreimal täglich eingenommen werden muß. In einer randomisierten Doppelblindstudie hat sich Valaciclovir im Vergleich zu Aciclovir als wirksamer erwiesen bezüglich Verkürzung der akuten Schmerzen sowie der postherpetischen Neuralgien bei immunkompetenten Patienten mit Herpes zoster (7). Bisher liegen noch keine Erfahrungen mit der Therapie von immungeschwächten Patienten mit HSV- und VZV-Infektionen vor. Valaciclovir hat sich bei primärem und rezidivierendem Herpes genitalis als gleich wirksam erwiesen wie Aciclovir.

Famciclovir   Famvir®

Indikation:

Akuter unkomplizierter Herpes zoster (Gürtelrose), Herpes genitalis.

Pharmakokinetik:

Serum–HWZ (Penciclovir) 2,3 – 3,0 h, bei NI 13 h
Ausscheidung renal
Metabolisierung zu Penciclovir
Dialysierbar: HD +

Nebenwirkungen und Interaktionen:

Kopfschmerzen, Übelkeit, Müdigkeit

Kontraindikationen:

Schwangerschaft und Stillperiode. Probenecid, Penicilline, nichtsteroidale Antiphlogistika

Dosierung:

	p. o.	
Erwachsene:	2 – 3 x 125 – 250 mg	
Bei NI:	Cr-Cl (ml/min))	Dosis
	60 – 30	2 x 250 mg
	< 30	1 x 250 mg
Zusatzdosis nach HD:	250 mg	

Kommentar:

Famciclovir ist ein Prodrug von Penciclovir. Es.wird rasch resorbiert und in seinen aktiven Metaboliten Penciclovir umgewandelt. Penciclovir wird dann in virusinfizierten Zellen durch virale und zelluläre Enzyme zum virustatisch wirksamen Penciclovir-Triphosphat umgebaut, das die DNA-Synthese von Herpesviren hemmt. Im Vergleich zu Aciclovir bessere Bioverfügbarkeit. Die antivirale Aktivität von Penciclovir und Aciclovir gegen HSV und VZV ist vergleichbar. Famciclovir hat sich in randomisierten Doppelblindstudien als gleich gut wirksam erwiesen wie Aciclovir hinsichtlich der beschleunigten Abheilung der Hautläsionen bei immunkompetenten Patienten mit akutem Zoster. Es bewirkte auch gegenüber Placebo eine signifikante Verkürzung postherpetischer Neuralgien. Über die klinische Wirksamkeit von Famciclovir bei immungeschwächten Patienten mit HSV- und VZV-Infektionen liegen noch keine Erfahrungen vor. Famciclovir hat sich bei primärem und rezidivierendem Herpes genitalis in niedriger Dosierung als gleich wirksam erwiesen wie Aciclovir (49, 77).

Ganciclovir

Cymeven®, Cymevene®

Indikation:

Zytomegalievirus-Infektionen bei immungeschwächten Patienten.

Pharmakokinetik:

Serumspitzenspiegel 8,3 mg/l (5 mg/kg i.v.), 1,2 mg/l (1 g p.o.)
Serum-HWZ 2,9 – 3,7 h, bei NI 16 – 28 h
Ausscheidung renal
Keine Metabolisierung
Dialysierbar: HD +, PD?

Nebenwirkungen und Interaktionen:

Neutropenie, Thrombozytopenie, Anämie, Exantheme, Fieber, gastrointestinale Beschwerden, Phlebitis, ZNS-Störungen (Verwirrtheit, Krämpfe, Psychosen), Erhöhung der Leberfunktionswerte. Kombination mit Zidovudin erhöht das Risiko hämatologischer Schäden. Generalisierte Krampfanfälle können unter der Kombinationstherapie mit Imipenem auftreten. Probenecid kann die Serumspiegel von Ganciclovir erhöhen.

Kontraindikationen:

Überempfindlichkeit gegen Ganciclovir, Neutropenie (< 500/μl), Thrombozytopenie, Schwangerschaft, Stillperiode

---

Dosierung:		i.v. Infusion über 1 Std.	p. o. (mit der Mahlzeit)
Erwachsene:		10 mg/kg/d in 2 Dosen	
Suppressionstherapie:		5 mg/kg/d täglich oder 6 mg/kg/d an 5 Tagen/Wo	3 x 1 g

Bei NI:	Cr.-Cl (ml/min)	Dosis (mg/kg) / Intervall (h)		Dosis (g) / Intervall (h)	
	70 – 50	5 / 12		1,5 / 24	
	50 – 25	3 / 12		1 / 24	
	25 – 10	3 / 24		0,5 / 24	
	< 10	1,5 / 24		0,5 / 3 x pro Wo	

Kommentar:

In CMV-infizierten Zellen wird Ganciclovir in Ganciclovir-Triphosphat umgewandelt, das die virale DNA-Polymerase hemmt. Die besten Therapieerfolge wurden bei CMV-Retinitis erzielt. Bei CMV-Pneumonie ist die Ansprechrate geringer. Die gleichzeitige Verabreichung von spezifischem Immunglobulin ist empfehlenswert. Wegen häufiger Rückfälle besonders bei AIDS-Patienten Suppressionstherapie notwendig (73). Die Aktivität gegen CMV ist im Vergleich zu Aciclovir um mehr als das 10-fache höher, gegen Herpes simplex und Varicella zoster schwächer. Nach oraler Gabe von Ganciclovir werden nur 6 – 9% resorbiert. Daher zur Induktionstherapie parenterale Gabe.

Foscarnet

Foscavir®

Indikation:

Zytomegalievirus-Infektionen bei immungeschwächten Patienten, als Alternative bei Aciclovir-resistenten mukokutanen Herpes-simplex-Infektionen.

Pharmakokinetik:

Mittlere Serumspiegel: 30 – 150 mg/l
Ausscheidung renal
Keine Metabolisierung
Gute Liquorgängigkeit
Dialysierbar: HD +, PD?

Nebenwirkungen und Interaktionen:

Nephrotoxizität, Übelkeit, Erbrechen, Anämie, Exantheme, Fieber, gastrointestinale Beschwerden, Phlebitis, ZNS-Störungen (Verwirrtheit, Krämpfe, Psychose), Erhöhung der Leberfunktionswerte, Hyper- oder Hypokalzämie, Hyperphosphatämie. Gleichzeitige Gabe von Pentamidin i. v. erhöht das Risiko einer Hypokalzämie. Kombination mit anderen potentiell nephrotoxischen Substanzen wie z.B. Aminoglykoside, Acyclovir, Amphotericin B, Vancomycin, Cyclosporin, Cisplatin erhöht das Nephrotoxizitätsrisiko.

Kontraindikationen:

Schwangerschaft, Stillperiode

Dosierung:

i. v.

Erwachsene:

Induktionstherapie:	180 mg/kg/d in 3 Dosen (Infusion über 1 Std.) über 2 – 3 Wochen
Erhaltungstherapie:	90 – 120 mg/kg/d in einer Dosis (Infusion über 2 Std.)

Bei NI:

Serum-Kreatinin (µmol/l)	Tagesdosis (mg/kg)
90 – 110	172 – 200
111 – 130	129 – 171
131 – 150	115 – 128
151 – 170	100 – 114
171 – 190	86 – 99
191 – 210	72 – 85
211 – 230	43 – 71
231 – 250	21 – 42
> 250	nicht empfohlen

Kommentar:

Foscarnet hemmt direkt virale DNA-Polymerasen und reverse Transkriptasen. Bisher nur für CMV-Retinitis zugelassen. Die Indikation sollte aufgrund der hohen Nebenwirkungsrate streng gestellt werden: nur bei Patienten mit lebens- bzw. augenlichtbedrohender CMV-Infektion. Kreatinin und Kalzium unter der Therapie kontrollieren.

Zidovudin (Azidothymidin, AZT)   Retrovir®

Indikation:

Zur Kombinationtherapie der HIV-Infektion.

Pharmakokinetik:

Serumspitzenspiegel 0,4 – 1,3 mg/l
Serum-HWZ 1 h
Ausscheidung vorwiegend renal
50 – 80 % Glukuronidierung in der Leber
Gute Penetration ins Interstitium und in den Liquor
Dialysierbar: HD+, PD?

Nebenwirkungen und Interaktionen:

Anämie, Neutropenie, gastrointestinale Beschwerden, Hautausschlag, Fieber, Kopfschmerzen, Schlaflosigkeit, Myalgien (selten Myopathien), Parästhesien, selten Laktatazidose und schwere Hepatomegalie. Ganciclovir und Paracetamol erhöhen das Risiko myelotoxischer Nebenwirkungen von Zidovudin. Ebenso können potentiell nephrotoxische oder myelotoxischen Substanzen (wie z.B. Amphotericin B, Flucytosin, Cotrimoxazol, Pentamidine, Zytostatika) und Substanzen, die in der Leber glukuronidiert werden (z.B. Acetylsalicylsäure, Clofibrat, Indomethacin, Oxazepam, Cimetidin) das Nebenwirkungsrisiko von Zidovudin erhöhen. Interferon alfa und Probenecid können die Serumspiegel von Zidovudin erhöhen, Rifampicin und Rifabutin können sie erniedrigen.

Relative Kontraindikationen:

Neutropenie (< 750/ mm^3), Hb < 7,5 g/dl, Schwangerschaft

Dosierung:	p. o. (Nüchterneinnahme)	i.v.
Erwachsene:	5 – 6 x 100 – 200 mg	6 x 1 – 2 mg/kg
Kinder:	4 x 180 mg/m^2 (max. 4 x 200 mg)	4 x 80 – 160 mg/m^2
Bei NI:	3 – 4 x 100 mg	3 – 4 x 1 mg/kg

Kommentar:

Zidovudin hemmt die reverse Transkriptase von Retroviren und war die erste Substanz zur Therapie der HIV-Infektion. Verschiedene Studien haben gezeigt, daß die Kombination von Zidovudin mit einem anderen Nukleosid-Analogon wie Didanosin und Zalcitabin der Zidovudin-Monotherapie überlegen war hinsichtlich der Progredienz der HIV-Infektion und der Verlängerung der Überlebenszeit (22, 32, 62). Die Kombination Zidovudin/Lamivudin ergab bessere Ergebnisse als die Zidovudin-Monotherapie bezüglich der Senkung der Viruslast und des Anstiegs der CD4-Zellen. (27, 39, 74). Der stärkste Effekt hinsichtlich der Senkung der Viruslast wurde durch eine Dreier-Kombination aus Zidovudin, Zalcitabin und Saquinavir erreicht. (16). Regelmäßige Blutbildkontrollen notwendig.

Stavudin (d4T)   Zerit®

Indikation:

Zur Kombinationtherapie der HIV-Infektion.

Pharmakokinetik:

Serum-HWZ: 1,6 h
Bioverfügbarkeit 90 %
Ausscheidung renal (50 %)
Gute Liquorgängigkeit
Metabolisierung ?
Dialysierbar: ?

Nebenwirkungen und Interaktionen:

Periphere Neuropathie (bis zu 21%), Hautausschlag, gastrointestinale Beschwerden, Anstieg der Leberenzyme, Pankreatitis.

Relative Kontraindikationen:

Vorbestehende periphere Neuropathie, Schwangerschaft

Dosierung:

		p. o.		
Erwachsene:	≥ 60 kg	2 x 40 mg		
	< 60 kg	2 x 30 mg		

Bei NI:		Cr-Clearance (ml/min)	Körpergewicht	
			≥ 60 kg	< 60 kg
		50 – 25	2 x 20 mg	2 x 15 mg
		25 – 10	1 x 20 mg	1 x 15 mg

Kommentar:

Stavudin ist ein Thymidin-Analogon, das nach intrazellulärer Umwandlung in das antiviral aktive dT4-Triphosphat die reverse Transkriptase von Retroviren hemmt. Stavudin ist nur indiziert wenn andere antiretrovirale Nukleosid-Analoga nicht vertragen werden oder ihre Wirksamkeit verlieren. Stavudin plus Zidovudin wirken in vitro und in vivo antagonistisch. Bei Kombination mit Zalcitabin oder Didanosin kann es zur Potenzierung der Toxizität kommen. Stavudin eignet sich vor allem zur Kombinationstherapie mit Lamivudin, eventuell auch mit Didanosin jeweils plus einem Proteaseinhibitor.

Lamivudin (3TC)   Epivir®

Indikation:

Zur Kombinationtherapie der HIV-Infektion.

Pharmakokinetik:

Serum-HWZ: 5 – 7 h
Bioverfügbarkeit 80 %
Ausscheidung vorwiegend renal
Metabolisierung in der Leber (~10%)
Dialysierbar: HD +

Nebenwirkungen und Interaktionen:

Gastrointestinale Beschwerden (Übelkeit, Erbrechen, Diarrhoe), Kopfschmerzen, Müdigkeit, selten Neuropathien, Pankreatitis, Neutropenie, Anämie. Trimethoprim führt zu Erhöhung der Lamivudin-Spiegel.

Kontraindikationen:

Überempfindlichkeit gegen Lamivudin.

Dosierung:

p. o. (Nüchterneinnahme)

Erwachsene und Kinder > 12 Jahre:	2 x 150 mg
Kinder 3 Mo – 12 Jahre:	8 mg/kg in 2 Dosen

Bei NI:

Cr-Clearance (ml/min)	Dosis
50 – 30	1 x 150 mg
30 – 15	1 x 100 mg
15 – 5	1 x 50 mg
< 5	1 x 25 mg

Kommentar:

Lamivudin ist ein Nukleosidanalogon, das die reverse Transkriptase von HIV hemmt. Es ist gut verträglich. Lamivudin und Zidovudin wirken synergistisch, die Nebenwirkungsrate wird nur geringfügig erhöht im Vergleich zur Monotherapie. Unter Langzeittherapie Resistenzentwicklung möglich. Kreuzresistenz mit Zidovudin wurde bisher nicht beobachtet. In randomisierten Doppelblindstudien zeigte sich die Kombination Lamivudin + Zidovudin jeweils der Monotherapie überlegen bezüglich Anstieg der Helferzellen und Abnahme der Viruslast. Bei einem Vergleich von Zidovudin/Zalcitabin mit Zidovudin/Zalcitabin war erstere Kombination besser wirksam (27, 39, 74). Lamivudin ist außerdem wirksam gegen HBV. Klinische Studien zur Therapie der chronisch-aktiven Hepatitis B sind vielversprechend.

Didanosin (Didesoxyinosin, ddI) Videx®

Indikation:

Zur Kombinationtherapie der HIV-Infektion.

Pharmakokinetik:

Serum-HWZ 1 h
Ausscheidung renal
Wahrscheinlich hohe Metabolisierung
Mäßige Penetration in den Liquor
Dialysierbar: ?

Nebenwirkungen und Interaktionen:

Pankreatitis (9 %), periphere Neuropathie (34 %), gastrointestinale Beschwerden, Hyperurikämie, Leberfunktionsstörung, bei Kindern Depigmentierung der Netzhaut. Didanosin verringert die Resorption von Ketoconazol, Itraconazol, Dapsone, Tetracyclinen und Chinolonen.

Kontraindikationen:

Gleichzeitige Verabreichung von neurotoxischen oder Pankreatitis-verursachenden Medikamenten.

Dosierung:

p. o. (Nüchterneinnahme)

Erwachsene:	Körpergewicht	
	≥ 75 kg	2 x 300 mg
	50 – 74 kg	2 x 200 mg
	35 – 49 kg	2 x 100 mg
Kinder:	Körperoberfläche	
	1,1 – 1,4 m^2	2 x 100 mg
	0,8 – 1,0 m^2	2 x 75 mg
	0,5 – 0,7 m^2	2 x 50 mg
	$\leq 0,4$ m^2	2 x 25 mg

Kommentar:

Didanosin hemmt die reverse Transkriptase von Retroviren. Zidovudin-resistente HIV-Stämme sind in den meisten Fällen empfindlich gegen Didanosin. Die Kombination Zidovudin/Didanosin hat sich bezüglich der Verzögerung der Krankheits-Progredienz und Verlängerung der Überlebenszeit als günstig erwiesen (22, 32, 62). Sie gilt als eine der bevorzugten Kombinationen (eventuell plus Proteaseinhibitor). Bei Zeichen einer Pankreatitis Didanosin sofort absetzen, bei beginnender Neuropathie bis zum Verschwinden der Symptome Therapie unterbrechen und dann mit reduzierter Dosis weiterbehandeln.

Zalcitabin (Didesoxycytidin, ddC) Hivid®

Indikation:

Zur Kombinationtherapie der HIV-Infektion.

Pharmakokinetik:

Serum-HWZ: 1 – 3 h, bei NI bis zu 8,5 h
Mäßige Liquorgängigkeit
Ausscheidung vorwiegend renal
Metabolisierung wahrscheinlich gering
Dialysierbar: ?

Nebenwirkungen und Interaktionen:

Periphere Neuropathie (bis zu 31%), Kopfschmerzen, Stomatitis (13%), Hautausschlag, gastrointestinale Beschwerden, Anämie, Leukozytopenie, Thrombozytopenie, Leberfunktionsstörungen, Pankreatitis (<1%). Zalcitabin erniedrigt die INH-Spiegel.

Kontraindikationen:

Vorbestehende Neuropathie, Schwangerschaft, gleichzeitige Verabreichung von neurotoxischen oder Pankreatitis-verursachenden Medikamenten.

Dosierung: p. o. (Nüchterneinnahme)

Erwachsene und Kinder ≥ 13 Jahre:	3 x 0,75 mg	

Bei NI:

Cr-Clearance (ml/min)	Dosis (mg)	/	Intervall (h)
40 – 25	0,75	/	12
25 – 10	0,75	/	24

Kommentar:

Zalcitabin ist ein Nucleosid-Analogon, das nach intrazellulärer Umwandlung in ddC-Triphosphat die reverse Transkriptase von Retroviren hemmt. Die Kombination von Zidovudin und Zalcitabin hat sich der Zidovudin-Monotherapie als überlegen gezeigt bezüglich der Verzögerung der Krankheits-Progredienz und Verlängerung der Überlebenszeit (5, 22, 32, 62). Bei Kombination mit Didanosin oder Stavudine kann es zur Toxizitäts-Potenzierung kommen. Zalcitabin gilt als einer der bevorzugten Kombinationspartner von Zidovudin. Eine Dreierkombination aus Zalcitabin, Zidovudin und Saquinavir war einer Kombination aus Zalcitabin plus Saquinavir oder Zalcitabin plus Zidovudin überlegen (16).

Virustatika

Ritonavir   Norvir®

Indikation:

Als Kombinationspartner von antiretroviralen Nukleosidanaloga zur Therapie der HIV-Infektion.

Pharmakokinetik:

Serum-HWZ: 3 – 5 h
Bioverfügbarkeit 60%
Liquorgängigkeit gering
Ausscheidung vorwiegend biliär
Metabolisierung in der Leber

Nebenwirkungen und Interaktionen:

Gastrointestinale Beschwerden (Übelkeit, Erbrechen, Diarrhoe), Parästhesien, Hautausschlag, Transaminasenanstieg. Ritonavir erhöht die Serumspiegel von Clarithromycin, Desipramin, Saquinavir und Trimethoprim;, es erniedrigt die Serumspiegel von Ethinylestradiol, Theophyllin, Zidovudin, Sulfamethoxazol.

Kontraindikationen:

Überempfindlichkeit gegen Ritonavir, schwere Leberinsuffizienz, gleichzeitige Verabreichung vonPethidin, Piroxicam, Propoxyphen, Amiodaron, Encainid, Flecainid, Propafenon, Chinidin, Rifabutin, Bepridil, Astemizol, Terfenadin, Cisaprid, Bupropion, Clozapin, Pimozid, Alprazolam, Clorazepat, Diazepam, Estazolam, Flurazepam, Midazolam, Tiazolam, Zolpidem.

Dosierung:	p. o. (mit den Mahlzeiten)
Erwachsene :	2 x 600 mg (einschleichende Dosierung beginnend mit 2 x 300 mg, Steigerung alle 1 – 2 Tage um 2 x 100 mg)
Bei NI:	bisher keine Untersuchungen

Kommentar:

Ritonavir ist ein Inhibitor der HIV-Protease. Dadurch kann am Ende der Virusreplikation die Spaltung der viralen Polyproteine nicht mehr erfolgen, so daß es zur Ausbildung unreifer, nicht infektiöser Viruspartikel kommt. Ritonavir führt bei HIV-Patienten sowohl zu einem Anstieg der Helferzellen als auch zu einer Reduktion der Virämie. Die Zwischenanalyse einer placebo-kontrollierten Doppelblindstudie bei HIV-Patienten, die zusätzlich zu ihrer antiretroviralen Therapie Ritonavir oder Placebo erhielten, ergab eine Verlängerung der Überlebenszeit und eine geringere Inzidenz AIDS-definierender Erkrankungen in der Ritonavir-Gruppe. Bei Langzeitbehandlung Resistenzentwicklung möglich. Saquinavir-resistente Stämme sind empfindlich gegen Ritonavir; Ritonavir-resistente Stämme sind auch gegen Indinavir und Saquinavir resistent. Im Vergleich zu den anderen Protease-Inhibitoren (Saquinavir, Indinavir) sind bei Ritonavir die Interaktionen mit anderen Medikamenten viel ausgeprägter (siehe auch Kontraindikationen!). Zur Kombination mit Zidovudin, Zalcitabin oder Saquinavir geeignet (19, 46).

Saquinavir   Invirase®

Indikation:

Als Kombinationspartner von antiretroviralen Nukleosidanaloga zur Therapie der HIV-Infektion.

Pharmakokinetik:

Serum-HWZ: 1,5 – 2 h
Bioverfügbarkeit ~ 4%
Liquorgängigkeit gering
Ausscheidung biliärl
Metabolisierung in der Leber (85%)

Nebenwirkungen und Interaktionen:

Gastrointestinale Beschwerden (Übelkeit, Diarrhoe), Kopfschmerzen, Müdigkeit, Zunahme von Blutungen bei Hämophilen. Gleichzeitige Gabe von Ketoconazol, Ranitidin oder Ritonavir erhöhen die Serumspiegel von Saquinavir. Rifampicin und Rifabutin erniedrigen die Saquinavir-Spiegel.

Kontraindikationen:

Überempfindlichkeit gegen Saquinavir

Dosierung:

	p. o. (mit den Mahlzeiten)
Erwachsene :	3 x 600 mg
Bei NI:	keine Dosisreduktion erforderlich

Kommentar:

Saquinavir ist ein Inhibitor der HIV-Protease. Dadurch kann am Ende der Virusreplikation die Spaltung der viralen Polyproteine nicht mehr erfolgen, so daß es zur Ausbildung unreifer, nicht infektiöser Viruspartikel kommt. In verschiedenen Studien konnte gezeigt werden, daß Saquinavir zur Senkung der Viruslast im Blut und zum Anstieg der Helferzellen führt. Die Kombination mit Zidovudin bzw. Zidovudin plus Zalcitabin wirkt synergistisch, die Resistenzentwicklung gegen Zidovudin wird verzögert. Bei Langzeitbehandlung Resistenzentwicklung gegen Saquinavir möglich. Keine Kreuzresistenz mit Ritonavir, Kreuzresistenz mit Indinavir 15%. Die schlechte Bioverfügbarkeit von Saquinavir kann durch die Einnahme mit Grapefruit-Saft deutlich verbessert werden. Wie auch bei den anderen Protease-Inhibitoren war die Kombinationstherapie mit Nukleosidanaloga einer Monotherapie mit Protease-Inhibitor überlegen. Die Dreierkombination aus Saquinavir, Zidovudin und Zalcitabin hat sich gegenüber der Zweierkombination aus Saquinavir und Zidovudin als wirksamer erwiesen (16). Durch die Kombinationstherapie sind keine zusätzlichen Nebenwirkungen zu erwarten (40).

Indinavir Crixivan®

Indikation:

Als Kombinationspartner von antiretroviralen Nukleosidanaloga zur Therapie der HIV-Infektion.

Pharmakokinetik:

Serum-HWZ: 1,5 – 2 h
Ausscheidung vorwiegend biliärl
Metabolisierung in der Leber
Dialysierbar: ?

Nebenwirkungen und Interaktionen:

Nephrolithiasis (2,6%), Bilirubin- und Transaminasenanstieg, gastrointestinale Beschwerden (Übelkeit, Diarrhoe), Hautausschlag. Rifabutin und wahrscheinlich auch Rifampicin erniedrigen die Indinavir-Spiegel, Ketoconazol erhöht die Indinavir-Spiegel. Indinavir erhöht die Rifabutin-Spiegel.

Kontraindikationen:

Überempfindlichkeit gegen Indinavir, gleichzeitige Gabe von Terfenadin, Astemizol, Cisaprid, Triazolam, Midazolam und Alprazolam

Dosierung:	p. o. (Nüchterneinnahme)
Erwachsene :	3 x 800 mg
Bei NI:	bisher keine Untersuchungen
Bei Lebercirrhose:	Dosisreduktion auf 3 x 600 mg

Kommentar:

Indinavir ist ein Inhibitor der HIV-Protease. Dadurch kann am Ende der Virusreplikation die Spaltung der viralen Polyproteine nicht mehr erfolgen, so daß es zur Ausbildung unreifer, nicht infektiöser Viruspartikel kommt. Indinavir verringert in Kombination mit Zidovudin ± Didanosin oder Lamivudin die Virusmenge im Blut und führt zum Anstieg der Helferzellen. Bei Langzeitbehandlung Resistenzentwicklung möglich. Kreuzresistenz mit Ritonavir, mit Saquinavir Kreuzresistenz in 15%. Bei Kombinationstherapie von Indinavir und Didanosin sollten die beiden Präparate in mindestens 1-stündigem Abstand voneinander eingenommen werden. Auf ausreichende Flüssigkeitszufuhr während der Indinavir-Therapie achten (> 1,5 l/d) wegen Gefahr der Nierensteinbildung. Fett- und proteinreiche Mahlzeiten verringern stark die Resorption von Indinavir, deshalb nüchtern einnehmen. Leberfunktion während der Therapie prüfen (11).

Ribavirin

Virazole®

Indikation:

Aerosoltherapie schwerer Infektionen der unteren Atemwege durch Respiratory-Syncytial (RS)-Virus

---

Pharmakokinetik:

Nach tgl. 20 h. Inhalation für 5 Tage: Konzentration im Serum 6,8 µmol/l,
im Trachealsekret 1250 – 28500 µmol/l

Eliminations-HWZ 9 – 10h
Ausscheidung: renal (~30%)
Teilweise Metabolisierung
Gute Liquorgängigkeit

Nebenwirkungen und Interaktionen:

Aerosoltherapie: selten Exanthem, initialer Bronchspasmus;
bei systemischer Gabe: hämolytische Anämie, Anstieg der Transaminasen

---

Kontraindikationen:

Schwangerschaft; Aerosol-Exposition von Frauen im gebärfähigen Alter vermeiden (mutagen im Tierversuch); Vorsicht bei beatmeten Patienten: Ribavirin-Ausfällungen in den Beatmungsschläuchen können zu Verschlechterung der Lungenfunktion führen, daher nur unter sorgfältiger Überwachung einsetzen (Filter alle 2 – 4 Std. wechseln)!

Dosierung:	inhalativ	i.v.
	20 mg/ml aqua dest.	Initial 2 g, dann
	Inhalation 12 – 18 Std. tgl.	4 x 1 g für 4 Tage und
	für 3 – 7 Tage	3 x 0,5 g für weitere 6 Tage

Kommentar:

Ribavirin ist ein synthetisches Nukleosidanalogon, das die virale Inosinmonophosphat-Dehydrogenase kompetitiv hemmt und die Produktion der viralen mRNA blockiert. Es besitzt ein sehr breites antivirales Spektrum gegen DNA- und RNA-Viren: Influenza A und B, Parainfluenza, Adenoviren, RS-Virus, Erreger des Dengue- und Lassa-Fiebers. In kontrollierten Studien erwies sich die Aerosoltherapie bei Kindern mit RS-Infektion als klinisch wirksam. Applikation am besten über Sauerstoffmaske eines Small-Particle-Aerosol-Generators. Inhalation des Aerosols durch das Pflegepersonal unbedingt vermeiden! Die intravenöse Therapie erwies sich als wirksam bei Patienten mit Lassa Fieber und hämorrhagischem Fieber mit renalem Syndrom. Desweiteren wurde parenterales Ribavirin zur Therapie des pulmonalen Hantavirus-Syndroms eingesetzt.

Interferon alfa

Roferon®, Intron A®, Wellferon®

Indikation:

Chronische Hepatitis B und C

Pharmakokinetik:

Serum-HWZ 3,9 – 7,3 h
Ausscheidung hauptsächlich renal
Metabolisierung hoch
Keine Liquor- und Plazentagängigkeit
Dialysierbar: HD –

Nebenwirkungen und Interaktionen:

Häufig grippeartige Symptome wie Müdigkeit, Fieber, Schüttelfrost, Appetitlosigkeit, Muskel- und Gelenkschmerzen, gastrointestinale Beschwerden (Übelkeit, Erbrechen, Durchfall), transiente Leuko- und Thrombopenie, Hb-Abfall, selten zentralnervöse Störungen (Verwirrtheit, Somnolenz, Depression). Gleichzeitige Gabe von Zidovudin und anderen myelosuppressiven Substanzen erhöht das Risiko von Knochenmarksschäden. Interferon alfa erhöht die Serumspiegel von Theophyllin und Phenobarbital.

Kontraindikationen:

Überempfindlichkeit gegen Interferon alfa, vorbestehende schwere Herzkrankheit, Epilepsie und sonstige ZNS-Funktionsstörungen, dekompensierte Leberzirrhose; gleichzeitige immunsuppressive Therapie; Schwangerschaft

Dosierung: s. c.

Erwachsene: HBV 3 x 5 Mio. E pro Woche
                 HCV 3 x 3 Mio. E pro Woche

Kommentar:

Das gentechnisch hergestellte Interferon alfa eröffnet zum ersten Mal eine Behandlungsmöglichkeit der chronischen Virus-Hepatitis, wodurch sich der Verlauf und die Prognose der Erkrankung günstig beeinflussen lassen. Interferon alfa bindet sich an die Oberfläche virusinfizierter Zellen, wodurch Gene in der Zelle aktiviert werden, die für die Produktion antiviraler Substanzen kodieren. Durch Hemmung der Virusreplikation soll eine Progredienz der chronischen Entzündung verhindert werden. Während und nach der Therapie monatliche Kontrolle des Blutbildes und der GPT, sowie alle drei Monate Bestimmung von HBV-DNA, HBsAg, HBeAg und Anti-HBe bzw. HCV-RNA und Anti-HCV

Initialtherapie
bei verschiedenen
Organinfektionen

Organinfektion	Häufigste Erreger	Empirische Therapie: 1. Wahl

Arthritis

Organinfektion	Häufigste Erreger	Empirische Therapie: 1. Wahl
Säuglinge	B-Streptokokken, Enterobakterien (E. coli am häufigsten), S. aureus	Flucloxacillin + Aminoglykosid
Kinder (< 5 Jahre)	S. aureus, H. influenzae, Streptokokken, Enterobakterien	Cefuroxim / Cefotiam oder Cefotaxim / Ceftriaxon
Kinder (> 5 Jahre)	S. aureus, Streptokokken	Flucloxacillin oder Cephalosporin I
Erwachsene	Gonokokken, S. aureus, A-Streptokokken, Enterobakterien	Ceftriaxon
postoperativ oder nach Gelenkspunktion	S. epidermidis, S. aureus, Enterobakterien, Streptokokken	Flucloxacillin + Aminoglykosid

Bronchitis

Organinfektion	Häufigste Erreger	Empirische Therapie: 1. Wahl
akut	Meist Viren (90 %), Mykoplasmen	Keine Antibiotikatherapie
chronisch	H. influenzae, Pneumokokken, Moraxella, Viren	Amoxicillin + Clavulansäure oder Sultamicillin oder Cefuroximaxetil oder Oralcephalosporin III

Cholangitis/Cholezystitis

Organinfektion	Häufigste Erreger	Empirische Therapie: 1. Wahl
	Enterobakterien (am häufigsten E. coli), Enterokokken, Bacteroides, Clostridien	Ureidopenicillin + β-Laktamase-Hemmer ± Aminoglykosid

Empirische Therapie: Alternative	Bemerkungen
Cephalosporin II oder Cefotaxim / Ceftriaxon	Wiederholte Gelenkspunktionen zur Sekretentleerung erforderlich! Intraartikuläre Antibiotikainstillationen nicht empfehlenswert. Punktionen zur Diagnostik und wiederholte Blutkulturen sinnvoll.
Ampicillin / Amoxicillin + β-Laktamase-Hemmer	
Ampicillin / Amoxicillin + β-Laktamase-Hemmer oder Vancomycin	
Ciprofloxacin / Ofloxacin	Bei jüngeren Erwachsenen am häufigsten Gonokokken
Cephalosporin II ± Aminoglykosid oder Vancomycin + Aminoglykosid	Bei Gelenkprothesen initial Vancomycin + Cephalosporine III
	Bei Nachweis von Mykoplasmen Erythromycin oder Doxycyclin.
Cotrimoxazol oder Azithromycin oder Grepafloxacin	Therapie nur bei akuter Exazerbation. Tetracycline aufgrund der Resistenzlage nicht indiziert, ggf. nur nach Empfindlichkeitstestung
Carbapenem oder Cephalosporin III ± Aminoglykosid	Bei Cholangitis operative Beseitigung des Abflußhindernisses erforderlich.

Organinfektion	Häufigste Erreger	Empirische Therapie: 1. Wahl
Endokarditis		
akut	S. aureus	Flucloxacillin ± Aminoglykosid
subakut	Streptococcus viridans, andere Streptokokken, Enterokokken	Ampicillin + Aminoglykosid
nach Herzklappenersatz		
< 2 Monate postoperativ	S. epidermidis, S. aureus, Enterobakterien, Pilze	Vancomycin + Aminoglykosid
> 2 Monate postoperativ	Streptokokken, Enterokokken, S. epidermidis, S. aureus, Enterobakterien	Vancomycin + Aminoglykosid
Heroinsüchtige	S. aureus, Streptokokken, Enterokokken, Enterobakterien, P. aeruginosa, Candida	Flucloxacillin + Aminoglykosid
ohne Erregernachweis		Ampicillin + Aminoglykosid

Empirische Therapie: Alternative	Bemerkungen
Cephalosporin I ± Aminoglykosid oder Vancomycin	
Vancomycin ± Aminoglykosid	Ungezielte Therapie selten notwendig; meist kann man das Ergebnis der Blutkulturen abwarten und mit einer gezielten Therapie beginnen.
	Die American Heart Association empfiehlt zusätzlich die Gabe von Rifampicin
Vancomycin ± Aminoglykosid oder Vancomycin ± Aminoglykosid	Häufig Rechtsherzendokarditis.
Vancomycin + Aminoglykosid	Falls mehrere Blutkulturen negativ sind kommen schwer anzüchtbare Streptokokken oder seltene Erreger in Betracht wie z.B. Chlamydien, Bartonella, Bakterien der HACEK-Gruppe (Haemophilus, Actinobacillus, Cardiobacterium, Eikenella, Kingella) und Pilze.

Organinfektion	Häufigste Erreger	Empirische Therapie: 1. Wahl
Endokarditis bei nachge-wiesenem Erreger	<u>Gezielte Therapie:</u>	
	S. viridans und andere Streptokokken	Penicillin G 10 – 20 Mio. E/d ± Aminoglykosid
	Enterokokken	Ampicillin 12 – 16 g/d + Aminoglykosid
	S. aureus	Flucloxacillin 9 – 12 g/d ± Aminoglykosid
	S. epidermidis	Vancomycin 2 g/d ± Rifampicin 900 mg/d ± Aminoglykosid
	Enterobakterien und Pseudomonas	Piperacillin 12 g/d + Aminoglykosid oder Ceftazidim 6 g/d + Aminoglykosid
	Pilze	Amphotericin B bis zu 1 mg/kg/d Volldosis ± Flucytosin 150 mg/kg/d

Epididymitis

wahrscheinlich sexuell übertragen	Gonokokken, C. trachomatis	Ceftriaxon + Doxycyclin
nicht sexuell übertragen	Enterobakterien, grampositive Kokken	Cephalosporin II oder III oder Cotrimoxazol

Empirische Therapie: Alternative	**Bemerkungen**

Alternative:

Cephalosporin I 6 g/d ± Aminoglykosid oder Vancomycin 2 g/d	Behandlungsdauer: 4 Wochen. Kombination mit einem Aminoglykosid in den ersten 2 Wochen erhöht die bakterizide Wirkung (nicht zu empfehlen bei Patienten > 65 Jahre und bei Niereninsuffizienten). Liegt die Penicillin MHK des Erregers unter 0,1mg/l kann die Tagesdosis auf 10 – 12 Mio. E reduziert werden. Bei Erregern mit einer Penicillin MHK von > 0,2 mg/l ist eine Kombinationtherapie für 4 – 6 Wochen obligat.
Vancomycin 2 g/d + Aminoglykosid	Behandlungsdauer 4 – 6 Wochen. Kombinationstherapie obligat. Nur bei hochgradiger Aminoglykosidresistenz (MHK >1000 mg/l) Kombination nicht sinnvoll.
Cephalosporin I 6 g/d ± Aminoglykosid oder Vancomycin 2 g/d	Kombination mit Aminoglykosid für 3 – 5 Tage vorteilhaft. Behandlungsdauer 4 – 6 Wochen. Bei Heroinsüchtigen mit Rechtsherz-Endokarditis Kombinationstherapie für 2 Wochen ausreichend. Bei Abszeß oder langsamem Ansprechen eventuell Rifampicin 600 mg/d dazugeben; bei MRSA Vancomycin ± Rifampicin.
	Die Kombination von Vancomycin mit Rifampicin oder einem Aminoglykosid ist umstritten. Bei nachgewiesener Empfindlichkeit Flucloxacillin oder Cephalosporine I statt Vancomycin.
	Behandlungsdauer mindestens 6 Wochen.
	Meist frühzeitig chirurgische Intervention notwendig (1 bis 2 Wochen nach Therapiebeginn). Postoperativ Weiterbehandlung für 6 bis 8 Wochen.
Azithromycin oder Chinolon	Ceftriaxon 250 mg i.m. als Einmaldosis. Alternativ: Cefixim 400 mg p.o. oder Cefuroximaxetil 1 g p.o. Azithromycin 1 g p.o. ebenfalls als Einmaldosis. Epididymitis tritt häufig sekundär nach Urethritis auf.
Chinolon	

Organinfektion	Häufigste Erreger	Empirische Therapie: 1. Wahl
Epiglottitis		
	H. influenzae	Cephalosporin III
Gastroenteritis		
ohne Erregernachweis		Chinolon
gezielte Therapie		
a) invasiv-entzündlich (Leukozyten im Stuhl)	Salmonellen	meist keine Antibiotikatherapie erforderlich, sonst: Cotrimoxazol (siehe Bemerkungen)
	Shigellen	Chinolon oder Azithromycin (2)
	Yersinia enterocolitica	Chinolon
	Campylobacter jejuni	Erythromycin oder Azithromycin (24, 41)
	invasive E. coli	Cotrimoxazol oder Ampicillin
	Amöben	Metronidazol/Tinidazol + Diloxanidfuroat
b) nicht invasiv (keine Leukozyten im Stuhl)	Toxinbildner: S. aureus, E. coli, B. cereus, Clostridien	meist keine Antibiotikatherapie erforderlich
	V. cholerae	Doxycyclin
	Viren	keine Antibiotikatherapie

Empirische Therapie: Alternative	Bemerkungen
Ampicillin / Amoxicillin + β-Laktamase-Hemmer	Bei Kindern: rechtzeitige Intubation! Chloramphenicol nur bei Allergie gegen β-Laktamantibiotika.
Cotrimoxazol	Nur indiziert bei schweren Verlaufsformen.
	Wichtigste Maßnahme: Flüssigkeits- und Elektrolytsubstitution! (oral: 3,5 g NaCl + 2,5 g NaHCO$_3$ + 1,5 g KCl + 40 g Zucker pro Liter Wasser)
Chinolon oder Ampicillin	Antibiotika-Therapie nur bei schweren Verlaufsformen mit Fieber und blutigen Stühlen sowie bei Kleinkindern, Immunsupprimierten und Patienten > 70 Jahre. Antibiotikatherapie verlängert die Bakterienausscheidung.
Ampicillin oder Cotrimoxazol	Therapie immer indiziert. Therapiedauer 5 Tage.
Cotrimoxazol oder Doxycyclin	Antibiotikatherapie nur bei schweren (systemischen) Verlaufsformen. Therapiedauer 7 – 10 Tage.
Doxycyclin oder Chinolon	In der Regel milde Verlaufsform. Antibiotikatherapie reduziert die Rezidivrate. Behandlungsdauer 5 Tage.
Chinolon	Ruhrähnliches Krankheitsbild, besonders bei älteren Kindern. Therapiedauer 3 – 5 Tage.
Metronidazol/Tinidazol + Paromomycin	Antibiotikatherapie auch bei asymptomatischer Darmlumeninfektion indiziert. Bei Darmwandbefall Serologie häufig positiv.
	In der Regel eine Lebensmittelvergiftung. Reisediarrhoe: meist verursacht durch E. coli. Therapie mit Cotrimoxazol 2 x 160/800 mg oder Ciprofloxacin 2 x 500 mg jeweils ± Loperamid.
Cotrimoxazol oder Ampicillin	
	Bei Neugeborenen und Kleinkindern hauptsächlich Rotaviren. Gefahr der Dehydrierung. Flüssigkeits- und Elektrolytsubstitution.

Organinfektion	Häufigste Erreger	Empirische Therapie: 1. Wahl
Antibiotika-assoziiert	C. difficile	Metronidazol p.o. ± Rifampicin bei Rezidiv (81)

Harnwegsinfektionen
oberer Trakt

akute Pyelonephritis		
leichte Form	E. coli, Proteus, und andere Enterobakterien, Enterokokken, Pseudomonas, S. aureus, B-Streptokokken	Cotrimoxazol p.o. oder Chinolon p. o.
schwere Form	E. coli, Proteus, Klebsiella u.a. (siehe oben)	Chinolon i.v. oder Ureidopenicillin ± Aminoglykosid oder Cephalosporin III ± Aminoglykosid
rezidivierende Pyelonephritis	E. coli, Proteus, Klebsiella u.a. (siehe oben)	

Harnwegsinfektionen
unterer Trakt

bei Frauen:		
Zystitis	E. coli, S. saprophyticus	Cotrimoxazol oder Amoxicillin + Clavulansäure oder Sultamicillin
Urethralsyndrom	E. coli, C. trachomatis	Doxycyclin

Empirische Therapie: Alternative	Bemerkungen
Vancomycin p.o. oder Teicoplanin p.o.	Zur Diagnose „Pseudomembranöse Colitis" ist der C.-difficile-Toxinnachweis erforderlich. Am häufigsten unter Clindamycin- bzw. Cephalosporin III-Therapie. Nach Möglichkeit Antibiotika-Therapie abbrechen.
Amoxicillin + Clavulansäure oder Sultamicillin oder Cefuroximaxetil oder Oralcephalosporin III	In der Schwangerschaft parenteral behandeln; nur Penicilline oder Cephalosporine verwenden!
Carbapenem ± Aminoglykosid	Bei unkomplizierten Fällen Umstellung auf orale Therapie nach dem Entfiebern.
	Häufig multiresistente Enterobakterien, gezielte Therapie entsprechend Antibiogramm. Bei häufigen Rezidiven Langzeittherapie z.B. mit Cotrimoxazol in Erwägung ziehen.
Chinolon p.o. oder Oralcephalosporin	Therapiedauer 3 Tage empfohlen. Bei Einmaldosisgabe höhere Rezidivrate. Bei Reinfektionen (> 3 pro Jahr) Langzeitprophylaxe mit Cotrimoxazol 1/2 Tabl./d (40/200mg).
Chinolon	Symptomatische Patienten mit negativer Urinkultur oder geringer Keimzahl (< 10^5/ml). Antibiotikatherapie nur indiziert bei Pyurie (>10 Leukozyten/mm^3). Bei Schwangeren: initial Amoxicillin oder Oralcephalosporin, bei nachgewiesener Chlamydien-Infektion Erythromycin oder Azithromycin.

Organinfektion	Häufigste Erreger	Empirische Therapie: 1. Wahl
bei Männern:		
Urethritis	C. trachomatis, U. urealyticum, Gonokokken	Einmaldosis Ceftriaxon 250mg i.m., dann Doxycyclin oder Erythromycin p.o. für 7 Tage
Asymptomatische Bakteriurie		
Kinder	E. coli	Amoxicillin oder Cotrimoxazol
Schwangere	E. coli	Amoxicillin
nicht schwangere und ältere Frauen	E. coli	keine Antibiotikatherapie
Katheter–assoziiert	siehe akute Pyelonephritis	keine Antibiotikatherapie

Haut- und Weichteilinfektionen

Akne	P. acnes	Doxycyclin 100 mg
Impetigo	A-Streptokokken, S. aureus	Flucloxacillin
Furunkel/Karbunkel	S. aureus	Flucloxacillin
Phlegmone	A-Streptokokken, S. aureus	Flucloxacillin
gangränös	Clostridien und andere Anaerobier, A-Streptokokken, S. aureus, Enterobakterien	Ampicillin / Amoxicillin + β-Laktamase-Hemmer ± Aminoglykosid
nach Verletzung und Salzwasserkontakt	V. vulnificus, V. parahaemolyticus	Doxycyclin
nach Verletzung und Süßwasserkontakt	A. hydrophila	Chinolon

Empirische Therapie: Alternative	Bemerkungen
Ofloxacin für 7 Tage	Die Gonokokken-Urethritis geht häufig mit einer Chlamydieninfektion einher. Alternativ zu Ceftriaxon Einmaldosis Oralcephalosporin II od. III oder Chinolon. Eine Chlamydien-Urethritis kann mit Azithromycin 1 g als Einmaldosis therapiert werden (47).
Oralcephalosporin	Bei 5 bis 6 % der Mädchen im schulpflichtigen Alter tritt eine Bakteriurie auf.
Oralcephalosporin	Wiederholte bakteriologische Untersuchungen während der Schwangerschaft erforderlich!
	Bei Katheterisierten steigt die Wahrscheinlichkeit eine Bakteriurie zu entwickeln jeden Tag um 5 bis 10 %. Katheter so früh wie möglich entfernen!
Minocyclin 50 mg	Bei leichten Formen Salizylsäure, Benzoylperoxid, Clindamycin oder Erythromycin lokal
Cephalosporin I oder II oder Makrolid	Lokale Behandlung mit Mupirocin nur bei Infektionen durch MRSA.
Cephalosporin I oder II	Bei rezidivierenden Infektionen Chlorhexidin-Seife zur Reduktion der Hautkolonisierung und intranasal Mupirocin zur Sanierung von Staphylokokkenträgern.
Cephalosporin I oder II	Zunahme der A-Streptokokken-Phlegmone mit nachfolgendem toxischen Schock-Syndrom (8, 21, 36)
Clindamycin ± Aminoglykosid	Sofortiges Debridement. Bei immunsupprimierten Patienten Pseudomonas mitabdecken (z.B. durch Kombination von Piperacillin mit β-Laktamase-Hemmer oder Clindamycin). Auch an Aspergillus und Mucor denken.
Cefotaxim oder Chinolon	
Cotrimoxazol	

Organinfektion	Häufigste Erreger	Empirische Therapie: 1. Wahl
bei Diabetikern (diabetischer Fuß)	Enterobakterien, Streptokokken, S. aureus, Anaerobier	Ampicillin / Amoxicillin + β-Laktamase-Hemmer oder Cefoxitin
Wundinfektion		
posttraumatisch	S. aureus	Flucloxacillin
verschmutzte Wunden	Enterobakterien, Clostridien, andere Anaerobier	Ampicillin / Amoxicillin + β-Laktamase-Hemmer oder Cefoxitin
nach Hunde- oder Katzenbiß	P. multocida, Staphylokokken, Anaerobier, C. canimorsus	Ampicillin / Amoxicillin + β-Laktamase-Hemmer
nach Menschenbiß	Staphylokokken, Streptokokken, E. corrodens. Anaerobier	Ampicillin / Amoxicillin + β-Laktamase-Hemmer
postoperativ a) aseptische OP	S. aureus, S. epidermidis	Flucloxacillin
b) septische OP	E. coli und andere Enterobakterien, B. fragilis, Enterokokken	Ampicillin / Amoxicillin + β-Laktamase-Hemmer oder Cefoxitin

Hirnabszeß

	Aerobe und anaerobe Streptokokken, Bacteroides, Enterobakterien, S. aureus	Penicillin G + Metronidazol ± Cephalosporin III

Leberabszeß

	Anaerobier, Enterobakterien, S. aureus, Enterokokken, Streptokokken Amöben	Ureidopenicillin + β-Laktamase-Hemmer oder Imipenem

Empirische Therapie: Alternative	Bemerkungen
Chinolon + Clindamycin oder + Metronidazol oder Imipenem (44)	Häufig polymikrobielle Infektion (15).
Cephalosporin I oder II	
Clindamycin + Aminoglykosid oder Imipenem	
Cefoxitin	Infektion häufiger nach Katzenbiß (>50%) als nach Hundebiß (5%). Insbesondere bei Katzen ist P. multocida dominierend (30).
Cefoxitin	Schwere Verläufe, verzögerte Heilung.
Vancomycin	
Clindamycin + Aminoglykosid oder Imipenem	
Penicillin G + Chloramphenicol	Meist chirurgischer Eingriff erforderlich! Geht der Hirnabszeß von einer Otitis aus Cephalosporine III zugeben. Bei möglicher Staphylokokken-Beteiligung (posttraumatisch, postneurochirurgisch) Flucloxacillin oder Vancomycin statt Penicillin G. Bei AIDS-Patienten Toxoplasma in Betracht ziehen.
Cephalosporin III + Clindamycin/ Metronidazol oder Ureidopenicillin + Clindamycin/ Metronidazol	Mischinfektionen häufig. Wenn möglich, Drainage. Amöbenserologie durchführen. Bei Verdacht auf Amöbiasis sollte mit Metronidazol kombiniert werden. Bei immungeschwächten Patienten auch an Candida denken.

Organinfektion	Häufigste Erreger	Empirische Therapie: 1. Wahl
Lungenabszeß		
(nach Aspiration bzw. nekrotisierender Pneumonie)	siehe Pneumonie S. 158	
Mastitis		
	S. aureus	Flucloxacillin
Meningitis		
Säuglinge (< 2 Monate)	Enterobakterien, B-Streptokokken, Listerien, Enterokokken	Ampicillin + Cephalosporin III
Kinder (< 6 Jahre)	Pneumokokken, H. influenzae, Meningokokken	Cephalosporin III
Kinder (> 6 Jahre) und Erwachsene	Meningokokken, Pneumokokken	Penicillin G
ältere Erwachsene (> 60 Jahre)	Pneumokokken, Meningokokken, Enterobakterien, Listerien	Ampicillin + Cephalosporin III
Immunsupprimierte Patienten	Pneumokokken, Listerien, Enterobakterien, P. aeruginosa, Streptokokken, S. aureus	Ampicillin + Ceftazidim ± Aminoglykosid
Shunt-Meningitis	S. epidermidis, S. aureus, Streptokokken, Enterobakterien	Vancomycin + Cephalosporine III
Nach neurochirurgischen Eingriffen	Enterobakterien, P. aeruginosa, S. aureus, S. epidermidis	Flucloxacillin + Ceftazidim

Empirische Therapie: Alternative	Bemerkungen
Cephalosporin I oder Clindamycin	Empfehlenswert ist initial die parenterale Gabe, dann Umstellung auf orale Therapie.
Ampicillin + Aminoglykosid Ampicillin + Chloramphenicol Cephalosporin III Cotrimoxazol	Sofort Grampräparat vom Liquor und Antigennachweis (für die Initialtherapie hilfreich). Cephalosporine sind gegen Listerien und Enterokokken unwirksam, daher bei der empirischen Therapie immer mit Ampicillin kombinieren. Dexamethason-Gabe (2 x 0,4 mg/kg/d für 2 Tage; erste Gabe 15 Min vor der ersten Antibiotika-Dosis) kann Hörschäden bei Kindern mit H. influenzae-Meningitis reduzieren (75). In Gebieten mit hoher Inzidenz von Penicillin-resistenten Pneumokokken statt Penicillin G Cephalosporin III geben (57, 76). Postexpositionsprophylaxe bei Meningokokken- und H. influenzae Typ B-Meningitis siehe S. 288
Cotrimoxazol + Cephalosporin III ± Aminoglykosid	Bei AIDS-Patienten Kryptokokken und Toxoplasmen häufigste Erreger von ZNS-Infektionen.
Vancomycin + Cotrimoxazol Vancomycin + Ceftazidim	Intravenöse Gabe allein unzureichend, zusätzlich intraventrikuläre Verabreichung oder am effektivsten Shuntentfernung.

Organinfektion	Häufigste Erreger	Empirische Therapie: 1. Wahl
Osteomyelitis		
hämatogen		
Säuglinge (< 2 Monate)	S. aureus, Enterobakterien, B-Streptokokken	Flucloxacillin + Aminoglykosid
Kinder (< 6 Jahre)	S. aureus, H. influenzae, A-Streptokokken	Cephalosporin II
Erwachsene	S. aureus, Streptokokken	Flucloxacillin
postoperativ oder posttraumatisch sowie Patienten mit schweren Grundleiden und Abwehrschwäche	S. aureus, S. epidermidis, Enterobakterien, Anaerobier, P. aeruginosa	Flucloxacillin + Ceftazidim oder Piperacillin + β-Laktamase-Hemmer
Otitis media		
	Pneumokokken, H. influenzae, M. catarrhalis, S. aureus	Amoxicillin + Clavulansäure oder Sultamicillin oder Cefuroximaxetil
Otitis externa		
schwere Form (Otitis externa maligna)	P. aeruginosa	Ceftazidim oder Ciprofloxacin oder Carbapenem jeweils + Aminoglykosid
Pankreasabszeß		
	Enterobakterien, Enterokokken, Streptokokken, S. aureus, Anaerobier	Ureidopenicillin + β-Laktamase-Hemmer

Empirische Therapie: Alternative	Bemerkungen
Clindamycin + Cephalosporin III	Therapiedauer bei Säuglingen 3 Wochen. Erregerisolierung unbedingt versuchen: bei hämatoge- ner Osteomyelitis Blutkulturen, bei sonstigen Formen Biopsie.
Ampicillin / Amoxicillin + β-Laktamase-Hemmer Clindamycin oder Cephalosporin I oder II oder Chinolon	Als Standardtherapie gilt initial die i.v.–Gabe. Verschiedene Studien in den letzten Jahren haben gezeigt, daß in Abhängigkeit von der klinischen Besserung eine weiterführende, kostensparende Oraltherapie ebenso wirksam ist. Ausnahme: Patienten mit Diabetes oder schweren peripheren vaskulären Erkrankungen (31, 43).
Clindamycin + Ceftazidim oder Imipenem oder Chinolon	Mischinfektionen sind häufig. Bei Nachweis von P. aeruginosa Ceftazidim, Imipenem oder Chinolon mit Aminoglykosid kombinieren.
Oralcephalosporin III oder Makrolid oder Azithromycin oder Cotrimoxazol	Wenn nach 2 – 3 Tagen keine wesentliche Besserung Parazentese durchführen. Bei rezidivierender Otitis (> 3 x pro Jahr) Prophylaxe mit Cotrimoxazol oder Amoxicillin über 3 Monate zu erwägen (6, 78).
Piperacillin + Aminoglykosid	Leichtere Form der Otitis externa häufiger bei Schwimmern. Reinigung des Gehörganges manchmal ausreichend. Ansonsten Lokal-Antibiotika wie z.B. Polymyxin B oder Neomycin.

Organinfektion	Häufigste Erreger	Empirische Therapie: 1. Wahl
Pankreatitis		
	Meist nicht bakteriell bedingt	Antibiotikatherapie nicht erforderlich
Perikarditis		
	Häufig Viren (Enteroviren, Coxsackievirus)	Antibiotikatherapie nicht erforderlich
	S. aureus, Enterobakterien, H. influenzae, Pneumokokken, Streptokokken, Meningokokken	Cephalosporin II oder III + Aminoglykosid
Peritonitis		
primäre	E. coli, Pneumokokken, Streptokokken, andere Enterobakterien	Cephalosporin III oder Ureidopenicillin
sekundäre	E. coli und andere Enterobakterien, Enterokokken, Anaerobier	Imipenem oder Ureidopenicillin + β-Laktamase-Hemmer
bei Peritonealdialyse	S. aureus, S. epidermidis, Enterobakterien, P. aeruginosa, Pilze	Vancomycin / Teicoplanin + Aminoglykosid intraperitoneal
Pleuraempyem		
	S. aureus, Pneumokokken, Streptokokken, Enterobakterien, Anaerobier	Ampicillin / Amoxicillin + β-Laktamase-Hemmer

Empirische Therapie: Alternative	Bemerkungen
Ureidopenicillin + β-Laktamase-Hemmer	Drainage erforderlich. Grampräparat von Perikarderguß anfertigen und umfangreiche kulturelle (Anaerobier, Pilze, Tb) sowie serologische Untersuchungen (Rickettsien, Chlamydien, Lues, Viren) durchführen.
Imipenem	Bei ca. 10% der Patienten mit Leberzirrhose und Aszites. Gelegentlich können auch Pilze eine primäre Peritonitis hervorrufen.
Clindamycin + Aminoglykosid oder Aztreonam + Clindamycin	Fast immer aerob-anaerobe Mischinfektion. Debridement und Drainage wichtig. Intraperitoneale Verabreichung von Antibiotika oder Zugabe von Antibiotika oder PVP-Jod zur Spülflüssigkeit nicht empfohlen.
Cephalosporin II + Aminoglykosid intraperitoneal	Grampräparat von zentrifugiertem Dialysat anfertigen! Bei grampositiven Kokken Vancomycin oder Teicoplanin alleine verabreichen. Bei schwerkranken Patienten Antibiotika i.v. verabreichen. Wenn Pilze im Präparat Amphotericin B i. v. und Dialysekatheter entfernen.
Imipenem	Drainage erforderlich! Die Initialtherapie sollte sich nach dem Grampräparat richten.

Organinfektion	Häufigste Erreger	Empirische Therapie: 1. Wahl
Pneumonie		
nicht nosokomial	Pneumokokken Mykoplasmen, H. influenzae, S. aureus, Legionella, Klebsiella	Makrolid *oder* Azithromycin
nach Aspiration	Anaerobier, Streptokokken	Clindamycin
nosokomial		
auf Normalstationen	Enterobakterien, S. aureus, Pneumokokken	Cephalosporin II
auf Intensivstationen	Enterobakterien, P. aeruginosa, S. aureus	Ceftazidim + Aminoglykosid *oder* Piperacillin + β-Laktamase-Hemmer
nach Aspiration	Enterobakterien, S. aureus, Anaerobier	Imipenem *oder* Ureidopenicillin + β-Laktamase-Hemmer ± Aminoglykosid
immunsupprimierte Patienten	Enterobakterien, P. aeruginosa, S. aureus	Imipenem + Aminoglykosid
	Candida, Aspergillus	Amphotericin B ± Flucytosin
	Pneumocystis carinii, Nocardia	Cotrimoxazol
nekrotisierend	S. aureus, Klebsiella und andere Enterobakterien, A-Streptokokken, P. aeruginosa, Anaerobier	Imipenem + Aminoglykosid

Empirische Therapie: Alternative	Bemerkungen
Cephalosporine II	Bei jüngeren Erwachsenen und Kindern > 5 Jahre sind Mykoplasmen relativ häufig, daher empirisch Makrolide einsetzen! Penicillin-resistente Pneumokokken breiten sich aus (Spanien, Ungarn, Frankreich): Therapie mit Ceftriaxon oder Imipenem. Bei multiresistenten Stämmen Vancomycin / Teicoplanin.
Ampicillin / Amoxicillin + β-Laktamase-Hemmer	
Ampicillin / Amoxicillin + β-Laktamase-Hemmer	Bei leichteren Fällen Oraltherapie
Imipenem ± Aminoglykosid	Bei beatmeten Patienten Pseudomonas aeruginosa häufig. Therapiedauer: 3 – 6 Wochen.
Clindamycin + Aminoglykosid	
Ceftazidim + Aminoglykosid oder Ureidopenicillin + β-Laktamase-Hemmer + Aminoglykosid	
	Besonders unter Breitspektrum-Antibiotikatherapie kann sich eine Pilzpneumonie entwickeln!
Pentamidin	Bei erfolgloser antibakterieller und antimykotischer Therapie sind diese Erreger in Erwägung zu ziehen.
Ureidopenicillin + β-Laktamase-Hemmer + Aminoglykosid	

Organinfektion	Häufigste Erreger	Empirische Therapie: 1. Wahl
bei Mukoviszidose	S. aureus	Cephalosporin I oder Flucloxacillin
	S. aureus + H. influenzae	Ampicillin / Amoxicillin + β-Laktamase-Hemmer + Aminoglykosid
	P. aeruginosa	Ceftazidim + Tobramycin
	P. aeruginosa + S. aureus	Ceftazidim + Tobramycin
	B. cepacia	Cotrimoxazol ± Chloramphenicol
	P. aeruginosa + B. cepacia	Ceftazidim + Cotrimoxazol

Prostatitis

akut	Enterobakterien, Enterokokken	Chinolon
chronisch	Enterobakterien, Enterokokken P. aeruginosa	Chinolon

Salpingitis

leichtere Fälle (ambulante Behandlung)	Gonokokken, C. trachomatis, Anaerobier, Enterobakterien, Streptokokken, Mykoplasmen	Ceftriaxon 250 mg i. m. Einmaldosis, dann Doxycyclin p.o. für 10 – 14 Tage
schwere Fälle (stationäre Behandlung)	siehe oben	Cefoxitin oder Cefotetan oder Ampicillin / Amoxicillin + β-Laktamase-Hemmer

Empirische Therapie: Alternative	Bemerkungen
Vancomycin Cephalosporin II + Amoniglykosid Monobactam Ceftazidim + Ciprofloxacin Ceftazidim + Ciprofloxacin	Zu Beginn der Erkrankung am häufigsten S. aureus und H. influenzae, später dominiert P. aeruginosa. Gezielte Therapie (nach Identifizierung und Resistenztestung) sinnvoll (58, 83).
Cotrimoxazol oder Amoxicillin + Aminoglykosid	Bei jüngeren Patienten (< 35 Jahre) kommen Gonokokken und Chlamydien in Frage.
Cotrimoxazol	Therapieversager häufig. Empfohlene Behandlungsdauer 12 Wochen.
Ampicillin / Amoxicillin + β-Laktamase.-Hemmer oder Metronidazol oder Clindamycin. jeweils + Chinolon für 14 Tage	Bei Schwangeren Erythromycin statt Doxycyclin.
Ampicillin / Amoxicillin + β-Laktamase-Hemmer oder Clindamycin. + Chinolon	Parenterale Gabe bis mindestens 2 Tage nach Entfieberung. Danach kann auf orale Therapie umgestellt werden. Gesamtbehandlungsdauer 10 – 14 Tage.

Organinfektion	Häufigste Erreger	Empirische Therapie: 1. Wahl

Sepsis

Organinfektion	Häufigste Erreger	Empirische Therapie: 1. Wahl
Neugeborenensepsis	B-Streptokokken, E. coli, Listerien, Anaerobier	Ampicillin + Cephalosporin III
Puerperalsepsis	β-hämolysierende Streptokokken, Anaerobier, Enterobakterien	Imipenem oder Ureidopenicillin + β-Laktamase-Hemmer
nach Splenektomie	Pneumokokken, H. influenzae	Cephalosporin III
bei neutropenischen Patienten	Enterobakterien, P. aeruginosa, S. aureus, S. epidermidis	Ureidopenicillin + Aminoglykosid ± Vancomycin oder Ceftazidim + Aminoglykosid ± Vancomycin
bei nicht neutropenischen Patienten	Staphylokokken, Enterokokken, Enterobakterien, Anaerobier	Ureidopenicillin + β-Laktamase-Hemmer oder Carbapenem
Kathetersepsis	S.epidermidis, S. aureus	Vancomycin oder Teicoplanin

		Gezielte Therapie:
Sepsis bei nachgewiesenem Erreger		
	a) S. aureus	Flucloxacillin 9 – 12 g/d ± Aminoglykosid
	b) S. epidermidis	Vancomycin 2 g/d oder Teicoplanin 800 mg/d für 3 Tage, dann 400 mg/d

| **Empirische Therapie:** **Bemerkungen** |
| **Alternative** |

Ampicillin
+ Aminoglykosid

Wiederholt Blutkulturen entnehmen!

Clindamycin
+ Aminoglykosid
oder Clindamycin
+ Aztreonam

Ampicillin/Amoxicillin
+ β-Laktamase-Hemmer

Imipenem
+ Aminoglykosid
± Vancomycin
oder Ureidopenicillin
+ β-Laktamase-Hemmer
+ Aminoglykosid

Cephalosporin III
+ Clindamycin

Die wirksamste Maßnahme ist die Entfernung des Katheters. Zusätzliche Antibiotika-Therapie nur bei persistierender Bakteriämie angezeigt. In Ausnahmefällen kann ein Therapieversuch ohne Entfernung des Katheters unternommen werden. Wenn nach 2 – 3 Tagen kein Erfolg, Katheter entfernen!

Alternative:

Cephalosporin I 6 g/d
oder Vancomycin 2 g/d
oder Teicoplanin 800 mg/d für 3 Tage, dann 400 mg/d

Bei Methicillin- (= Oxacillin-) resistenten Stämmen ist Vancomycin das Mittel der Wahl (trotz gelegentlicher In-vitro-Empfindlichkeit gegenüber anderen Antibiotika!)

Bei Methicillin- (= Oxacillin-) empfindlichen Stämmen Flucloxacillin oder Cephalosporine I. Wenn nur eine Blutkultur positiv ist, handelt es sich in 90% der Fälle nur um eine Kontamination. Häufig Katheter- oder Fremdkörper-assoziierte Infektion (Herzklappen, Gelenkprothesen).

Organinfektion	Häufigste Erreger	Empirische Therapie: 1. Wahl
	c) E. coli, Proteus mirabilis, Klebsiella	Cefotaxim 6 g/d oder Ceftriaxon 2 g/d
	d) Indol-pos. Proteus, Enterobacter, Serratia	Cephalosporin III + Aminoglykosid oder Ureidopenicillin + Aminoglykosid
	e) P. aeruginosa	Ceftazidim 6 g/d oder Piperacillin 12 g/d oder Imipenem 2 – 3 g/d jeweils + Aminoglykosid
	f) Bacteroides	Metronidazol 1,5 g/d oder Imipenem 2 g/d
	g) Clostridien	Penicillin G 10 – 20 Mio. E/d
	h) A-Streptokokken	Penicillin G 8 – 12 Mio. E/d
	i) B-Streptokokken	Penicillin G 20 – 30 Mio. E/d
	j) Enterokokken	Ampicillin 12 – 15 g/d + Aminoglykosid
	k) Pneumokokken	Penicillin G 10 – 20 Mio. E/d
	l) Meningokokken	Penicillin G 20 – 30 Mio. E/d

Empirische Therapie: Alternative	Bemerkungen
	<u>Häufig ausgehend von:</u>
Ureidopenicillin + β-Laktamase-Hemmer oder Chinolon 400 – 800 mg/d	Infektionen des Urogenital-, Gastrointestinaltraktes oder der Gallenwege
Imipenem 2 – 3 g/d oder Chinolon 400 – 800 mg/d	Infektionen des Urogenital- oder Gastrointestinaltraktes
Ciprofloxacin 800 mg/d oder Cefsulodin 6 g/d jeweils + Aminoglykosid	HWI, Verbrennungen, Pneumonien (bei Beatmeten)
	Infektionen des Intestinaltraktes, Beckeninfektionen
Clindamycin 2,4 g/d	Abort, Intestinal- und Wundinfektionen
Cephalosporin I 6 g/d	Weichteilinfektionen; insgesamt relativ selten
Cefotaxim 6 g/d oder Ceftriaxon 2 g/d oder Vancomycin 2 g/d	Infektionen des Urogenitaltraktes. Inzidenz steigend (52), besonders bei älteren Patienten mit Lebererkrankung, Karzinom oder Diabetes.
Vancomycin 2 g/d + Aminoglykosid oder Teicoplanin 800 mg/d für 3 Tage, dann 400 mg/d + Aminoglykosid	Infektionen des Urogenitaltraktes, intraabdominelle Abszesse, Beckeninfektionen
Cefotaxim 6 g/d oder Ceftriaxon 2 g/d oder Vancomycin 2 g/d.	Pneumokokkenpneumonie. Bei Penicillin-resistentem Stamm Vancomycin
Cefotaxim 6 g/d oder Ceftriaxon 2 g/d	Meningitis. Eine Sepsis ohne gleichzeitige Meningitis hat eine wesentlich höhere Letalität (20 – 30%). Prophylaxe notwendig für Personen mit engerem Kontakt (siehe S. 288)

Organinfektion	Häufigste Erreger	Empirische Therapie: 1. Wahl
Sinusitis		
	Pneumokokken, H. influenzae, Streptokokken, Anaerobier, S. aureus	Amoxicillin/Clavulansäure oder Sultamicillin oder Cefuroximaxetil
Tonsillitis		
	Viren (30 – 40%), A - Streptokokken (15 – 30%) C - Streptokokken, G - Streptokokken	— Penicillin V oder Oralcephalosporin
Vaginitis		
Ausfluß: homogen, dünn, übelriechend, pH ~ 5 – 5,5	Gardnerella vaginalis, Anaerobier	Metronidazol p. o.
schaumig, eitrig, übelriechend, pH ~ 6,0	Trichomonas vaginalis	Metronidazol p. o. oder Tinidazol p. o.
käsig, krümelig, pH ~ 4,5	Candida	Fluconazol p. o.

Empirische Therapie: Alternative	Bemerkungen
Cotrimoxazol oder Clarithromycin oder Roxithromycin	Schleimhaut-abschwellende Tropfen verabreichen. Bei chronischer Sinusitis evtl. OP erforderlich! Bei leichten Formen ist eine Antibiotika-Therapie nicht unbedingt erforderlich (79).
Makrolid oder Azithromycin oder Clindamycin	Therapiedauer generell: 10 Tage (Ausnahme: Azithromcin 3 Tage). Zur ätiologischen Klärung Rachenabstrich erforderlich. Sog. Schnellteste (Antigen-Nachweis) sind wenig empfindlich.
	Für alle Formen der Vaginitis mikroskopisches Präparat erforderlich!
Amoxicillin p. o. oder Clindamycin p.o.	Einmaldosis-Therapie: Metronidazol 2 g p.o.; bei Rezidiv 2 x 500 mg Metronidazol p.o.für 7 Tage oder Clindamycin 2 x 300 mg p.o. für 7 Tage. Lokaltherapie mit Metronidazol-Vaginalkapseln oder Clindamycin-Creme weniger zuverlässig.
	Einmaldosis von 2 g ausreichend. Partner mitbehandeln!
Itraconazol p.o. oder Miconazol lokal oder Nystatin lokal	Fluconazol Einmaldosis von 150 mg oder Itraconazol 2 x 200 mg Eintagestherapie

Antibiotika in der Schwangerschaft

	Substanz	Toxizität
Unbedenklich	Azithromycin	
	Aztreonam	
	Betalaktamase-Inhibitoren	
	Cephalosporine	
	Chloroquin	
	Erythromycin	
	(Ausnahme: Estolat)	
	Fusidinsäure	
	Penicilline	
	Praziquantel	
	Proguanil	
	Spectinomycin	
Mit Vorsicht anzuwenden*	Aciclovir	Teratogen bei Tieren
	Aminoglycoside	Schädigung 8. Hirnnerv
	Amphotericin B	
	Chinin	In hoher Dosis Abort
	Clindamycin	
	Cycloserin	
	Clofazimin	Embryotoxisch bei Tieren
		Hautverfärbung des Neugeborenen
	Dapson	
	Didanosin	
	Diloxanid	
	Ethambutol	Teratogen bei Tieren
	Ethionamid	Teratogen bei Tieren
	Fluconazol	Teratogen im Tierversuch
	Flucytosin	Teratogen im Tierversuch
	Imipenem	
	Isoniazid	Embryotoxisch bei Tieren
	Itraconazol	Teratogen im Tierversuch
	Ketoconazol	Teratogen im Tierversuch
	Mebendazol	Teratogen bei Tieren
	Metronidazol	Teratogen im Tierversuch
	Miconazol	
	Niclosamid	
	PAS	
	Pentamidin	
	Pyrantel	
	Pyrazinamid	
	Spiramycin	
	Suramin	
	Thiabendazol	
	Vancomycin	Oto-u. Nephrotoxizität

* nur bei strenger Indikation und fehlenden Alternativen

	Substanz	**Toxizität**
	Vidarabin	Teratogen bei Tieren
	Zalcitabin	Teratogen bei Tieren
	Zidovudin	Mutagen in vitro
Kontraindiziert	Amantadin	Teratogen im Tierversuch
	Chinolone	Knorpelschädigung
	Chloramphenicol°°	Gray-Syndrom beim Neugeb.
	Clarithromycin	Embryotoxisch bei Primaten
	Cotrimoxazol°°	Hämolyse bei G6PD-Mangel, Kernikterus
	Dapson°°	Carcinogen bei Tieren, Hämolyse bei Neugeborenen
	Dehydroemetin	Kardiotoxisch
	Erythromycin-Estolat	Hepatotoxisch für Schwangere
	Furazolidon	Carcinogen bei Tieren, Hämolyse bei G6PD-Mangel
	Ganciclovir	Teratogen und cancerogen bei Tieren
	Griseofulvin°	Teratogen im Tierversuch
	Mefoquin	Teratogen im Tierversuch
	Nitrofurantoin°°	Hämolyt. Anämie beim Neugeb.
	Ornidazol°	Teratogen im Tierversuch
	Oxamniquin	Embryotoxisch bei Tieren
	Primaquin	Hämolyse bei G6PD-Mangel
	Pyrimethamin°°	Potentiell teratogen
	Ribavirin	Teratogen und cancerogen bei Tieren
	Rifampicin°	Teratogen bei Tieren
	Streptomycin	Ototoxizität
	Sulfonamide°°	Kernikterus
	Tetracycline	Zahnverfärbung, Knochenwachstumshemmung
	Tinidazol°	Teratogen im Tierversuch
	Trimethoprim°	Teratogen bei Tieren

° Kontraindiziert im 1. Trimenon
°° Kontraindiziert in den letzten 4 SSW, sub partu und in der Stillzeit

Serumspiegelbestimmung

Serumspiegelbestimmungen sind angezeigt bei Anwendung von Antibiotika mit geringer therapeutischer Breite, um konzentrationsabhängige, toxische Nebenwirkungen zu vermeiden, sowie um ausreichend hohe Serumkonzentrationen zu erreichen, die eine Voraussetzung für die klinische Effektivität dieser Substanzen darstellen. Drug monitoring empfiehlt sich vor allem für Aminoglykoside und Vancomycin, deren Serumkonzentration trotz Dosisanpassung an das Körpergewicht und die Nierenfunktion des Patienten individuell sehr schwanken kann. Bei folgenden Patienten ist eine routinemäßige Serumspiegelbestimmung während der Therapie mit diesen Antibiotika besonders wichtig:

a) bei Patienten mit lebensbedrohlichen Infektionen zur Erreichung optimaler Antibiotika-Konzentrationen im Blut

b) bei Patienten mit instabiler Hämodynamik (z.B. bei Blutungen, Schock), nach Transfusionen oder Flüssigkeitssubstitution in größeren Mengen

c) bei Patienten mit Niereninsuffizienz

d) bei Neugeborenen und Kleinkindern

Die Blutproben (jeweils 2 – 4 ml) sollten zu folgenden Zeitpunkten entnommen werden:

Spitzenspiegel: 15 – 30 Minuten nach Infusionsende

Talspiegel: direkt vor der nächsten Antibiotikagabe

Antibiotikum	Sollwerte (mg/l)	
	Spitzenspiegel	Talspiegel
Gentamicin	5 – 10	< 2
Tobramycin	5 – 10	< 2
Netilmicin	5 – 10	< 2
Amikacin	20 – 30	<10
Vancomycin	20 – 40	5 – 10

Dosierung: Auch bei renaler Insuffizienz muß anfangs immer eine Volldosis appliziert werden. Berechnung der Dosisreduktion siehe unter den einzelnen Substanzen.

Die klinische Relevanz von Toxizitätsunterschieden zwischen den einzelnen Aminoglykosiden wird kontrovers beurteilt. Anhand der Literatur läßt sich folgende Einstufung vornehmen:
Nephrotoxizität: Gentamicin = Amikacin > Tobramycin = Netilmicin
Ototoxizität: Amikacin > Gentamicin = Tobramycin > Netilmicin

Wichtiger erscheint allerdings die Beachtung von Risikofaktoren, die das Toxizitätspotential der Aminoglykoside erhöhen.

Folgende Faktoren erhöhen das Toxizitätsrisiko unter Aminoglykosid-Therapie:

- hohe Serumspiegel (Talspiegel),
- Therapiedauer > 10 Tage,
- Dehydrierung,
- Leberfunktionsstörung,
- hohes Lebensalter,
- gleichzeitige Gabe von anderen nephrotoxischen Substanzen
  (z. B. Amphotericin B, Cisplatin u. a.),
- starkes Übergewicht,
- verringerte Nierenperfusion,
- Abstand zwischen zwei Behandlungszyklen < 6 Wochen.

Vancomycin-Spiegel: Nur bei Patienten, die zusätzlich Aminoglykoside erhalten, bei eingeschränkter Nierenfunktion oder bei hoher Dosierung (14, 50).

Einmaldosierung der Aminoglykoside

Folgende Faktoren werden als Begründung angeführt:

- Die bakterizide Aktivität der Aminoglykoside ist im Gegensatz zu den β-Laktamantibiotika konzentrationsabhängig. Sie sind umso wirksamer, je höher die Konzentration über der minimalen Hemmkonzentration (MHK) des jeweiligen Erregers liegt.

- Die Aminoglykoside besitzen einen sog. "postantibiotischen Effekt", d.h.sie wirken auch noch nachdem die Konzentration unter die MHK abgefallen ist. Dieses Phänomen ist umso ausgeprägter, je höher die Ausgangskonzentration.

- Die Bindung der Aminoglykoside an die proximalen Tubuluszellen der Niere ist geringer, wenn die Substanz als Einmaldosis nur alle 24 Std. verabreicht wird.

- Die Einmaldosierung ist weniger aufwendig und kostengünstiger.

- Die Einmaldosierung ist möglicherweise weniger nephro- und ototoxisch und mindestens gleich gut wirksam wie die Dreimaldosierung.

Die gesamte Tagesdosis wird als Einmaldosis (Kurzinfusion) verabreicht. Die Bestimmung der Spitzenspiegel ist nicht notwendig. Die Talspiegel sollten bei Gentamicin und Netilmicin unter 1 mg/l liegen, bei Amikacin unter 10 mg/l (9, 51).
Die Wirksamkeit der Einmalgabe ist bei neutropenischen Patienten und Kindern noch nicht bewiesen

Erregerspezifische Antibiotika-Therapie

Erreger	Therapie der 1. Wahl	Alternativen
Acinetobacter*	Carbapenem, Ceftazidim	Chinolon, Cotrimoxazol
Aeromonas*	Chinolon	Carbapenem, Cotrimoxazol, Cephalosporin III
Aktinomyzeten	Penicillin G	Doxycyclin, Clindamycin
Alcaligenes*	Carbapenem	Ceftazidim, Chinolon, Ureidopenicillin
Bacillus anthracis	Penicillin G	Tetracyclin, Makrolid, Ciprofloxacin
Bacteroides fragilis-Gruppe	Metronidazol, Carbapenem, Penicillin + β-Lakt.-Hemmer	Cefoxitin, Clindamycin, Cefotetan
Bordetella pertussis	Makrolid	Cotrimoxazol
Borrelia burgdorferi	Doxycyclin, Ceftriaxon	Penicillin G, Amoxicillin, Makrolid, Cefuroximaxetil
Borrelia recurrentis	Doxycyclin	Makrolid, Penicillin G
Brucellen	Doxycylin + Aminoglykosid oder Rifampicin	Cotrimoxazol + Aminoglykosid oder Rifampicin
Burgholderia (Pseudomonas) cepacia	Cotrimoxazol	Ciprofloxacin, Ceftazidim, Chloramphenicol
Campylobacter jejuni	Makrolid, Chinolon	Doxycyclin
Capnocytophaga canimorsus (DF 2)	Clindamycin, Ampicillin/Amoxicillin + β-Lakt.-Hemmer	Ciprofloxacin
Chlamydien	Doxycyclin, Azithromycin	Makrolid, Chinolon
Citrobacter*	Cephalosporin III, Carbapenem	Chinolon

Erreger	Therapie der 1. Wahl	Alternativen
Clostridium difficile	Metronidazol	Vancomycin (p.o.) Teicoplanin (p.o.)
Clostridium perfringens, Clostridium tetani	Pencillin G	Clindamycin, Carbapenem, Metronidazol, Tetracyclin
Corynebacterium diphtheriae	Penicillin G (Antitoxingabe!)	Makrolid
Corynebacterium JK	Vancomycin, Teicoplanin	Chinolon
Eikenella corrodens	Ampicillin/Amoxicillin ± β-Lakt.-Hemmer	Chinolon, Cotrimoxazol
Enterobacter*	Carbapenem	Cephalosporin III, Chinolon
Enterococcus faecalis	Ampicillin ± Aminoglykosid	Vancomycin, Teicoplanin
Enterococcus faecium	Vancomycin, Teicoplanin	
Erysipelothrix rhusiopathiae	Penicillin G oder V	Ampicillin, Cephalosporin, Chinolon, Carbapenem
Escherichia coli*	Cephalosporin II oder III, Ampicillin/Amoxicillin + β-Lakt.-Hemmer	Carbapenem, Chinolon, Cotrimoxazol
Flavobacterium meningosepticum	Cotrimoxazol	Vancomycin, Rifampicin
Francisella tularensis	Aminoglykosid	Tetracyclin
Fusobacterium	Penicillin G	Metronidazol, Clindamycin, Carbapenem
Gardnerella vaginalis	Metronidazol	Amoxicillin
Gonokokken	Cephalosporin II od. III, Chinolon	Penicillin G, Tetracyclin, Spectinomycin
Haemophilus ducreyi	Makrolid, Azithromycin	Cotrimoxazol, Chinolon, Ceftriaxon

Erreger	Therapie der 1. Wahl	Alternativen
Haemophilus influenzae	Ampicillin + β-Lakt.-Hemmer	Cephalosporine II od. III, Cotrimoxazol
Helicobacter pylori	Omeprazol + Clarithromycin + Metronidazol	Clarithromycin + Amoxicillin, Amoxicillin + Metronidazol jeweils plus Omeprazol
Klebsiella *	Cephalosporin III, Ureidopenicillin + β-Lakt.-Hemmer	Carbapenem, Chinolon, Cotrimoxazol
Legionellen	Makrolid ± Rifampicin	Chinolon, Azithromycin
Leptospiren	Penicillin G	Tetracyclin
Listerien	Ampicillin	Cotrimoxazol
Meningokokken	Penicillin G	Cephalosporine III
Moraxella catarrhalis	Ampicillin/Amoxicillin + β-Lakt.-Hemmer, Oralcephalosporin	Makrolid, Azithromycin, Tetracyclin
Morganella *	Cephalosporin III	Chinolon, Carbapenem
Mycobacterium avium-intracellulare	Clarithromycin oder Azithromycin + Ethambutol	± eines der folgenden: Clofazimin, Ciprofloxacin, Rifampicin, Rifabutin, Amikacin
Mycobacterium fortuitum	Amikacin + Cefoxitin	Azithromycin, Clarithromycin, Cotrimoxazol
Mycobacterium kansasii	INH + Rifampicin + Ethambutol	Ciprofloxacin, Clarithromycin, Amikacin
Mycobacterium leprae	Dapson + Clofazimin oder Rifampicin	Prothionamid, Streptomycin, Cycloserin, PAS, Capreomycin, Rifabutin
Mycobacterium marinum	Rifampicin + Ethambutol	Tetracycline, Cotrimoxazol
Mycobacterium tuberculosis	INH + Rifampicin + Pyrazinamid ± Ethambutol	Prothionamid, Streptomycin

*siehe Fußnote S. 176

Erreger	Therapie der 1. Wahl	Alternativen
Mykoplasma pneumoniae	Makrolid, Azithromycin	Tetracyclin
Nocardien	Cotrimoxazol	Minocyclin
Pasteurella multocida	Penicillin G	Cephalosporin II oder III, Tetracyclin
Peptokokken, Peptostreptokokken	Penicillin G	Tetracyclin, Makrolid, Cefoxitin, Clindamycin, Vancomycin
Pneumokokken	Penicillin G	Cephalosporin, Vancomycin, Makrolid
Porphyromonas, Prevotella	Clindamycin, Metronidazol	Carbapenem, Penicillin + β-Lakt.-Hemmer, Cefoxitin
*Proteus mirabilis**	Cephalosporin II, Penicillin + β-Lakt.-Hemmer	Chinolon, Cotrimoxazol
*Proteus vulgaris**	Cephalosporin III	Chinolon, Carbapenem
*Providencia**	Cephalosporin III	Chinolon, Cotrimoxazol, Carbapenem
*Pseudomonas aeruginosa**	Ceftazidim, Carbapenem	Piperacillin, Ciprofloxacin
Pseudomonas pseudomallei	Cotrimoxazol	Ceftazidim, Tetracyclin, Amoxicillin/Clavulansäure
Rhodococcus equi	Vancomycin	Makrolid, Rifampicin
Rickettsien	Tetracyclin	Chloramphenicol
Salmonella typhi, Salmonella paratyphi	Chinolon, Ceftriaxon	Amoxicillin, Cotrimoxazol, Chloramphenicol
*Serratia**	Cephalosporin III, Carbapenem	Chinolon
Shigellen	Chinolon	Ampicillin, Cotrimoxazol

*siehe Fußnote S. 176

Erreger	Therapie der 1. Wahl	Alternativen
Staphylokokken		
β-Laktamase-negativ (Penicillin-empfindlich)	Penicillin G	Cephalosporine I oder II, Makrolid, Clindamycin
β-Laktamase-positiv (Penicillin-resistent, Oxacillin-empfindlich)	Flucloxacillin	Cephalosporine I oder II, Clindamycin, Makrolid
Oxacillin-resistent	Vancomycin, Teicoplanin	
Stenotrophomonas (Xanthomonas) maltophilia	Cotrimoxazol	Ticarcillin + Clavulansäure, Tetracyclin, Ciprofloxacin
Streptokokken	Penicillin G	Cephalosporin I oder II, Clindamycin, Makrolid, Vancomycin
Treponema pallidum	Penicillin G	Tetracyclin, Makrolid, Ceftriaxon
Ureaplasma	Tetracyclin	Makrolid
Vibrionen	Tetracyclin	Cotrimoxazol, Chinolon, Chloramphenicol
Yersinia enterocolitica	Chinolon	Cotrimoxazol, Tetracyclin
Yersinia pestis	Aminoglykosid	Tetracyclin, Chloramphenicol
Yersinia pseudotuberculosis	Ampicillin	Tetracyclin, Aminoglykosid

* Die empfohlenen Substanzen sind für die Initialtherapie geeignet. Bei nachgewiesener Empfindlichkeit des Erregers bewährte, kostengünstige Antibiotika mit schmalerem Spektrum bevorzugen!
In folgender Reihenfolge:

Aminobenzylpenicilline → Cephalosporine I oder II → Ureidopenicilline → Cephalosporine III → Carbapeneme/Fluorochinolone i. v.

Bei schweren Infektionen insbesondere durch Pseudomonas, Enterobacter, Serratia und Citrobacter Kombination mit einem Aminoglykosid empfohlen.

Spezifische Infektionserkrankungen

AIDS (Acquired Immune Deficiency Syndrome)

Human Immunodeficiency Virus
(HIV) Typ 1 und 2

Retroviren
(RNA-Viren)

Virusisolierung: Aus diversen Zellen des Immunsystems (T-Helferzellen, Monozyten u.a.) sowie Körperflüssigkeiten möglich, jedoch aufwendig. Indiziert zur Abklärung einer Neugeboreneninfektion.

Serologisch*: Als Antikörper-Suchtest ELISA (für HIV 1 und 2, sowie für beide Typen gemeinsam); wenn positiv als Bestätigungstest Westernblot. Um Verwechslungen auszuschließen eine zweite Serumprobe mittels ELISA untersuchen. Nachweis von p24-Antigen im Serum mittels ELISA häufig schon 2 – 3 Wochen nach Infektion möglich. Nach 8 – 12 Wochen nicht mehr nachweisbar. Erneutes Auftreten von p24-Antigen weist auf bevorstehenden Krankheitsausbruch hin.

Genomnachweis: Zur Quantifizierung der Viruslast im Plasma mittels Branched DNA assay oder Reverse Transkriptase-PCR (untere Nachweisgrenze 50 – 500 RNA-Kopien/ml). Auch mittels NASCA (Nucleic Acid Sequence-Based Amplification). Monitoring bei unbehandelten HIV-Patienten alle 6 – 12 Monate, unter der Therapie alle 3 – 6 Monate empfohlen.

Aktinomykose

Actinomyces israelii
Actinomyces naeslundii
Arachnia propionica und zahlreiche andere Arten

Grampositive mikroaerophile Fadenbakterien

Mikroskopisch*: Nachweis von Drusen (gelbliche Granula). Entweder mit bloßem Auge oder schwacher Vergößerung sichtbar. In Speziallabors ist die direkte Fluoreszenzmikroskopie möglich.

Kulturell*: Aus Eiter, Fistelsekret, Granulationsgewebe (Punktion oder Inzision nicht durch die Schleimhaut durchführen). Dauer 2 – 14 Tage

Therapie	Bemerkungen

Kombination von 2 Nukleosid-Analoga:
Zidovudin + Didanosin oder
Zidovudin + Zalcitabin oder
Zidovudin + Lamivudin
jeweils ± Proteinaseinhibitor

Indiziert wenn:
– CD4-Zellen < 300/µl (event. < 500/µl)
– Viruslast > 5.000 – 10.000
– klinische Symptome auftreten

Bei Unverträglichkeit von Nukleosid-
Analoga: Saquinavir + Ritonavir

Bei Progredienz der Symptome, Abfall
der CD4-Zellen oder Anstieg bzw. unzu-
reichender Senkung der Viruslast
(< 1 log nach 8 – 12 Wochen Therapie)
andere Kombination wählen wie z.B.
Zidovudin + Lamivudin oder
Didanosin + Lamivudin oder
Stavudin + Lamivudin oder
Stavudin + Didanosin oder
jeweils + Proteinaseinhibitor
(5, 16, 22, 32, 39, 62)

Therapie der opportunistischen
Infektionen siehe bei den jeweiligen
Infektionen.

HIV-1 ist weltweit verbreitet, das Vorkommen von HIV-2-Infektionen beschränkt sich
weitgehend auf Westafrika. Die Übertragung der HIV-Infektion erfolgt in erster Linie
durch Geschlechtsverkehr, ferner durch
Inokulation von erregerhaltigem Blut oder
Blutprodukten sowie transplazentar und
peripartal. Spezifische Antikörper treten normalerweise 3-12 Wochen nach Infektion
auf. Eine negative Serologie 6 Monate nach
Exposition schließt eine Infektion praktisch
aus. Die Mehrzahl der Infizierten bleibt in
den ersten zwei Jahren asymptomatisch.
Danach erkranken jährlich 6%, so daß nach
10 Jahren 50% der Infizierten das AIDS-
Vollbild entwickelt haben. Die häufigsten
opportunistischen Infektionen bei AIDS:
PCP, Toxoplasmose, CMV-Infektionen,
Herpes-simplex-Infektionen, Kryptokokkose,
Candida-Ösophagitis, atypische Mykobakteriose, Tuberkulose.
Positiver serologischer Befund anonym mel-
depflichtig.

Postexpositionsprophylaxe siehe S 290

Penicillin G 10 – 20 Mio. E/d i.v. für
4 – 6 Wochen, anschließend
Phenoxypenicillin 2 – 5 Mio. E/d p.o.
für 6 Monate

Alternativ: Ampicillin, Doxycyclin,
Clindamycin, Erythromycin, Ceftriaxon

Aktinomyzeten gehören zur normalen
Schleimhautflora. Kultureller Nachweis nur
diagnostisch verwertbar im Zusammenhang
mit dem klinischen Bild. Drei Formen der
Aktinomykose: zervikofazial, thorakal, abdo-
minal; häufig mit dermaler Fistelbildung.
Immer eine Mischinfektion mit anderen Bakterien wie Staphylokokken, Streptokokken,
Fusobakterien, Eikenella corrodens, Actino-
bacillus actinomycetem-comitans. Anaerobes Transportmedium verwenden, nicht in
Kochsalzlösung einschicken.

Amoebiasis (Amöbenruhr)

Entamoeba histolytica

Protozoon

Mikroskopisch*: Nachweis von Trophozoiten oder Zysten in frischer, noch warmer Stuhlprobe. Besser geeignet ist blutiger Schleim oder endoskopisch entnommenes Material von Darmwandläsionen. Untersuchung muß innerhalb $1/2$ Stunde nach Entnahme erfolgen. Ist das nicht möglich, Konservierung der Stuhlprobe (etwa 1 g) in 4%iger Formaldehydlösung oder in Merthiolat-Formalinlösung. Insgesamt drei Proben an drei verschiedenen Tagen entnehmen.

Kulturell: Bei negativer Mikroskopie und fortbestehendem klinischen Verdacht. Differenzierung zwischen pathogenen (invasiven) und apathogenen Stämmen von E. histolytica mittels Isoenzymbestimmung oder Genomanalysen (PCR, in situ Hybridisierung) möglich.

Serologisch*: Bei Darmwandinvasion und extraintestinaler Amoebiasis (Abszeßbildung) IFT, KBR, ELISA, IHA u.a. Bei Leberabszeß in 90 – 95% der Fälle IgM-Antikörper positiv; 6 Wochen nach erfolgreicher Therapie meist wieder negativ.

Askariasis

Ascaris lumbricoides
(Spulwurm)

Nematode

Mikroskopisch*: In der Stuhlprobe finden sich zahlreiche Eier. Bei leichterem Befall Anreicherungsverfahren (z.B. MIFC) erforderlich.

Makroskopisch: Bei analem Abgang oder Erbrechen von Adultwürmern (10 – 40 cm lang)

Therapie	Bemerkungen

Intestinal invasiv und extraintestinal:
Metronidazol 3 x 750 mg p.o. oder
3 x 500 mg i.v. für 5 – 10 Tage
Kinder: 30 – 45 mg/kg/d in 3 Dosen
oder
Tinidazol (Simplotan®) 1 x 2 g p.o.
für 3 Tage,
jeweils gefolgt von einer 10-tägigen
Therapie mit einem
Darmlumen-Amöbizid:
Diloxanidfuroat (Furamid®)
3 x 500 mg p.o.
oder
Paromomycin (Humatin®)
25 – 30 mg/kg/d in 3 Dosen

Asymptomatische Träger:
Darmlumen-Amöbizid + eventuell
Metronidazol wegen Gefahr der
Gewebsinvasion.

Weltweit verbreitet. Häufig bei AIDS-Patienten und Rückkehrern aus warmen Ländern. In gemäßigten Zonen überwiegend apathogene Stämme. Pathogene Stämme, die zu invasiven Erkrankungen (Amöbenruhr, extraintestinale Amöbiasis) führen können, sind vorwiegend auf die Tropen und Subtropen beschränkt. Übertragung durch Lebensmittel und Trinkwasser, die durch Amoebenzysten kontaminiert sind. Unter den extraintestinalen Formen ist der Leberabszeß am häufigsten.
Die früher übliche Aspiration oder chirurgische Drainage von Leberabszessen gilt als obsolet. Nur bei drohender Perforation von großen Abszessen (> 12 cm) ist eine Aspiration gerechtfertigt.

Mebendazol (Vermox®) 2 x 100 mg p.o.
für insgesamt 3 Tage (nicht bei Schwangeren im 1. und 2. Trimenon und Kindern unter 2 Jahre).

Alternativ:
Pyrantel (Helmex®) 10 mg/kg (max. 1 g)
p.o. als Einmaldosis. oder
Piperazin (Tasnon®, Vermicompren®)
75 mg/kg (max. 3,5 g) p.o.
als Einmalgabe oder
Albendazol (Eskazole®) 400 mg p.o. als
Einmalgabe.

Verbreitet insbesondere in warmen Ländern (50 – 90% der Bevölkerung befallen). Übertragung meist durch den Genuß von rohen Salaten und Gemüse, die mit menschlichen Fäkalien gedüngt werden. Häufig bei Kindern. Während der Lungenpassage des Parasiten oft eosinophile Lungeninfiltrate nachweisbar (Löffler-Syndrom).

Aspergillose

Aspergillus fumigatus
A. flavus
A. niger

Schimmelpilz

Mikroskopisch: Septierte Hyphen im Nativ-präparat bzw. in Gewebeschnitten erlauben Verdachtsdiagnose vor allem bei immunsup-primierten Patienten.

Kulturell*: Isolierung aus Sputum, Bronchial-sekret oder Nasenabstrich bei Normal-patienten ohne diagnostischen Wert, bei Immunsupprimierten jedoch als klinisch relevant einzustufen. Definitive Diagnose nur mittels Gewebebiopsie (Nachweis der Invasion des Erregers). Blutkulturen, Liquor oder Knochenmarksbiopsien sehr selten positiv.

Serologisch: Antikörper-Tests (Präzipitin-Test, ELISA, IHA) häufig positiv bei allergi-scher bronchopulmonaler Aspergillose und beim Aspergillom. Bei invasiver Aspergillose diagnostisch nicht hilfreich.
Antigennachweis im Serum, in der BAL und im Urin möglich (Mehrfachtestung empfoh-len).

Atypische Mykobakteriose

Mycobacterium avium-intracellulare
M. kansasii
M. marinum
M. fortuitum
M. scrofulaceum
M. chelonae

Säurefeste Stäbchen

Mikroskopisch: In Körperfüssigkeiten und Gewebebiopsien mittels Ziehl-Neelsen- oder Fluorochromfärbung.

Kulturell*: Isolierung aus normalerweise sterilen Körperflüssigkeiten (z.B. Blut, Pleuraexsudat) oder Gewebebiopsie sichert die Diagnose. Aus Sputum, Magenspülflüssigkeit oder Urin wieder-holte Isolierung bzw. Ausschluß anderer Ursachen erforderlich. Durch Einastz radiometrischer Methoden (Bactec) beschleunigter Nachweis von langsam wachsenden Spezies (M. avium-intracellu-lare, M. kansasii, M. marinum). Besonders geeignet für die Diagnose einer dissemi-nierten Infektion (hohe Sensitivität).

* Methode der Wahl

Therapie	Bemerkungen

Invasive Aspergillose:
Amphotericin B 1 – 1,5 mg/kg/d.
Bei Progression der Infektion oder
Unverträglichkeit Umstellung auf
liposomales Amphotericin B 3 – 5
mg/kg/d. Kombination mit Flucytosin in
Erwägung ziehen.

Alternativ:
Itraconazol loading dose 3 x 200 mg p.o.
für 3 Tage, dann 2 x 200 mg p.o.
(Zur Überprüfung der Resorption Serumspiegelkontrollen empfohlen)

Aspergillom:
Keine Antibiotikatherapie. Bei massiver
Hämoptyse chirurgischer Eingriff erfor-
derlich.

Allergische bronchopulmonale
Aspergillose:
Keine Antibiotikatherapie. Bei ausge
prägter Symptomatik Kortikosteroide.

Aspergillus ist ubiquitär (Erde, Staub). Kolonisierung bzw. Infektion erfolgt durch Inhalation von Pilzsporen (Konidien). Systemische Aspergillose nur bei immungeschwächten Patienten (z.B. mit Leukämie, Lymphom,
nach Organtransplantation). Nosokomiale
Ausbrüche im Zusammenhang mit Bauarbei-
ten sind beschrieben. Die antimykotische
Therapie ist selten erfolgreich solange die
Immunabwehr des Patienten sich nicht wieder normalisiert. Letalität der zerebralen
Aspergillose nahezu 100%.
Keine Übertragung von Mensch zu Mensch.

M. avium-intracellulare:
Clarithromycin 2 x 500 mg p.o. oder
Azithromycin 1 x 500 mg p.o.
jeweils + Ethambutol 15 mg/kg/d ±
eine oder zwei der folgenden:
Rifampicin 1 x 600 mg p.o.oder
Rifabutin 1 x 300 mg p.o. oder
Ciprofloxacin 2 x 750 mg p.o. oder
Clofazimin 1 x 100 mg p.o.

Primärprophylaxe bei HIV-Patienten:
Clarithromycin 2 x 500 mg tgl.oder
Azithromycin 1200 mg 1 x pro Woche
Alternativ: Rifabutin 1 x 300 mg tgl.

Suppressionstherapie :
Clarithromycin 2 x 500 mg (alternativ:
Azithromycin 500 mg) + Ethambutol
15 mg/kg oder Rifabutin 300mg tgl.

Atypische Mykobakterien sind ubiquitär
(Erde, Wasser, Staub). Bei Isolierung von
potentiell pathogenen Spezies aus klinischem Untersuchungsmaterial kann daher
entweder eine Kontamination, Kolonisierung
oder Infektion vorliegen. Die Infektion
erfolgt gewöhnlich durch Aspiration oder
Inokulierung aus dem natürlichen Reservoir.
Keine Übertragung von Mensch zu Mensch.
M. avium-intracellulare ist der häufigste
Erreger von atypischen Mykobakteriosen.
Schwere pulmonale Infektionen und Disseminierung hauptsächlich bei Patienten mit
zellulärer Immundefizienz. Bei 40% der
AIDS-Patienten treten disseminierte M.
avium-intracellulare-Infektionen auf. Primärprophylaxe indiziert, wenn CD4-Zellzahl
< 50 mm^3 (34, 38, 56, 68).

Atypische Mykobakteriose (Fortsetzung)

Genomnachweis: PCR zum Direktnachweis im Bronchialsekret. Gensonden zur Speziesdifferenzierung nach kultureller Isolierung.

Hauttest: Tuberkulintest häufig positiv bei Patienten mit atypischer Mykobakteriose, besonders bei Kindern. Zur Differenzierung muß Spezies-spezifisches PPD eingesetzt werden (nicht kommerziell erhältlich). Die meisten Patienten mit disseminierter Infektion sind anerg.

Blastomykose

Blastomyces dermatitidis

Dimorpher Pilz

Mikroskopisch: Hefezellen im Nativpräparat bzw. in Gewebeschnitten.

Kulturell*: Aus Sputum, Pleuraexsudat, Liquor, Gewebebiopsie, Urin, aspiriertem Sekret von Hautläsionen und subkutanen Knoten, Gelenkspunktat.
Dauer: 1 – 5 Wochen

M. kansasii:
INH 300 mg/d + Rifampicin 600 mg/d
+ Ethambutol 15 – 25 mg/kg/d
± Streptomycin 1 g IV zweimal wöchentl.

Alternativ: Ciprofloxacin, Clarithromycin
Amikacin

M. marinum:
Rifampicin + Ethambutol

Alternativ: Cotrimoxazol, Tetracyclin

M. fortuitum:
Cefoxitin + Amikacin

Alternativ: Cotrimoxazol, Clarithromycin,
Azithromycin, Doxycyclin

M. chelonae:
Clarithromycin ± Amikacin

M. scrofulaceum:
INH + Streptomycin + Rifampicin
+ Cycloserin

Schwere pulmonale Erkrankung
und Meningitis:
Amphotericin B 0.3 – 0,6 mg/kg/d oder
0.6 – 0,8 mg/kg jeden 2. Tag
(Gesamtdosis 2,0 – 2,5 g).
oder
Itraconazol 2 x 200 mg p. o.

Leichtere nichtmeningeale Erkrankung:
Itraconazol 1 – 2 x 200 mg p.o.oder
Ketoconazol 1 x 400 – 800 mg p.o.
für mindestens 6 Monate

Endemisch in den südöstlichen und zentra-
len Staaten der USA (besonders entlang des
Mississippi und Ohio River) und im Große-
Seen-Gebiet. Sporadisch in Mittel- und
Südamerika, Afrika und im Mittleren Osten.
Pulmonale Infektion erfolgt durch Inhalation
von sporenhaltigem Staub. Disseminierung
möglich. Gelegentlich auch primär Hautin-
fektion. Serologische Methoden ohne
Bedeutung. Keine Übertragung von Mensch
zu Mensch.

Botulismus

Clostridium botulinum

Grampositive, sporenbildende, anaerobe Stäbchen

Tierversuch*: Toxinnachweis im Patientenserum (etwa 5 ml Blut einsenden), Mageninhalt und den vermutlich kontaminierten Speiseresten (größere Mengen, etwa 50 g, einsenden). Beim Säuglingsbotulismus auch im Stuhl.

Kulturell*: Aus Stuhl, Mageninhalt und Speiseresten bzw. Wundabstrich.

Brucellose

Brucella melitensis
(Malta-Fieber)

Brucella abortus
(M. Bang)

Brucella suis
Brucella canis

Gramnegative Stäbchen

Kulturell: Wiederholte Blutkulturen, außerdem aus Gelenkspunktat, Knochenmarkspunktat, Hautbiopsie. Selten Anzüchtung aus Liquor, Urin, Pleuraexsudat, Empyem. Dauer 1 – 3 Wochen.

Serologisch*: Agglutinationstest, ELISA für IgG und IgM. Bei der Routineserologie werden keine Antikörper gegen B. canis erfaßt! Gegebenenfalls Sepzialuntersuchung anfordern. Kreuzreaktionen mit Antikörpern gegen F. tularensis, Y. enterocolitica und V. cholerae möglich.

Therapie	Bemerkungen

Polyvalentes Botulismus-Antitoxin (Pferdeserum!) initial 500 ml langsam infundieren, bei persistierenden Symptomen nach 4 – 6 Std. weitere 250 ml.
(Nicht empfohlen bei Säuglings-botulismus)

Magenspülungen, hoher Einlauf empfohlen zur Eliminierung nicht resorbierten Toxins. Intensivpflege (Beatmung). Eine zusätzliche Penicillin-Therapie ist von fraglichem Nutzen.

C. botulinum produziert das stärkste bakteri-elle Toxin. Botulismus-Sporen sind ubiquitär. Häufigste Form des Botulismus: Lebensmit-telvergiftung durch unsachgemäß verarbei-tete Konserven, insbesondere Fleisch und Hülsenfrüchte. Wundbotulismus selten. Säuglingsbotulismus durch Aufnahme von Sporen mit kontaminierter Nahrung (z.B. Honig), die im Darm auswachsen und Toxin bilden.
Inkubationszeit: bei Lebensmittelvergiftung 12 – 24 Std. (bis zu 1 Woche), bei Wund-botulismus 4 – 14 Tage.

Meldepflichtig: Krankheitsverdacht, Erkran-kung, Tod

Doxycyclin 2 x 100 mg p.o.für 6 Wochen + Streptomycin 1 g/d i.m. in den ersten 1 –2 Wochen
oder
Doxycyclin 1 x 200 mg p.o. + Rifampicin 1 x 600 – 900 mg p.o. für 4 – 6 Wochen

Alternativ:
Cotrimoxazol 6 Tabl./d (480/2.400 mg/d) + Rifampicin für 4 – 6 Wochen

Weltweit verbreitet, in Deutschland selten. Übertragung durch den direkten Kontakt mit infizierten Tieren, wie Rindern, Schweinen, Schafen, Ziegen; auch durch kontaminierte Milchprodukte. Übertragung von Mensch zu Mensch unwahrscheinlich (Ausnahme: durch Geschlechtsverkehr). Vorsicht beim Arbeiten mit Brucellen: hochinfektiös! Inkubationszeit einige Tage bis zu mehreren Monaten. (70, 84)

Meldepflichtig: Erkrankung, Tod

Candidiasis

Candida albicans
   "   tropicalis
   "   pseudotropicalis
   "   glabrata
   "   parapsilosis
   "   guilliermondii
   "   krusei
   "   lusitaniae

Sproßpilze

Mukokutane Candidiasis:

Mikroskopisch*: Hefezellen, z.T. mit Pseudohyphen, bestätigen die klinische Diagnose.

Kulturell: zur Speziesidentifizierung notwendig und eventuell zur Resistenztestung bei AIDS-Patienten mit Rezidiv.

Systemische Candidiasis:

Kulturell*: Isolierung aus normalerweise sterilen Körperflüssigkeiten (Blut, Liquor etc.) oder Gewebebiopsie notwendig für die definitive Diagnose.

Mikroskopisch: Hefezellen, z.T. mit Pseudohyphen (Ausnahme: C. glabrata bildet keine Pseudohyphen).

Serologisch: Antikörpernachweis mittels IHA und IFT (bei Immunsupprimierten meist negativ). Antigennachweis im Serum mittels Latex-Test möglich (Spezifität hoch, Sensitivität gering).

Chagas-Krankheit (Amerikanische Trypanosomiasis)

Trypanosoma cruzi

Protozoon

Mikroskopisch*: Im Frühstadium Erreger im Blut (Ausstrich oder "Dicker Tropfen") mittels Giemsa-Färbung darstellbar.

Kulturell: Aus dem Blut. Dauer: bis zu mehreren Monaten.

Xenodiagnose: Membranfütterung der Raubwanzen mit Patientenblut. Dauer: 1 Monat

Serologisch*: IFT, ELISA, KBR u. a. zur Diagnose der chronischen Erkrankung.

Genomnachweis: PCR zum Nachweis geringer Mengen zirkulierender Parasiten bei chronischer Infektion.

Disseminierte Candidiasis:
Amphotericin B 0,6 – 1 mg/kg/d,
evtl. Kombination mit Flucytosin
100 – 150 mg/kg/d

Alternativ: Fluconazol 400 mg/d i.v.

Mundsoor:
Fluconazol 100 – 200 mg/d p.o. oder
Nystatin-Suspension 100.000 E/ml,
4 – 6 x tgl. 1 ml oder mit Gentiana-
violett-Lösung auspinseln.

Alternativ: Itraconazol 200 mg/d p.o.
oder Ketoconazol 200 – 400 mg/d p.o.

Soor-Ösophagitis:
Fluconazol 100 – 200 mg/d p.o.oder i.v.

Alternativ: Itraconazol 200 mg/d p. o.
oder Ketoconazol 200 – 400 mg/d p.o.

Genital-Soor:
Fluconazol 150 mg p.o. als Einmaldosis.

Alternativ: lokale Therapie mit
Clotrimazol, Miconazol, Nystatin

Saprophytische Bewohner der Haut und
Schleimhäute. Infektion meist endogen. Disseminierte Candidiasis fast ausschließlich
bei Immungeschwächten. Prädisponierende
Faktoren: Diabetes mellitus, Kortikostero-
idtherapie, Breitspektrumantibiotika-Thera-
pie, langzeitige parenterale Ernährung. Bei
Katheter-assoziierter Fungämie: Katheter
entfernen + antimykotische Therapie mit
Amphotericin B 50 mg/d für 5 Tage oder
Fluconazol 400 mg/d für 10 Tage.
Bei Infektionen durch C. krusei ist Fluconazol
unwirksam, bei C. glabrata-Infektionen
schwach wirksam. Bei AIDS-Patienten mit
oropharyngealer Candidiasis kann es unter
Langzeittherapie mit Fluconazol zur Resistenzentwicklung kommen. Kreuzresistenz
mit Itraconazol oder Ketoconazol möglich.

Nifurtimox (Lampit®) 8 – 10 mg/kg/d
in 4 Dosen für insgesamt 4 Monate.
Kinder 1–10 Jahre: 15 – 20 mg/kg/d
     11–16 Jahre: 12,5 – 15 mg/kg/d
             jeweils in 4 Dosen

Alternativ:
Benznidazol (Radanil®) 5 – 7 mg/kg/d
für 2 – 3 Monate

In Süd- und Mittelamerika verbreitet,
insbesondere in Slums und auf dem Lande.
Weltweit sind 7 – 15 Millionen infiziert!
Übertragung erfolgt durch Raubwanzen.
Übertragung auch durch Bluttransfusion,
intrauterin oder durch Muttermilch möglich.
Falsch-positive serologische Ergebnisse
möglich bei Patienten mit Malaria und
Leishmaniase. Im chronischen Stadium ist
die Chemotherapie ineffektiv.
Inkubationszeit: 1 – 2 Wochen.

Infektion /Erreger	Nachweisverfahren

Cholera

Vibrio cholerae

Gramnegative, kommaförmige Stäbchen

Epidemien durch V. cholerae Typ 0:1 und den neuerdings auch Typ 0:139 in Asien

Mikroskopisch: Dunkelfeldmikroskopie von frischem Stuhl: bewegliche Vibrionen werden bei Zugabe von spezifischem Antiserum immobilisiert.

Kulturell*: Aus Stuhlproben, Rektalabstrichen oder Erbrochenem. Material innerhalb von 3 Stunden verarbeiten oder ansonsten Transportmedium benutzen.

Diphtherie

Corynebacterium diphtheriae

Grampositive pleomorphe Stäbchen

Kulturell*: Nasen-, Rachenabstrich. Pseudomembran vor der Probenentnahme ablösen; evtl. Teile der Membran einsenden. Der isolierte Erreger muß auf Toxinbildungsvermögen überprüft werden.

* Methode der Wahl

Therapie	Bemerkungen

Wichtigste Maßnahme:
Flüssigkeitssubstitution!
Oral: 20 g Glukose (oder 40 g Zucker
oder 30 – 80 g Reispulver) + 3,5 g NaCl
+ 2,5 g NaHCO3 + 1,5 g KCl
auf 1 l Wasser.
Parenteral: Infusion glukosehaltiger
Elektrolytlösungen, z.B. Ringer-Laktat +
Glukose (50 mMol/l).

Tetracyclin 1 g/d p.o. für 3 – 5 Tage.
oder Doxycyclin 300 mg als Einmalgabe

Alternativ:
Ciprofloxacin 2 x 250 mg p.o. oder
Cotrimoxazol 2 x 1 Tabl. für 3 Tage

Impfung siehe S. 266

V. cholerae ist endemisch in Indien und
Bangladesh, El Tor im Mittelmeerraum, Vor-
derasien und Afrika. In den USA endemische
Gebiete an der Golfküste. In der letzten Zeit
größere Epidemien in Südamerika, Asien
und vor allem in Afrika.. Die Erkrankung wird
durch ein vom Erreger produziertes
Enterotoxin hervorgerufen. Die Infektion
wird durch Aufnahme von fäkal-kontaminier-
tem Wasser und Nahrungsmitteln übertragen. Inkubationszeit gewöhnlich 1 – 3 Tage.
Die Antibiotika-Therapie führt zur schnellen
Eliminierung des Erregers und verkürzt die
Dauer der Diarrhoe. Die Cholera-Impfung
bietet nur einen etwa 50%igen Schutz. Der
Impfsoff ist nicht wirksam gegen Typ 0:139.

Meldepflichtig: Krankheitsverdacht, Erkrankung, Tod.

Diphtherie-Antitoxin (Pferdeserum!)
Intrakutan-Test mit 1:100 Verdünnung.

Leichtere Erkrankung:
30.000 – 50.000 E als i.v.-Infusion.

Schwerere Erkrankung bzw. Beginn der
Serotherapie nach dem 3. Krankheitstag:
60.000 – 120.000 E

Antitoxin bei klinischem Verdacht sofort
verabreichen! Kulturergebnis nicht
abwarten!

Penicillin G (Ergänzungstherapie)
1,2 – 4 Mio. E/d für 10 Tage.
Kinder: 100.000 E/kg/d

Alternativ:
Erythromycin 40 – 50 mg/kg/d
(max. 2 g/d) in 4 Dosen

Impfung siehe S. 266

Kleine begrenzte Epidemien kommen in
Deutschland immer wieder vor. Zur Zeit
große Epidemie in GUS; mit Einschleppung
muß gerechnet werden. Nur 30 – 70% der
jüngeren Erwachsenen in der BRD haben
protektive Antikörperspiegel. Auffrischimp-
fung empfohlen. Häufigkeitsgipfel im Herbst
und Winter. Übertragung durch Tröpfcheninfektion. 3 Tage nach Therapieende Kontroll-
rachenabstriche (3 x) abnehmen. Strikte Isolierung der Erkrankten und Träger. Träger
7 Tage mit Erythromycin p.o. behandeln.
Inkubationszeit: 2 – 5 Tage.

Meldepflichtig: Erkrankung, Tod.

Echinokokkose

Zystische Echinokokkose
Echinococcus granulosus
(Hundebandwurm)

Alveoläre Echinokokkose
E. multilocularis
(Fuchsbandwurm)

Zestoden

Serologisch: IFT, IHA, ELISA. Bei Leberbefall in 80 – 90%, bei Lungenechinokokkose nur in 50 – 60% der Fälle positiv. Kreuzreaktion mit anderen Helminthiasen möglich. Spezifische Tests: Em2-ELISA, Immunelektrophorese oder Westernblot.

EHEC-Infektionen

Enterohämorrhagische E. coli

Gramnegative Stäbchen

Häufigste Serotypen: O157
                        O26
                        O111

Kulturell*: Aus Stuhl mittels MacConkey-Sorbitol Agar (nur Sorbit-neg. E. coli O157 erkennbar) oder Enterohämolysin-Agar (90% der EHEC-Stämme identifizierbar); vorherige Anreicherung empfohlen.

Toxinnachweis: Aus Kulturüberstand mittels VT-EIA, VTEC-RPLA oder Verozell-Toxizitätstest. Direktnachweis aus dem Stuhl unzuverlässig.

Serologisch: O-Antigen-Identifizierung des isolierten Stammes mittels ELISA oder Latexagglutination.

Genomnachweis: Prüfung des Isolates auf SLT-spezifische DNA-Sequenzen mittels PCR oder DNA-Hybridisierung.

Nur in inoperablen Fällen:

Albendazol (Eskazole®) 2 x 400 mg p.o. mindestens 3 Zyklen à 4 Wochen mit jeweils zweiwöchigen Pausen.
Kinder: 15 mg/kg/d

Operative Entfernung der E.-granulosus-Zysten. Risiko einer sekundären Hydatidose und ggf. anaphylaktischen Reaktion bei Ruptur des Zysten. Vor der Resektion Instillierung von z.B. 95% Ethanol oder hypertoner Salzlösung in die Zyste zur Inaktivierung der Skolices. Perioperative Gabe von Albendazol empfohlen. Alveoläre Echinokokkose häufig inoperabel.

Durch orale Aufnahme von Hunde- oder Fuchsbandwurmeiern wird der Mensch zum "Zwischenwirt". Finnen des E. granulosus bilden in der Leber, Lunge und anderen Organen abgrenzbare, flüssigkeitsgefüllte Zysten = Hydatiden (zystische Echinokokkose). Finnen des E. multilocularis bilden viele kleine Blasen. Krebsartige Durchsetzung der Leber (alveoläre Echinokokkose). "Zwischenwirt" können auch Schafe, Huftiere und Nagetiere sein. Über den Verzehr ihrer Organe infizieren sich die Endwirte, d.h. Hunde oder Füchse. E. granulosus weltweit verbreitet, E. multilocularis in der nördlichen Hemi-sphäre; endemisch in Süddeutschland. Keine diagnostische Probepunktion wegen möglicher Aussaat!

Antibiotika-Therapie nicht empfohlen, da dadurch möglicherweise erhöhtes Risiko für die Entwicklung eines HUS.

Keine Motilitätshemmer!

Rehydratation, wenn nötig intravenös.

EHEC-Stämme produzieren Toxine, die als Verotoxin (VT) oder Shiga-like toxin (SLT) bezeichnet werden. Natürliches Reservoir ist der Darm von Wiederkäuern (Rinder, Schafe, Ziegen). Die Infektion wird erworben durch Verzehr EHEC-kontaminierter Nahrungsmittel (vor allem rohe Fleisch- und Milchprodukte), Übertragung von Mensch zu Mensch durch Schmierinfektion. Die Infektionsdosis ist gering (< 100 Keime). EHEC verursacht Diarrhoen, hämorrhagische Colitis und das hämolytisch-urämische Syndrom (HUS). 5–10% der Kinder mit EHEC-Infektion entwickeln ein HUS, davon werden etwa 50% dialysepflichtig (10).

Meldepflichtig: Verdacht, Erkrankung, Tod

Ehrlichiose

Ehrlichia chaffeensis,
E. equi,
E. phagocytophilia

Obligat intrazelluläre, Rickettsien-
ähnliche gramnegative kokkoide
Stäbchen

Mikroskopisch*: Im peripheren Blutausstrich
bei granulozyzärer Ehrlichiose in den Neu-
trophilen Ehrlichia-Zellpakete sichtbar.

Serologisch: Antikörpernachweis mittels IFT.
Diagnostisch ist ein Titeranstieg um mindestens das Vierfache.

Enterobiasis (Oxyuriasis)

Enterobius vermicularis = Madenwurm
(Oxyuren)

Nematode

Mikroskopisch*: Zum Nachweis von Eiern
werden am besten Cellophanklebestreifen
morgens auf den After aufdrückt und dann
abgezogen. Gelegentlich können die Maden-
würmer im Stuhl makroskopisch gesichtet
werden; Länge etwa 10 mm. Stuhluntersu-
chung auf Eier wenig geeignet.

Erysipel

Streptokokken der Serogruppe A
selten Staphylococcus aureus

Grampositive Kokken

Kulturell: Aspirat von Gewebeflüssigkeit
aus dem Randgebiet des Erysipels (selten
positiv); ggf. auch Rachenabstrich, in
schweren Fällen Blutkultur.

* Methode der Wahl

Therapie	Bemerkungen
Doxycyclin 2 x 100 mg p.o., eventuell auch i.v.	E. chaffeensis (= monozytäre Ehrlichiose) kommt nur in USA vor; E. equi und E. phagocytophila (granulozytäre Ehrlichiose) in USA und Europa (12). Reservoir: Schafe und Pferde. Übertragung durch Zecken (Ixodes). Sie tritt am häufigsten von Mai bis Juli auf. Das klinische Bild ähnelt dem Rocky Mountain spotted fever. Schwere Verlaufsformen mit letalem Ausgang sind beschrieben. Inkubationszeit: im Durchschnitt 11 – 14 Tage. (4)
Einmalgabe von: Pyrantel (Helmex®) 10 mg/kg (max. 1 g) oder Mebendazol (Vermox®) 100 mg oder Albendazol (Eskazole®) 400 mg Nach zwei Wochen wiederholen .	Der Madenwurm ist weltweit einer der häufigsten Wurmparasiten des Menschen, vor allem der Kinder. Ansteckung durch (1.) Selbstinfektion, (2.) kontaminierte Hände oder (3.) durch Staub und kontaminiertes Rohgemüse. Zur Eiablage kriechen die Würmer aus der Afteröffnung heraus, um Tausende von Eiern auf der Analhaut abzusetzen. Starker Juckreiz! Prophylaxe: Nach dem Stuhlgang Hände waschen mit Seife und Nagelbürste. Bett- und Leibwäsche 8 Tage lang häufig wechseln und auskochen. Mehrere Kontrolluntersuchungen notwendig.
Penicillin V 1,5 – 3 Mio. E/d p.o. für 10 – 14 Tage Bei schwereren Fällen: Penicillin G 5 – 10 Mio. E/d i.v. Alternativ: Makrolid, Cephalosporin	Die Diagnose wird in den meisten Fällen klinisch gestellt. Schmerzhafte Schwellung und Rötung der Haut mit scharfer Begrenzung, häufig hohes Fieber. Häufigste Lokalisation: Gesicht und Beine. In etwa 1/3 der Fälle geht dem Erysipel eine Streptokokken-Infektion des Respirationstraktes voraus.

Erysipeloid
(Schweinerotlauf)

Erysipelothrix rhusiopathiae

Grampositive aerobe Stäbchen

Kulturell*: Biopsie vom Randgebiet der Läsion (in dextrosehaltige Bouillon geben) Blutkultur bei Sepsis und Endokarditis.

Erythema infectiosum
(Ringelröteln)

Parvovirus B 19

Parvoviren
(DNA-Viren)

Virusisolierung: Nur in wenigen Speziallabors möglich

Mikroskopisch: Im Humanserum kann der Erreger elektronenmikroskopisch nachgewiesen werden.

Serologisch*: Antikörper- und Antigennachweis mittels ELISA und RIA,.

Genomnachweis: Mittels Hybridisierungsverfahren oder Amplifikation der B19-DNA durch PCR.

Exanthema subitum
(Roseola infantum, Dreitagefieber)

Humanes Herpesvirus Typ 6
(HHV 6)
selten Entero- oder Adenoviren

Virusisolierung: Nur in wenigen Speziallabors möglich.

Serologisch*: Nachweis von IgM-Antikörpern oder IgG-Titeranstieg mittels IFT.

Genomnachweis: Im Serum mittels PCR.

* Methode der Wahl

Therapie	Bemerkungen

Penicillin V 1,2 – 3 Mio. E/d p.o.
für 10 Tage.

Bei Endokarditis:
Penicillin G 20 Mio E/d i.v.
für 4 Wochen

Alternativ:
Ampicillin, Cephalosporin, Chinolon,
Carbapenem

Infektion erfolgt durch kleine Hautläsionen
bei der Handhabung von infiziertem Tier-
material (Fleisch, Geflügel, Fische). Häufigste Lokalisation sind Finger und Hände.
Sepsis und Endokarditis sehr selten.
Inkubationszeit: 1 – 4 Tage

Keine virusspezifische Therapie.
Bei Immungeschwächten evtl.
Immunglobuline.

Weltweit endemisch verbreitet, gelegentlich
Epidemien. Übertragung vor allem durch
Tröpfcheninfektion. Vorwiegend erkranken
Kinder zwischen 5 und 14 Jahren (milder
Krankheitsverlauf, bei 10% der infizierten
Kinder rötelnähnliches Exanthem); bei
Erwachsenen wurden Komplikationen
(Arthritis, aplastische Krise bei Patienten
mit chron. hämolytischer Anämie) beobach-
tet. Bei Infektion während der Schwanger-
schaft kann es zum Abort oder zur Totgeburt
kommen (Übertragung in etwa 1/3 der Fälle,
Fruchttod in 9%)..
Inkubationszeit 2 – 3 Wochen.

Keine virusspezifische Therapie

Weltweit verbreitet. Erkrankungsalter zwischen 6. Lebensmonat und 4. Lebensjahr.
Meist milde Symptome (Fieber und Exanthem). Bei Immungeschwächten kann es zu
schweren Verläufen kommen (Hepatitis,
Meningoenzephalitis etc) Die Diagnose wird
meist klinisch gestellt. Übertragung durch
Tröpfcheninfektion am häufigsten vor Ausbruch des Exanthems.
Inkubationszeit: 4 – 15 Tage

Infektion / Erreger	Nachweisverfahren

Fleckfieber

Rickettsia prowazekii

Obligat intrazelluläre, kleine kokkoide Bakterien

Serologisch*: IFT, KBR, Weil-Felix-Reaktion (Nachweis von Serum-Agglutininen gegen Proteus OX-19)

Tierversuch: Inokulation von Blut in Meerschweinchen oder Beimpfung von embryonalem Dottersack.

Frühsommer-Meningo-enzephalitis (FSME)

(Zentraleuropäische Zeckenzephalitis)

FSME-Virus

Flaviviren
(RNA-Viren)

Virusisolierung: In der grippeähnlichen Frühphase aus dem Blut, in der zentralnervösen Phase aus dem Liquor mittels Zellkultur oder in Säuglingsmäusen

Serologisch*: IgM-Nachweis mittels ELISA; Bestimmung von IgG-Antikörpern zur Messung des Durchseuchungsgrades und zur Prüfung der Serokonversion nach Impfung.

Genomnachweis: Im Liquor und Serum mittels PCR

Gasbrand, Gasödem

Clostridium perfringens
C. novyi
C. septicum
C. histolyticum

Grampositive, anaerobe, sporenbildende Stäbchen

Kulturell*: Aus Gewebebiopsie (Wundrand, Muskel), Blut

Mikroskopisch: Im Grampräparat große, plumpe grampositive Stäbchen. Häufig Mischflora.

* Methode der Wahl

Therapie	Bemerkungen

Doxycyclin 0,2 g einmal täglich bis 3 Tage nach Entfieberung.

Alternativ:
Chloramphenicol

Entlausung mit Jacutin®

Weltweit verbreitet. In Europa nur noch sehr selten. Übertragung durch die Kleiderlaus. Inkubationszeit: 10 – 14 Tage Titer in der Weil-Felix-Reaktion steigen bis zu 2 – 3 Wochen nach Erkrankungsbeginn an. Beim Spätrezidiv (Brill-Zinssersche Erkrankung) Weil-Felix-Reaktion häufig negativ.

Meldepflichtig: Krankheitsverdacht, Erkrankung, Tod.

Keine virusspezifische Therapie

Impfung siehe S. 266

Postexpositionsprophylaxe siehe S. 288

Endemisch vor allem in Österreich, Tschechische Republik, Slowakei, Südosteuropa, Süddeutschland und Südschweden. Übertragung durch Zecken. Etwa 10% der Infizierten entwickeln eine Meningoenzephalitis, wobei in 3 – 10% der Fälle mit bleibenden Schäden zu rechnen ist. Je älter der Patient, desto schwerer die Verlaufsform.
Inkubationszeit: 2 – 15 Tage

Meldepflichtig: Erkrankung und Tod.

Wichtigste therapeutische Maßnahme: Extensive Exzision der infizierten Bereiche (wenn nötig Amputation). Eine Sauerstoffüberdruckbehandlung kann nützlich sein. Die klinische Wirksamkeit von Gasbrand-Antitoxin ist nicht erwiesen.

Penicillin G 20 – 30 Mio. E/d
+ Clindamycin 3 x 900 mg i.v.
für 10 Tage

Alternativ:
Metronidazol, Imipenem, Ceftriaxon

Der mikroskopische und kulturelle Nachweis von Clostridien ist nur diagnostisch verwertbar mit dem klinischen Bild (Myonekrose), da Clostridien ubiquitär sind.
Inkubationszeit: 1 – 5 Tage (bis zu mehrere Wochen)

Meldepflichtig: Erkrankung, Tod.

Gonorrhoe

Neisseria gonorrhoeae

Gramnegative Diplokokken

Kulturell*: Abstrich von Cervix, Vagina, Rektum, Urethra, Pharynx. Unmittelbar nach der Entnahme vorgewärmte Platten beimpfen. Ansonsten Transportmedium verwenden: Am besten nutritive Medien (z.B. Transgrow) benutzen und im Brutschrank aufbewahren oder bei nicht-nutritiven, z.B. Stuart-Medium, im Kühlschrank aufbewahren.
Bei disseminierter Infektion: aus Blut, Gelenkpunktat (selten positiv).

Mikroskopisch*: Bei der akuten Gonorrhoe des Mannes ist je ein Gram- und Methylenblaupräparat meist ausreichend: intraleukozytäre Diplokokken. Bei Frauen ist die Mikroskopie allein unzuverlässig.

Gürtelrose (Herpes zoster)

Varicella-Zoster-Virus (VZV)

Herpesviren
(DNA-Viren)

Virusisolierung: Aus Bläschenflüssigkeit

Mikroskopisch: Nachweis von multinukleären Riesenzellen vom Bläschengrund (Tzanck-Tes)t. Des weiteren mittels Immunfluoreszenzfärbung oder Elektronenmikroskopie.

Serologisch*: Nachweis von Antikörpern gegen Membranantigen (FAMA), ELISA.

* Methode der Wahl

Therapie	Bemerkungen

Unkomplizierte Gonorrhoe:
Einmalgabe von:
Ceftriaxon 125 – 250 mg i.m. oder
Cefixim 400 mg p.o. oder
Cefuroximaxetil 1 g p.o. oder
Ciprofloxacin 250 – 500 mg p.o. oder
Ofloxacin 400 mg p.o.

Alternativ:
Spectinomycin 2 g i.m. als Einmalgabe

Bei Gonokokken-Pharyngitis Ceftriaxon
bevorzugen.

Disseminierte Infektion:
Ceftriaxon 1 x 2 g i.v. oder
Cefotaxim 3 x 2 g i.v. oder
Cefuroxim 3 x 1,5 g i.v. bis zur
klinischen Besserung, dann
Oraltherapie mit Cefixim, Cefuroxim-
axetil oder Ciprofloxacin
für insgesamt 7 – 10 Tage.

Alternativ:
Penicillin G 10 – 20 Mio. E/d i.v. für
3 Tage, anschließend Amoxicillin
2 g/d p.o. für 4 Tage.

Weltweit verbreitet. Häufigste Geschlechts-
krankheit. Auf Grund der zunehmenden Verbreitung von resistenten Stämmen und der
guten Wirksamkeit von Einzeitbehandlungen
mit verschiedenen Antibiotika kann Penicillin nicht mehr als Mittel der Wahl betrach-
tet werden. Sporadisch treten auch schon
Chinolon-resistente Stämme auf. Da die
unkomplizierte Gonorrhoe häufig mit einer
Chlamydien-Infektion vergesellschaftet ist,
wird zusätzlich eine 7-tägige Therapie mit
Doxycyclin 200 mg/d oder Erythromycin
2 g/d oder eine Einmalgabe von Azithromycin 1 g empfohlen.
Inkubationszeit: 2– 5 Tage.

Anonym meldepflichtig

Akuter unkomplizierter Zoster:
Valaciclovir 3 x 1 g p.o. oder
Famciclovir 3 x 500 mg p.o.
für 7 Tage (7).
Therapiebeginn nicht später als 72 h
nach Auftreten der Effloreszenzen.

Alternativ: Aciclovir 5 x 800 mg p.o.

Bei schweren Infektionen und Patienten
mit Immundefekt:
Aciclovir 30 mg/kg/d i.v. in 3 Dosen
für 5 – 10 Tage.

Die Gürtelrose gilt als endogenes Rezidiv
einer früher durchgemachten VZV-Infektion.
Charakteristisch ist die Ausbreitung der
Effloreszenzen entlang von Dermatomen.
Bei Patienten mit Immundefekt (vor allem
Leukämikern, Tumorpatienten und Trans-
plantierten) schwere Verlaufsformen mit
kutaner Disseminierung und Organbeteili-
gung (Pneumonie, Hepatitis, Enzephalitis).
Empfängliche Personen können eine primäre
VZV-Infektion durch direkten Kontakt mit der
Bläschenflüssigkeit erwerben (63, 82).

Hämorrhagisches Fieber

Virusisolierung: Aus Blut oder Nasopharyn-gealsekret während der akuten Phase der Erkrankung.

Flaviviren:

Gelbfieber
    – Tropisches Amerika, Afrika

Dengue Hämorrhagisches Fieber
(Dengue Typ 1 – 4)
    – Südostasien, Indien,
     Karibik,Mittel- und
     Südamerika

Serologisch*: Nachweis von Virus-spezifi-schen IgM-Antikörpern mittels IFT, ELISA.

Genomnachweis: Nachweis von Virus-RNA im Blut oder Gewebe.

Kyasanur-Wald-Fieber
    – Kamataka (Indien)

Omsker Hämorrhagisches Fieber
    – Sibirien

Alphaviren:

Chikungunya Hämorrhagisches Fieber
    – Südostasien, Indien

Bunyaviren:

Kongo-Krim Hämorrhagisches Fieber
    – Osteuropa, Zentralasien,
     Zentralafrika

Rift Valley Fieber
    – Afrika südlich der Sahara

Hämorrhagisches Fieber mit renalem
Syndrom
(Hantavirus)
    – Ostasien, Nord-, Ost- und
     Südosteuropa

Therapie	Bemerkungen
Keine spezifische Therapie. Impfung siehe S. 266	Übertragung durch Mücken (Aedes). Inkubationszeit: 3 – 6 Tage. Letalität 20%.
Keine spezifische Therapie.	Übertragung durch Mücken. Reservoir: Mensch. Inkubationszeit: 2 – 7 Tage. Dengue-HF manifestiert sich nur bei Personen, die früher bereits eine Infektion mit einem anderen Dengue-Serotyp hatten. Letalität 1%.
Keine spezifische Therapie.	Übertragung durch Zecken. Inkubationszeit: 3 – 7 Tage.
Keine spezifische Therapie.	Übertragung durch Zecken und direkten Kontakt mit Bisamratten. Inkubationszeit: 3 – 5 Tage. Letalität 0,5 – 3%.
Keine spezifische Therapie.	Übertragung durch Mücken. Reservoir: Nagetiere. Inkubationszeit: 3 – 12 Tage.
Eventuell Ribavirin i.v.	Übertragung durch Zecken. Inkubationszeit: 2 – 10 Tage. Letalität 20 – 50%.
Eventuell Ribavirin i.v.	Enzootisch bei Rindern und Schafen. Übertragung durch Mücken. Menschen infizieren sich hauptsächlich durch direkten Kontakt mit infizierten Tieren. Inkubationszeit: 2 – 10 Tage.
Ribavirin i.v., loading dose von 2 g, dann 4 x 1 g für 4 Tage und 3 x 500 mg für weitere 6 Tage.	Infektion durch Inhalation von mit Nagetierexkreten kontaminiertem Staub. Inkubationszeit: 2 – 3 Wochen. Letalität: 1 – 5%. In USA wurde erstmals 1993 eine andere Form der Hantavirus-Infektion beschrieben, das Pulmonale Hantavirus-Syndrom mit häufig rasch progredientem, letalem Verlauf. Auch in Deutschland Vorkommen von pulmonalen Hantavirus-Infektionen (65).

Hämorrhagisches Fieber (Fortsetzung)

Arenaviren:

<u>Argentinisches Hämorrhagisches Fieber</u>
      – Argentinien

<u>Bolivianisches Hämorrhagisches Fieber</u>
      – Bolivien

<u>Lassa-Fieber</u>
      – Westafrika

Filoviren:

<u>Marburg Fieber</u>
      – Zentralafrika
<u>Ebola Fieber</u>
      – Zaire, Sudan

Helicobacter pylori-Infektion

Helicobacter pylori

Spiralförmiges, mikroaerophiles, gramnegatives Stäbchen

Aus der Magenschleimhaut-Biopsie:

Kulturell: Sensitivität 70–95%

Histologisch*: Um die Sensitivität zu erhöhen, zwei Antrum-Biopsien entnehmen. HE-, Giemsa- oder Warthin-Starry-Silberfärbung.

Urease-Schnelltest*: Sensitivität und Spezifität 90–98%. Ablesung nach 2–3 Std. (in 2/3 der Fälle schon nach 30 Min. positiv)

Serologisch: Nachweis von IgG-Antikörpern mittels ELISA

^{13}C-Harnstoff-Atemtest*: Markierter Harnstoff wird oral verabreicht. Wenn Helicobacter in der Magenschleimhaut vorhanden ist, erfolgt durch die produzierte Urease Spaltung in Ammoniak und markiertes CO_2, das in der expirierten Atemluft gemessen wird.

Therapie	Bemerkungen
Eventuell Ribavirin i.v.	Übertragung durch Aerosol oder direkten-Kontakt mit Exkreten infizierter Nagetiere. Sehr selten Übertragung von Mensch zu Mensch. Inkubationszeit: 5 – 19 Tage. Letalität 10 – 20%.
Eventuell Ribavirin i.v.	
Ribavirin i.v., loading dose von 2 g, dann 4 x 1 g für 4 Tage und 3 x 500 mg für weitere 6 Tage.	Übertragung durch Aerosol oder direkten-Kontakt mit Exkreten infizierter Nagetiere. Übertragung von Mensch zu Mensch durch Körpersekrete. Etwa 20% der Patienten entwickeln Hämorrhagien. Inkubationszeit: 3 – 16 Tage. Letalität unbehandelt 15 – 25%
Keine spezifische Therapie	Reservoir unbekannt. Menschen und Affen sind betroffen. Übertragung von Mensch zu Mensch durch Körpersekrete und wahrscheinlich Aerosol. Inkubationszeit: 5 – 10 Tage. Letalität 60 – 90%.
Keine spezifische Therapie	

Modifizierte Tripel-Therapie:
Omeprazol 2 x 20 mg
+ Clarithromycin 2 x 250 mg
+ Metronidazol 2 x 400 mg
alternativ:
Omeprazol 2 x 20 mg
+ Clarthromycin 2 x 500 mg
+ Amoxicillin 2 x 1 g
oder
Omeprazol 2 x 40 mg
+ Amoxicillin 3 x 500 mg
+ Metronidazol 3 x 400 mg
Therapiedauer jeweils 7 Tage

Quadrupel-Therapie als Reserve:
Omeprazol 2 x 20 mg
für 1–10 Tage
+ Bismutsubsalicylat 4 x tgl.
+ Tetracyclin 4 x 500 mg
+ Metronidazol 3 x 400 mg
jeweils für 4 - 10 Tage

H. pylori ist die häufigste Ursache für eine chronische Gastritis. Bei diesen Patienten besteht ein erhöhtes Risiko für ein peptisches Ulcus und möglicherweise auch für ein Magenkarzinom und MALT-Lymphom. Die Sanierung einer nachgewiesenen Helicobacter-Infektion wird *dringend empfohlen* bei:
– Ulcus duodeni oder ventriculi
– niedrig-malignem MALT-Lymphom
– endoskopisch entferntem Magen-Frühkarzinom
– Status nach Magen-OP wegen Ulcus oder Malignom
– Gastritis mit schweren makroskopischen oder mikroskopischen Läsionen
Die Therapie ist *ratsam* bei:
– funktioneller Dyspepsie nach kompletter Abklärung
– Familienanamnese für Magen-Ca
– Langzeittherapie mit Protonenpumpen-Inhibitoren bei Refluxkrankheit
– geplanter oder laufender NSAR-Therapie

Hepatitis A

Hepatitis-A-Virus (HAV)

Picornaviren
(RNA-Viren)

Antigennachweis: Im Stuhl mittels RIA oder ELISA.

Serologisch*: Für akute Erkrankung Anti-HAV-IgM-Nachweis mittels ELISA oder RIA (bleibt positiv für 3 – 6 Monate). IgG-Antikörper persistieren für Jahre und indizieren Immunität.

Hepatitis B

Hepatitis-B-Virus (HBV)

Hepadnaviren
(DNA-Viren)

Serologisch*: Nachweis von viralen Antigenen und Antikörpern mittels RIA oder ELISA.

	HB_s-Ag	Anti-HB_s	HB_e-Ag	Anti-HB_e	Anti-HB_c IgG	Anti-HB_c IgM
Späte Inkubationszeit	+	−	+/−	−	−	−
Akute Hepatitis	+	−	+	−	+	+
Asymp. HBS-Ag-Träger	+	−	−	+	+	+/−
Chronische Hepatitis	+	−	+/−	−	+	+/−
Rekonvaleszenz	−	+	−	+	+	+/−
Frühere HBV-Infektion	−	+/−	−	−	+/−	−
Nach HBV-Impfung	−	+	−	−	−	−

Genomnachweis: HBV-DNA-Nachweis mittels Hybridisierungsverfahren oder PCR.

* Methode der Wahl

Therapie	Bemerkungen

Keine virusspezifische Therapie

Impfung siehe S. 268

Übertragung fäkal-oral durch Schmierinfektion oder fäkal-verunreinigte Nahrungsmittel und Wasser. Infektion verläuft häufig subklinisch, besonders bei Kindern. Virusausscheidung mit dem Stuhl am höchsten während der späten Inkubationsphase und bei Auftreten der ersten Symptome, jedoch vor dem Ikterus.
Inkubationszeit: 15 – 50 Tage

Meldepflichtig: Erkrankung und Tod

Chronisch aktive Hepatitis B:
α-Interferon 3 x wöchentlich
5 – 10 Mio. E s.c.
für 4 – 6 Monate
(35, 37, 53)

Impfung siehe S. 268

Postexpositionsprophylaxe siehe S. 290

Weltweit endemisch. Übertragung parenteral durch Blut oder Körperflüssigkeiten infizierter Personen (durch Schleimhautkontakt oder kleinste Läsionen der Haut). Häufig sexuelle Übertragung.
Inkubationszeit: 4 – 28 Wochen, am häufigsten 60 – 120 Tage.
In 10% der Fälle persistiert die Infektion, davon 2/3 als chronisch persistierende und 1/3 als chronisch aktive Hepatitis mit progredientem Verlauf (Zirrhose, Leberzellkarzinom).
Solange HBs-Ag nachweisbar ist, gilt der Patient als infektiös. HBe-Ag ist ein Marker für aktive Virusreplikation. Nachweis von Anti-HBs-Antikörpern indiziert Immunität. HBV-DNA-Nachweis geeignet zur Bestimmung der Infektiosität, zur Kontrolle des Therapieerfolges und zum Nachweis von HBV-Mutanten (z.B. Mutanten, die kein HBeAg freisetzen).

Meldepflichtig: Erkrankung und Tod.

Infektion /Erreger	Nachweisverfahren

Hepatitis C

Hepatitis-C-Virus (HCV)

Flaviviren
(RNA-Viren)

Serologisch*: Nachweis von Anti-HCV-Anti-körpern mittels ELISA. Serokonversion in 70% der Fälle innerhalb von 6 Wochen nach Erkrankungsbeginn, bei einigen erst nach mehreren Monaten. Sog. "Bestätigungstest" Recombinant Immunoblot Assay (RIBA).

Genomnachweis: Nachweis von HCV-RNA im Serum mittels PCR oder Branched DNA signal amplification assay (DSAA).

Hepatitis D

Hepatitis-Delta-Virus (HDV)

Inkomplettes RNA-Virus

Serologisch*: Anti-HDV-Antikörper mittels RIA und ELISA (Testung nur indiziert bei HBs-Ag positiven Patienten) häufig erst in der Rekonvaleszenz nachweisbar, Nachweis von HDAg in der Akutphase manchmal mög-lich.

Genomnachweis: In der Leber und im Serum mittels Hybridisierung oder PCR.

Hepatitis E

Hepatitis-E-Virus (HEV)

Nichtklassifizierte RNA-Viren

Serologisch: Anti-HEV-Antikörper mittels EIA oder Westernblot (nicht routinemäßig).

Genomnachweis: Nachweis von HEV-RNA im Stuhl und Serum mittels PCR.

* Methode der Wahl

Therapie	Bemerkungen

Chronische Hepatitis C:
α-Interferon 3 x wöchentlich
3 – 5 Mio. E s.c.
für 6 – 18 Monate.
(55, 71)

Initiale Ansprechrate 40 – 70%,
Wiederanstieg der Transaminasen nach
Therapieende jedoch in ≥ 50% der
Fälle. Kombination mit Ribavirin in
Erprobung.

Häufigste Posttransfusions-Hepatitis.
Andere Übertagung möglich (sexuell, peripartal). Infektionsweg oft nicht feststellbar
("sporadische" Hepatitis). Im Vergleich zur
Hepatitis B häufiger chronische Verlaufsform (50 – 70%). Davon entwickeln
20 – 25% eine Zirrhose. Früher als klassi-
sche Non-A-, Non-B-Hepatitis bezeichnet.
Inkubationszeit: 2 – 26 Wochen (Mittel
6 – 8 Wochen).

Meldepflichtig: Erkrankung und Tod

Chronische Hepatitis D:
α-Interferon 3 x wöchentlich
9 Mio E s.c.
für mindestens 12 Monate

Trotz Normalisierung der Transaminasen
in 50% der Fälle, scheint die Therapie
nicht zu einer Virus-Eliminierung zu
führen.

Die Hepatitis B-Impfung schützt auch
gegen Hepatitis D.

Übertragung gewöhnlich parenteral, daher
vor allem unter Drogenabhängigen und
Hämophiliepatienten verbreitet. Hohe Prävalenz im Mittelmeerraum. HDV benötigt zur
Replikation HBs-Ag. Daher nur als simultane
Infektion bei Patienten mit akuter Hepatitis
B oder als Superinfektion bei chronischer
HBV-Infektion vorkommend. Die HDV-Super-
infektion führt in >70% der Fälle zu einer
chronischen Delta-Hepatitis, die in 60 –
70% in eine Zirrhose übergeht.

Meldepflichtig: Erkrankung und Tod

Keine virusspezifische Therapie

Übertragung fäkal-oral, vorwiegend durch
kontaminiertes Wasser; epidemisch auftre-
tend in Indien, Pakistan, Rußland, China,
Nord- und Zentralafrika, Peru und Mexiko. In
USA und Europa nur sporadische Fälle.
Früher als epidemische Non-A-Non-B-
Hepatitis bezeichnet. Hohe Letalitätsrate bei
Schwangeren im 3. Trimenon (etwa 20%).
Chronifizierung nicht bekannt.
Inkubationszeit: 15 – 60 Tage.

Meldepflichtig: Erkrankung und Tod.

Herpes-simplex-Infektionen

Herpes-simplex-Virus (HSV)
Typ 1 und 2

Herpesviren
(DNA-Viren)

Virusisolierung*: Aus Bläschen mit feiner Kanüle, sonst aus Läsionen von Cornea, Nasopharynx, Vulva, Cervix u.a. mittels Tupfer. Desweiteren aus Urin, Liquor, Gewebebiopsie. Material möglichst kühl und schnell transportieren. Tupfer in Transportmedium. Dauer 1 – 2 Tage.

Antigennachweis: In infiziertem Material mittels DFT

Serologisch: KBR, IFT, ELISA, RIA. Titeranstieg nur bei Primärinfektion. Bei HSV-Enzephalitis AK-Nachweis im Liquor

Genomnachweis: Mittels Hybridisierung oder PCR im Liquor (nicht routinemäßig)

Histoplasmose

Histoplasma capsulatum

Dimorpher Sproßpilz

Kulturell*: Aus Blut, Knochenmark, Liquor, Sputum, Hautläsionen, Urin.
Dauer bis zu 6 Wochen.

Mikroskopisch: In Biopsiematerial intrazelluläre Hefen sichtbar mittels Giemsa- oder Grocott-Färbung.

Hauttest: Histoplasmin-Test kann bei akuter Infektion negativ sein. Ungeeignet für die Dianostik in Endemiegebieten.

Serologisch: Präzipitin-Test, KBR. Insgesamt unzuverlässig.

Antigennachweis: Im Serum und Urin mittels RIA (nützlich bei Immunsupprimierten).

* Methode der Wahl

Therapie	Bemerkungen

Enzephalitis und disseminierte Infektion:
Aciclovir 30 mg/kg/d i.v. in 3 Dosen
für 2 – 3 Wochen

Mukokutane Infektion bei Immunsupprimierten:
Aciclovir 3 – 5 x 400 mg p.o.,
in schweren Fällen 15 mg/kg/d i.v. in
3 Dosen oder 5 x 800 mg p.o.

Alternativ (bei Aciclovir-Resistenz):
Foscarnet 120 mg/kg/d i.v. in 3 Dosen

Primärer Herpes genitalis:
Aciclovir 5 x 200 mg p.o. für 10 Tage oder
Famciclovir 3 x 250 mg für 5 Tage oder
Valaciclovir 2 x 500 mg für 10 Tage
In schweren Fällen 15 mg/kg/d i.v

Herpes genitalis-Rezidiv:
Aciclovir 3 x 400 mg für 5 Tage oder
Famciclovir 2 x 125 mg für 5 Tage oder
Valaciclovir 2 x 500 mg für 5 Tage

Keratokonjunktivitis:
Trifluridin Augensalbe

Weltweit verbreitet. Die meisten Menschen weisen nach dem 2. Lebensjahr Antikörper auf. Übertragung durch direkten Kontakt: HSV-1 vorwiegend oral, HSV-2 genital. Häufig Rezidive durch endogene Reaktivierung. Aciclovir-Resistenz nach Langzeittherapie. Suppressionstherapie in Betracht ziehen bei Immunsupprimierten (Aciclovir 3 – 5 x 400 mg p.o.) und bei Patienten mit schwerem, rezidivierendem Herpes genitalis (Aciclovir 2 x 400 mg oder Famciclovir 2 x 250 mg oder Valaciclovir 1 x 500 mg). Reaktivierung eines Herpes genitalis in 25% der Fälle im letzten Monat der Schwangerschaft. 50%-iges Infektionsrisiko des Neugeborenen; die Letalität beträgt 50%. Daher sollte die Entbindung bei Herpes genitalis per Kaiserschnitt erfolgen. Bei häufig rezidivierendem Herpes genitalis kommt auch eine längere Therapie in Frage (bis zu 4 Monate) z.B. mit Famciclovir 2 x 250 mg tgl. (49, 61, 67).

Chronische pulmonale Histoplasmose:
Itraconazol 2 x 200 mg p.o. für 6 Monate

Alternativ: Amphotericin B 0,6 mg/kg/d

Disseminierte Histoplasmose:
Amphotericin B 0,6 – 1 mg/kg/d
bis zu einer Gesamtdosis von 2 – 3 g
oder Itraconazol 2 x 200 mg p. o.

Alternativ: Fluconazol 400 mg p. o.

Suppressionstherapie bei HIV-Patienten:
Itraconazol 2 x 200 mg oder
Amphotericin B 1 mg/kg wöchentlich

Endemisch im mittleren Westen der USA und in Mittel- und Südamerika. Infektion durch Inhalation von Pilzsporen. Erregerreservoir: Vogelfaeces, kontaminierte Erde und Staub. Nicht übertragbar von Mensch zu Mensch. Die akute, unkomplizierte pulmonale Histoplasmose ist nicht Therapiebedürftig. Disseminierte Histoplasmose nur bei Immundefizienz.
Inkubationszeit: 1 – 3 Wochen

Infektiöse Mononukleose (Pfeiffersches Drüsenfieber)

Epstein-Barr-Virus (EBV)

Herpesviren
(DNA-Viren)

Virusisolierung: In Speziallabors möglich, aber ohne praktische Bedeutung.

Serologisch*: In der akuten Krankheitsphase heterophile Antikörper (Paul-Bunnell-Test, Monospot) in 90% der Fälle nachweisbar, bei Kindern jedoch nur in 50%. Nachweis spezifischer Antikörper gegen virales Kapsidantigen (anti-VCA-IgM und -IgG) und gegen Early Antigen (anti-EA D) ebenfalls schon in der Akutphase möglich. Antikörper gegen EB Nuclear Antigen (anti-EBNA).treten erst nach 3 – 4 Wochen auf. Anti-VCA-IgG und anti-EBNA persistieren lebenslang.

Influenza (Virusgrippe)

Influenzavirusn
Typ A, B und C

Orthomyxoviren
(RNA-Viren)

Virusisolierung*: Aus Rachenspülflüssigkeit bzw. Nasopharyngealsekret in den ersten 3 Tagen nach Erkrankungsbeginn. Dauer 2 – 6 Tage.

Serologisch: Antikörper-Nachweis mittels KBR, Hämagglutinationshemmtest, ELISA (nur retrospektive Diagnose, Testung von Akut- und Rekonvaleszenzserum).

Katzenkratzkrankheit

Bartonella (Rochalimaea) henselae
selten Afipia felis

Kleine gramnegative Stäbchen

Mikroskopisch: In Lymphknoten- oder Hautbiopsien mit Warthin-Starry-Silberfärbung

Serologisch: IFT, ELISA (nicht routinemäßig).

Hauttest: Lymphknotenaspirat von infizierten Patienten wird als Antigen verwendet (nicht standardisiert)

* Methode der Wahl

Therapie	Bemerkungen

Keine wirksame antivirale Therapie.

Kortikosteroide bei schweren Verlaufsformen, schwerer Thrombozytopenie
oder hämolytischer Anämie empfehlenswert.

Gehäuft im Alter zwischen 10 und 35 Jah-
ren. Virusausscheidung über den Speichel.
Übertragung durch engen Kontakt (kissing
disease), aber auch durch Bluttransfusion
möglich. Nicht sehr kontagiös. Verbreitung
innerhalb einer Familie selten. Nach Entfie-
berung Schulbesuch möglich. Vermehrung in
B-Lymphozyten (lebenslange Latenz).
Typisch ist die Trias aus Angina, Lympha-
denopathie und Lymphozytose, häufig auch
Splenomegalie (selten Milzruptur).
Bei vergrößerter Milz keine Sportarten mit
Verletzungsgefahr.
Inkubationszeit: etwa 30 – 50 Tage

Bei Influenza A:
Amantadin oder Rimantadin
1 – 2 x 100 mg p.o. für 3 – 5 Tage.

Prophylaxe mit Amantadin oder
Rimantadin indiziert bei:
– ungeimpften Personen während einer
  Influenza-Epidemie (+ gleichzeitige
  Impfung)
– Risikogruppen, bei denen eine
  Impfung kontraindiziert ist.

Impfung siehe S. 268

Weltweit verbreitet, Influenza A am häufig-
sten, Influenza C sehr selten. Epidemien
durch Influenza A in der kalten Jahreszeit.
Übertragung aerogen.
Inkubationszeit: 1 – 3 Tage
Ein Therapieeffekt mit Amantadin oder
Rimantadin ist nur zu erwarten, wenn die
Substanz innerhalb der ersten 2 Tage nach
Erkrankungsbeginn verabreicht wird.

Meldepflichtig: Tod

Antibiotika gewöhnlich nicht indiziert.

Bei Disseminierung:
Erythromycin 2 x 0,5 – 1 g oder
Doxycyclin 2 x 100 mg
für einen bis mehrere Monate

Alternativ: Ciprofloxacin, Cotrimoxazol

Weltweit verbreitet. Reservoir: Katzen.
Übertragung durch Kratz- oder Bißwunden
von Katzen, selten durch Hunde. Die Krankheit verläuft meist selbstlimitierend (3, 48).
Inkubationszeit: 3 – 10 Tage

Keuchhusten (Pertussis)

Bordetella pertussis

Kleine gramnegative Stäbchen

Kulturell*: Abstrich aus dem Nasopharynx im Stadium catarrhale. Kalziumalginat-Tupfer benutzen. Abstriche am besten sofort auf geeignete Nährböden, oder Transportmedium (z.B. Kohle-Pferdeblutagar) verwenden.

Mikroskopisch: Erregernachweis aus dem Nasensekret mittels DFT

Serologisch: Antikörper-Nachweis erst nach 15 – 25 Tagen mittels ELISA. IgA-Nachweis nützlich, da IgA-Antikörper nur nach Infektion gebildet werden, nicht nach Impfung.

Kokzidioidomykose

Coccidioides immitis

Dimorpher Sproßpilz

Kulturell: Aus Sputum, Bronchialsekret, oberflächlichen Hautläsionen, Gewebsbiopsie, Liquor (nur im Speziallabor).

Mikroskopisch: Im Kalilauge-Nativpräparat kugelige Gebilde (Sphaerulae) mit Endosporen darin.

Serologisch*: Mittels KBR, Gel-Präzipitation, Latexagglutination bei disseminierter Infektion.

Hauttest: Bei disseminierter Infektion häufig Anergie. In endemischen Gebieten nur zu epidemiologischen Zwecken nützlich.

Therapie	Bemerkungen

Erythromycin 40 – 60 mg/kg/d p.o.
in 2 – 3 Dosen
oder
Clarithromycin 15 mg/kg/d in 2 Dosen
oder
Roxithromycin 5 mg/kg/d in 2 Dosen
für 14 Tage

Alternativ:
Cotrimoxazol (TMP/SMZ)
6 – 8/20 – 40 mg/kg/d p.o. in 2 Dosen

Impfung siehe S. 270

Postexpositionsprophylaxe siehe S. 288

Antibiotika-Therapie verkürzt nicht das
paroxysmale Stadium, verhindert aber die
Infektionsausbreitung. Übertragung durch
Tröpfcheninfektion.
Inkubationszeit: 1 – 3 Wochen.

Meldepflichtig: Tod

Amphotericin B 0,6 – 1 mg/kg/d für
mind. 1 Monat
Gesamtdosis 1 – 2,5 g
Bei Meningitis zusätzlich intrathekale
Gabe.

Alternativ :
Fluconazol 400 – 800 mg/d oder
Itraconazol 2 x 200 mg/d

Endemisch in den Süd-West-Staaten der
USA, sowie in bestimmten Gebieten von
Mittel- und Südamerika. Infektion erfolgt
durch Inhalation von Arthrosporen (im
Staub). Keine Übertragung von Mensch zu
Mensch. Verdachtsdiagnose bei Patienten
mit vorherigem, auch kurzfristigem Aufent-
halt in endemischen Gebieten.
Antimykotische Therapie nur indiziert bei
Patienten mit schwerer Primärinfektion, Dis-
seminierung und ZNS-Infektion.
Inkubationszeit: 7 – 30 Tage
(gewöhnlich 10 – 16 Tage).

Infektion /Erreger	Nachweisverfahren

Kryptokokkose

Cryptococcus neoformans

Bekapselter Sproßpilz

Kulturell*: Aus Liquor, Blut, Bronchialsekret, Lungen-, Knochenmarks- und Hautbiopsie, Urin.

Mikroskopisch: Bekapselte Hefen im Tuschepräparat vom Liquor-Sediment.

Antigennachweis*: Im Liquor, Serum und Urin mittels Latex-Agglutinations-Test. Hohe Spezifität und Sensitivität.

Kryptosporidiose

Cryptosporidium spp.

Protozoon

Mikroskopisch*: Nachweis von Oozysten im Stuhl mit modifizierter Ziehl-Neelsen-Färbung oder mittels DFT. Nativstuhl oder fixiert mit Merthiolat-Formalin-Lösung oder 4%igem Formalin einsenden.

Serologisch: Antikörpernachweis mittels IFT oder ELISA möglich, aber Bewertung noch unsicher.

* Methode der Wahl

Disseminierte Kryptokokkose:
Amphotericin B 0,5 – 1 mg/kg/d i.v.
± Flucytosin 100 – 150 mg/kg/d i.v.
in 4 Dosen für 6 – 10 Wochen

Bei leichterem Krankheitsverlauf:
Fluconazol 1 x 400 mg oder
Itraconazol 2 x 200 mg

Suppressionstherapie bei AIDS-Patienten:
Fluconazol 1 x 200 mg p.o. oder
Itraconazol 1 x 200 mg p.o.

Pulmonale Kryptokokkose:
Antibiotika-Therapie nur bei immungeschwächten Patienten, Anzeichen der Disseminierung oder Verschlechterung der Lungenfunktion.

Weltweit verbreitet. Erregerreservoir: Vogelfaeces (vor allem von Tauben) und kontaminierte Erde. Infektion erfolgt durch Inhalation von kontaminiertem Staub. Keine Übertragung von Mensch zu Mensch. Eine der häufigsten opportunistischen Infektionen bei AIDS-Patienten (Prävalenz 5 – 10 %), hauptsächlich als Meningoenzephalitis (80). Inkubationszeit: wahrscheinlich einige Wochen.

Flüssigkeit- und Elektrolyt-Substitution. Bisher keine allgemein anerkannte wirksame, spezifische Therapie. Bei schweren Fällen Therapieversuch mit: Paromomycin 4 x 500 mg p.o. für 2 – 4 Wochen, dann 2 x 500 mg als Suppressionstherapie
oder
Azithromycin 1 x 1200 mg p.o. für 4 Wochen, dann 1 x 600 mg
oder
Atovaquon 2 x 750 mg p.o.

Für die symptomatische Therapie Opiate, Loperamid oder Octreotid.

Weltweit verbreitet. Nutztiere scheiden Oozysten aus. Übertragung von Tier zu Mensch und von Mensch zu Mensch oder über kontaminiertes Wasser. Relativ neu beschrieben als Erreger von mild verlaufenden Durchfallerkrankungen, die bei Immunkompetenten selbst heilen. Bei Immungeschwächten, insbesondere AIDS-Patienten, protrahierter Verlauf mit großem Wasserverlust (wäßrige Stühle bis 15 l pro Tag, starke Gewichtsabnahme). Inkubationszeit: 3 – 12 Tage.

Lambliasis (Giardiasis)

Giardia lamblia

Protozoon (Flagellat)

Mikroskopisch*: Nachweis von Zysten im Stuhl (Proben an drei verschiedenen Tagen entnehmen). Trophozoiten nur im frischen Stuhl und Duodenalaspirat. Lamblien auch nachweisbar in Abklatschpräparaten von Dünndarmbiopsien mittels Giemsa-Färbung

Serologisch: Antikörpernachweis mittels ELISA.

Antigennachweis: Im Stuhl mittels ELISA.

Legionellose

Legionella pneumophila und andere Spezies

Gramnegative aerobe Stäbchen

Mikroskopisch*: Im Sputum, Tracheal- bzw. Bronchialsekret mittels DFT (Empfindlichkeit etwa 70%).

Kulturell: Aus Sputum, Tracheal- bzw. Bronchialsekret und Lungengewebe (Pleurapunktat selten positiv). Dauer 3 – 5 Tage.

Serologisch: Antikörpernachweis mittels IFT.

Antigennachweis: Im Urin mittels ELISA oder RIA.

Leishmaniose

Leishmania donovani
(Viszerale Leishmaniose = Kala Azar)

L. tropica
(Kutane Leishmaniose = Orientbeule)

L. brasiliensis
L. mexicana
(Mukokutane Leishmaniose)

u.a. Arten

Protozoen (Flagellaten)

Mikroskopisch*: In Milz-, Leber-, Lymphknoten- und Knochenmarkspunktaten bei Kala-Azar, vom Rand der Hautläsionen bei Haut- oder Schleimhautleishmaniose mittels Giemsa-Färbung.

Kulturell: Isolierung aus Blut (buffy coat) und Biosiematerial auf festen oder in flüssigen Medien. Dauer: Tage bis Wochen.

Serologisch: Antikörpernachweis mittels IFT oder ELISA (hohe Titer nur bei viszeraler Leishmaniose).

Therapie	Bemerkungen

Metronidazol 3 x 250 mg p.o.
(Kinder 15 mg/kg/d in 3 Dosen)
für 7 Tage
oder
Tinidazol (Simplotan®) 2 g
(Kinder 30 mg/kg) als Einmaldosis

Weltweit verbreitet, insbesondere in warmen Ländern. Asymptomatische Träger häufig. Übertragung durch kontaminierte Lebensmittel (Salat, Rohgemüse) und Wasser. Direkte Übertragung bei Kindern und Homosexuellen möglich.
Inkubationszeit: 1 – 4 Wochen.
Rezidive möglich, deshalb etwa 2 Monate nach Therapie Kontrolluntersuchung.

Erythromycin 4 x 0,5 – 1 g i.v.,
(nach Entfieberung kann oral weiterbehandelt werden) für insgesamt 2 – 3 Wochen.
In schweren Fällen Kombination mit Rifampicin 600 mg/d empfohlen.

Alternativ:
Ciprofloxacin 2 x 300 – 400 mg i.v. oder 2 x 750 mg p.o. oder
Ofloxacin 2 x 400 mg i.v. oder p.o.

Erregerreservoir: Wasser, insbesondere in Wasserleitungen, Kühltürmen von Klimaanlagen, Whirlpools. Eine Infektion ist wahrscheinlich ab einem Titer von 1:256 oder bei einem vierfachen Titeranstieg. Antikörper können erst Wochen nach Erkrankungsbeginn auftreten. 2 – 5 % der Pneumonien sind auf Legionellen zurückzuführen.
Inkubationszeit: 2 – 10 Tage.

Natriumstibogluconat (Pentostam®)
oder Megluminantimonat (Glucantime®)
beide 20 mg/kg/d, max. 800 mg/d i.v.
per infusionem oder i.m.für 20 Tage.
Wenn nötig wiederholen.

Alternativ:
Pentamidin (Pentacarinat®)
2 – 4 mg/kg/d i.v. 3 x wöchentlich
für 6 – 8 Wochen.
oder
Amphotericin B 0,5 – 1 mg/kg täglich
oder jeden zweiten Tag
für bis zu 8 Wochen

L. donovani ist in Indien, China, Zentralafrika und im Mittelmeergebiet, L. tropica im Nahen Osten, Mittelmeergebiet, Zentralasien, Nordafrika, Sudan, Nigeria, Senegal, L. brasiliensis in Süd- und Mittelamerika verbreitet. Reservoir: Mensch, Hunde, Füchse, Nager. Übertragung durch Insekten (Phlebotomen). Beim Schlafen in endemischen Gebieten Verwendung von Netzen, tagsüber Repellentien.
Inkubationszeit (sehr variabel): Viszerale Leishmaniose gewöhnlich sechs Wochen bis sechs Monate; kutane Leishmaniose gewöhnlich mehrere Wochen.

Infektion /Erreger	Nachweisverfahren

Lepra

Mycobacterium leprae

Säurefeste Stäbchen

Mikroskopisch: Nachweis von säurefesten Stäbchen mittels Ziehl-Neelsen-Färbung in Abstrichen von Hautläsionen und Haut- und Schleimhautbiopsien sowie Nasensekret. (insbesondere bei der lepromatösen Form).

Leptospirose

Leptospira interrogans mit ~ 200 Serovaren

Spirochäten

Kulturell: Isolierung aus Blut oder Liquor in der 1. Krankheitswoche, ab der 2. Woche aus dem Urin. Dauer einige Wochen.

Serologisch*: Antikörpernachweis mittels makroskopischem und mikroskopischem Agglutinationstest, KBR, IHA, ELISA.

* Methode der Wahl

Therapie	Bemerkungen

Multibazilläre Formen:
(Lepromatöse oder Borderline Lepra)

Dapson 100 mg/d p.o. +
Clofazimin 50 mg/d p.o.,
zusätzlich
Clofazimin 300 mg und
Rifampicin 600 mg 1 x monatlich unter
Kontrolle.
Mindesttherapiedauer: 2 Jahre

Alternativ zu Clofazimin:
Prothionamid 250 – 500 mg/d

Paucibazilläre Formen:
(Tuberkuloide oder indeterminierte
Lepra)

Dapson 100 mg/d p.o. +
Rifampicin 600 mg/d p.o.
plus
Rifampicin 600 mg 1 x monatlich unter
Kontrolle für insgesamt 6 Monate.

Pädiatrische Dosierung:
Dapson 1 mg/kg/d,
Clofazimin 1 mg/kg/d,
Rifampicin 10 mg/kg/d.

Endemisch nur noch in Ländern der dritten
Welt. Übertragung hauptsächlich durch
Nasensekret und offene Hautläsionen
infizierter Personen. Kombinationstherapie verhindert Resistenzentwicklung
und verkürzt die Therapiedauer. Therapie
erst beenden, wenn in Hautbiopsien keine
säurefesten Stäbchen mehr nachweisbar
sind.
Inkubationszeit Monate bis mehrere Jahre
(gewöhnlich 3 – 5 Jahre).
Therapie der Leprareaktion mit Prednisolon 60 – 80 mg/d oder Thalidomid 300
mg/d.

Meldepflichtig: Krankheitsverdacht,
Erkrankung, Tod.

Schwere Fälle:
Penicillin G 5 – 10 Mio. E/d i.v.
für 2 Wochen.

Leichtere Fälle:
Doxycyclin 200 mg/d p.o.

Weltweit verbreitet, hauptsächlich in warmen Ländern. Übertragung durch direkten
oder indirekten Kontakt mit dem Urin infizierter Säugetiere.
Inkubationszeit gewöhnlich 10 – 14 Tage.
Zur Prophylaxe bei hohem Expositionsrisiko
Doxycyclin 200 mg einmal pro Woche. Infektiös sind Blut, Körperflüssigkeiten und Urin.

Meldepflichtig: Erkrankung, Tod.

Infektion /Erreger	Nachweisverfahren

Listeriose

Listeria monocytogenes

Grampositive, kokkoide Stäbchen

Kulturell*: Isolierung aus Blut, Liquor, Mekonium, Plazenta, Stuhl.

Serologisch: Methoden unzuverlässig.

Lues (Syphilis)

Treponema pallidum

Spirochäten

Mikroskopisch: Im Sekret vom Primäraffekt oder von syphilitischen Kondylomen Nachweis von Spirochäten im Dunkelfeld oder mittels DFT.

Serologisch*:
a) Lues-spezifische Antikörper
   TPHA-Test
   FTA-ABS-Test
   FTA-ABS-IgM-Test
   IgM-ELISA
   Falsch positive Reaktion möglich bei Lyme-Borreliose (VDRL negativ), Rückfallfieber, Leptospirose
b) Unspezifische Cardiolipin-Antikörper:
   VDRL
   Cardiolipin-Mikroflockungstest
   Falsch positive Reaktionen bei Autoimmunerkrankungen, Infektiöser Mononukleose, Tuberkulose und anderen Spirochäten-Infektionen (z.B. Rückfallfieber, Leptospirose, Pinta, Frambösie).

Genomnachweis: DNA-Nachweis, insbesondere bei Immungeschwächten, aus Liquor, EDTA-Blut etc. möglich.

* Methode der Wahl

Therapie	Bemerkungen

Ampicillin 6 – 12 g/d i.v. in 3 – 4 Dosen (Kinder 200 – 400 mg/kg/d in 4 Dosen) + Gentamicin 5 mg/kg/d für 3 – 6 Wochen.

Alternativ:
Cotrimoxazol (TMP/SMZ)
20/100 mg/kg/d
± Ampicillin

In der Umwelt weit verbreitet. Kleine Epidemien durch kontaminierte Nahrung (Milch, Weichkäse, Salate, Fleisch, Wurst) sind beschrieben worden. Die Erkrankung kommt am häufigsten bei Immungeschwächten und Neugeborenen vor. Kein spezifisches Krankheitsbild, am häufigsten Meningitis. Infektion des Neugeborenen intrauterin oder peripartal durch vaginale oder rektale Besiedelung der Mutter (45).

Meldepflichtig: konnatale Erkrankung, Tod.

Frühsyphilis:
= Primäre, sekundäre u. latente Syphilis (Infektionsdauer < 1 Jahr):
Procain-Penicillin 1,2 Mio. E/d i.m. für 15 Tage oder Benzathin-Penicillin 2,4 Mio. E als Einmaldosis, je 1,2 Mio. E i.m. in jede Gesäßbacke.

Alternativ:
Doxycyclin 200 mg/d oder
Erythromycin 2 g/d für 2 Wochen oder
Ceftriaxon 250 mg/d i.m. für 10 Tage.

Spätsyphilis:
= Latente (Infektionsdauer > 1 Jahr oder unbekannt), kardiovaskuläre Syphilis und Gummen:
Benzathin-Penicillin 2,4 Mio. E i.m.
1 x wöchentl. für insgesamt 3 Wochen.

Alternativ:
Doxycyclin 200 mg/d für 4 Wochen

Neurosyphilis:
Penicillin G 10 – 20 Mio. E i.v. für 10 – 14 Tage.

Konnatale Syphilis:
Penicillin G 2 – 3 x 50.000 E/kg i.v. oder Procain-Penicillin 1 x 50.000 E/kg.i.m. für 10 – 14 Tage.

Ein positiver TPHA-Test muß durch den FTA-ABS-Test bestätigt werden zur Sicherung der Diagnose. Beide Tests bleiben lebenslang positiv auch trotz adäquater Therapie. Der FTA-ABS-IgM-Test ermöglicht den Nachweis einer frischen Infektion.
Ein hoher Cardiolipin-Antikörper-Titer weist ebenfalls auf eine frische Infektion hin.
Nach erfolgreicher Therapie wird der Cardiolipin-Test bei primärer Syphilis gewöhnlich innerhalb eines Jahres negativ, bei sekundärer Syphilis innerhalb von zwei Jahren. Persistenz oder steigende Titer weisen auf eine Reinfektion hin.
Bei Verdacht auf Neurosyphilis oder konnatale Syphilis Serum und Liquor untersuchen.

Inkubationszeit: 10 – 90 Tage.

Anonym meldepflichtig

Infektion /Erreger	Nachweisverfahren

Lyme-Borreliose

Borrelia burgdorferi

Spirochäten

Serologisch*: Nachweis von Antikörpern im Serum und Liquor mittels IFT, ELISA (Methoden noch nicht standardisiert). Kreuzreaktionen mit anderen Spirochäten, z.B. T. pallidum (VDRL-Test negativ bei Lyme-Borreliose). Falsch positiv bei Rheumafaktor-positiven Seren. In der Frühphase der Erkrankung Serologie häufig negativ. Bei Verdacht auf Neuroborreliose Liquor/Serum-Quotienten der Antikörper bestimmen.

Genomnachweis: Mittels PCR in der Synovialflüssigkeit und im Liquor möglich.

Lymphogranuloma venereun

Chlamydia trachomatis
Serotyp L

Obligat intrazelluläre, kleine Bakterien

Mikroskopisch: Erregernachweis mittels monoklonalen Antikörpern im DFT.

Kulturell: Abstrich der Genitalläsion (nur in 30% der Fälle positiv)

Serologisch*: KBR, IFT

* Methode der Wahl

Therapie	Bemerkungen
<u>In der Frühphase:</u> (Erythema migrans) Doxycyclin 2 x 100 mg p.o. oder Amoxicillin 3 x 500 mg p.o. für 10 – 20 Tage Bei Kindern < 12 J: Amoxicillin 50 mg/kg/d Alternativ: Cefuroximaxetil 2 x 500 mg p.o. oder Clarithromycin 2 x 500 mg p.o. <u>Lyme-Arthritis, Lyme-Karditis und</u> <u>Neuroborreliose:</u> Ceftriaxon 1 x 2 g/d i.v. für mindestens 14 Tage Alternativ: Penicillin G 20 Mio. E/d i.v.	Endemisch in USA und Mitteleuropa. Übertragung durch Zeckenbiß. Am häufigsten im Sommer. Die Durchseuchung der Zecken in Mitteleuropa beträgt bis zu 30%, das Übertragungsrisiko nach Zeckenbiß liegt bei etwa 10%. Antibiotikaprophylaxe nach Zeckenbiß in endemischen Gebieten nicht indiziert. Besonders Exponierte sollten Schutzkleidung tragen (bedeckte Arme, Beine und Kopfbedeckung). Antibiotikabehandlung in der Frühphase der Erkrankung kann Spätkomplikationen verhindern; die orale Therapie ist in diesem Stadium genauso wirksam wie die parenterale Therapie (20, 25). Inkubationszeit: 3 – 32 Tage.
Doxycyclin 2 x 100 mg p.o. für 3 Wochen Alternativ: Erythromycin 4 x 500 mg p.o.	Verbreitet in tropischen und subtropischen Ländern, vor allem in Gebieten mit unzureichenden hygienischen Verhältnissen. Übertragung ausschließlich durch Geschlechtsverkehr. Inkubationszeit: 3 – 21 Tage. Anonym meldepflichtig

Infektion /Erreger	Nachweisverfahren

Malaria

Plasmodium falciparum
(Malaria tropica)

P. vivax
(Malaria tertiana)

P. ovale
(Tertiana-ähnliche Malaria)

P. malariae
(Malaria quartana)

Protozoen

Mikroskopisch*: Erregernachweis im "dicken Tropfen" (Giemsa-Färbung), Differenzierung und Parasitenzählung mittels Blutausstrich (Pappenheim-Färbung).
Am besten eignet sich frisches Kapillarblut. Blutentnahme vor der Therapie und unabhängig vom Fieberschub (Parasiten jederzeit nachweisbar).
Fluoreszenzfärbung mit Acridinorange des buffy coat (QBC) als Schnellverfahren in Erprobung.

Serologie: Nicht geeignet zur Diagnose einer akuten Malaria.

Genomnachweis: PCR möglich, Stellenwert noch unklar.

* Methode der Wahl

Alle Spezies mit Ausnahme von Chloro-
quin-resistenten P. falciparum-Stämmen:

Chloroquinphosphat (Resochin®)
1 g (= 600 mg Base) initial, dann jeweils
500 mg (=300 mg Base) nach 6, 24 und
48 Stunden.
(Kinder initial 10 mg/kg, nach 6, 24 und
48 Std. jeweils 5 mg/kg).

Zur parenteralen Therapie:
Chinindihydrochlorid 20 mg/kg als
loading dose in 500 ml 5% Dextrose-
lösung über 4 Std. infundieren und
danach 10 mg/kg über 2 – 4 Std.
alle 8 Std. (max. 1800 mg/d)
bis orale Therapie möglich ist.

Chloroquin-resistente P. falciparum:

Mefloquin (Lariam®) initial 750 mg
(3 Tbl.), nach 6 – 8 Std. 500 mg,
nach weiteren 6 – 8 Std. 250 mg.
(Kinder: 25 mg/kg als Einmaldosis)
oder
Halofantrin (Halfan®) 3 Dosen à 500 mg
(2 Tbl.) im Abstand von 6 Stunden
(Kinder: 3 Dosen à 8 mg/kg im Abstand
von 6 Stunden),.
nach 7 Tagen wiederholen
oder
Chininsulfat 3 x 600 mg für 7 Tage
(Kinder: 30 mg/kg/d in 3 Dosen)
± Doxycyclin 200 mg/d

Zur parenteralen Therapie:
Chinindihydrochlorid (siehe oben)

Rezidivprophylaxe (P. vivax / P. ovale):

Nachbehandlung mit Primaquinphosphat
15 mg Base/d für 14 Tage.
Kinder: 0,3 mg/kg/d

Verbreitet in tropischen Ländern (Malaria-
gebiete siehe S. 277). Zunehmend häufiger
auch in Mitteleuropa bei Tropenrückkehrern.
Die Infektion erfolgt durch den Stich der
weiblichen Anopheles-Mücke, die in der
Dämmerung und nachts fliegt. Die medikamentöse Prophylaxe (siehe S. 278) bietet
keinen hundertprozentigen Schutz. Gut wirksam ist mechanischer Mückenschutz. Weiterhin Repellentien (z.B. Autan®) alle 3 – 4
Stunden auf Haut und Kleider sprühen.
Nicht bei Kleinkindern.
Chloroquin-Resistenz überwiegend bei P.
falciparum (Asien und Afrika). Mittlerweile
gibt es Berichte über Chloroquin-resistente
P. vivax-Stämme in Papua Neuguinea,
Myanmar, Indonesien und Vanuatu. In den
Grenzgebieten von Thailand/Kambod-
scha/Myanmar wurde Mefloquinresistenz
von P. falciparum festgestellt. Rezidive bei P.
vivax und P. ovale noch nach Jahren möglich.
Inkubationszeit: 7 – 30 Tage (gelegentlich
länger).

Meldepflichtig: Erkrankung, Tod.

Infektion /Erreger	Nachweisverfahren

Masern

Masernvirus

Paramyxoviren
(RNA-Viren)

Virusisolierung: Aus Nasensekret (nur in Speziallabors) am besten während der Prodromalphase. Bei Immungeschwächten, z.B. mit Pneumonie oder Enzephalitis ohne Exanthem, kann die Isolierung auch aus den Lymphozyten versucht werden.

Serologisch*: KBR, Hämagglutinations-hemmtest, ELISA. IgM kann bei Ausbruch des Exanthems noch negativ sein.

Milzbrand (Anthrax)

Bacillus anthracis

Grampositive, aerobe, sporenbildende Stäbchen

Kulturell*: Isolierung aus den Bläschen-Flüssigkeit, Gewebebiopsie, Sputum, Stuhl, Blut, Liquor.

Mikroskopisch: Verdachtsdiagnose aufgrund von Grampräparat.

Serologisch: Nachweis von Antikörpern gegen B. anthracis-Toxin mittels ELISA.

* Methode der Wahl

Therapie	Bemerkungen

Keine virusspezifische Therapie.

Impfung siehe S. 270

Postexpositionsprophylaxe siehe S. 289

In Europa weit verbreitet (nahezu 100% der 10-jährigen sind immun). Klinische Symptomatik ist charakteristisch, deshalb Labordiagnose bis auf atypische Formen meist nicht notwendig. Übertragung durch Tröpfcheninfektion. Ansteckungsgefahr: 3 – 5 Tage vor und bis 4 Tage nach Auftreten des Exanthems. Gefürchtete Komplikationen: Masernpneumonie und Masernenzephalitis, letztere häufiger bei 10- bis 14-jährigen Kindern. Seltene Spätfolge einer persistierenden Infektion ist die subkutane sklerosierende Panenzephalitis (SSPE). Hier sehr hohe Antikörper-Titer im Liquor und Serum nachweisbar.
Inkubationszeit: 10 – 14 Tage.

Meldepflichtig: Tod

Hautmilzbrand:
Penicillin G 5 – 8 Mio. E/d i.v.
für 2 – 4 Tage, dann.Umstellung auf Oralpenicillin bis zu einer Gesamttherapiedauer von 7 – 10 Tagen.

Übrige Formen:
Penicillin G 20 Mio. E/d
für mind. 4 Wochen.

Alternativ:
Doxycyclin 2 x 100 mg p.o. oder
Ciprofloxacin 2 x 750 mg p.o.

Enzootisch in warmen Ländern bei Schafen, Rindern, Schweinen, Ziegen, Pferden. Milzbrand des Menschen kommt in Deutschland selten vor. Infektion erfolgt durch Kontakt mit infizierten Tieren und kontaminierten Tierprodukten. Isolierung von hospitalisierten Patienten. Handschuhe! Hohe Letalität bei Lungen- und Darmmilzbrand und Meningitis (42).
Inkubationszeit: 2 – 7 Tage.

Meldepflichtig: Krankheitsverdacht, Erkrankung, Tod.

Mucormykose
(Zygomykose, Phycomykose)

Rhizopus oryzae
Absidia corymbifera
Cunninghamella bertholletiae
u. a.

Mucorales

Schimmelpilze

Mikroskopisch: Unseptierte, breite Hyphen mit rechtwinkeligen Verzweigungen in Gewebebiopsien erlauben bei entsprechendem klinischen Bild Verdachtsdiagnose.

Kulturell*: Isolierung aus Nasen- und Gaumenabstrich, Sputum und Bronchialsekret ist diagnostisch wertlos bei Patienten ohne entsprechende Disposition; bei Diabetikern und Immunsupprimierten relevant für Verdachtsdiagnose. Definitive Diagnose nur bei Isolierung aus Gewebebiopsien. Blutkulturen und Liquor fast immer negativ.

Mumps
(Parotitis epidemica)

Mumpsvirus

Paramyxoviren
(RNA-Viren)

Virusisolierung: Aus Rachenspülflüssigkeit, Liquor, Urin.

Serologisch*: KBR, ELISA, Hämagglutinationshemmtest. Diagnostisch sind Titeranstieg und IgM-Nachweis.

Nocardiose

Nocardia asteroides
N. brasiliensis u.a.

Grampositive aerobe Fäden
und Stäbchen

Kulturell*: Aus Sputum, Bronchialsekret, Pleurapunktat, Lungenbiopsie-Material, Liquor, Abszeßpunktat, Blut.
Kann mehrere Wochen dauern.

Mikroskopisch: Mittels modifizierter Ziehl-Neelsen-Färbung lassen sich manchmal partiell säurefeste Stäbchen nachweisen (ist jedoch nicht diagnostisch beweisend).

Amphotericin B 1 mg/kg/d.
Bei Progression oder Unverträglichkeit Umstellung auf liposomales Amphotericin B 3 – 5 mg/kg

Keine Alternativen !

Antimykotische Therapie meist nur erfolgreich, wenn chirurgische Entfernung des infizierten, nekrotischen Gewebes möglich und die Grunderkrankung behandelbar ist.

Mucorales sind ubiquitär (Erde, verrottende Nahrungsmittel). Die Infektion erfolgt über Inhalation der Pilzsporen, durch orale Aufnahme oder Inokulation von Hautverletzungen. Prädisponiert sind Patienten mit diabetischer Ketoazidose, malignen hämatologischen Erkrankungen, Verbrennungen, sowie Organtransplantierte. Klinisch manifestiert sich die Infektion als rhinozerebrale, pulmonale, gastrointestinale, kutane, gastrointestinale oder disseminierte Mucormykose. Systemische Infektionen verlaufen häufig fulminant. Die Letalität ist hoch, besonders bei Leukämie-Patienten.

Keine virusspezifische Therapie

Impfung siehe S. 270

Weltweit verbreitet. Kontagionsindex im Vergleich zu Masern und Windpocken niedrig. Ansteckungsgefahr ab dem 6. Tag vor Krankheitsausbruch und bis zu 9 Tagen danach. Übertragung durch Tröpfcheninfektion. Mumpsmeningitis in bis zu 10% der Fälle. Bei postpubertärer Infektion Orchitis häufig (25%). Lebenslange Immunität. Inkubationszeit: 12 – 25 Tage, typischerweise 16 – 18 Tage.

Sulfadiazin 6 – 12 g/d oder
Cotrimoxazol 4 x 160/800 mg
für 3 – 6 Monate.

Alternativ:
Imipenem + Amikacin oder Minocyclin

In Deutschland selten. Erregerreservoir: Erde. Infektion durch Inhalation. Häufiger bei immungeschwächten Patienten. Primärmanifestation meistens pulmonal. ZNS-Beteiligung in 25 – 30%.

Ornithose (Psittakose)

Chlamydia psittaci

Obligat intrazelluläre, sehr kleine Bakterien

Kulturell: In den ersten Krankheitstagen aus dem Blut, später aus Sputum möglich. Nur in Speziallaboratorien, da die Anzüchtung sehr schwierig ist und mit einer hohen Infektionsgefahr verbunden ist.

Serologisch*: KBR. Kreuzreaktionen mit Antikörpern gegen C. pneumoniae und C. trachomatis.

Pest

Yersinia pestis

Kurze, gramnegative Stäbchen

Mikroskopisch*: Im Aspirat von Bubonen oder im Sputum Nachweis von bipolar angefärbten Stäbchen mit Wayson- oder Giemsa-Färbung.

Kulturell*: Aus Bubonenpunktat, Sputum (Lungenpest), Blut, Liquor. Dauer bis zu 72 Stunden.

Serologisch: Antikörpernachweis mittels IHA, ELISA.

* Methode der Wahl

Therapie	Bemerkungen

Doxycyclin 2 x 100 mg für 2 Wochen

Alternativ: Makrolid

Weltweit verbreitet. Etwa 300 Erkrankungen/Jahr in der BRD. Übertragung durch Inhalation von durch Vogelexkremente kontaminiertem Staub. Erkrankte sind in der Regel nicht infektiös. Vorsicht nur bei schwerem Husten in der akuten Phase. Inkubationszeit: 1 – 2 Wochen.

Meldepflichtig: Krankheitsverdacht, Erkrankung, Tod.

Tetracyclin 20 – 30 mg/kg/d i.v.
in 4 Dosen oder
Streptomycin 30 mg/kg/d i.m.
in 2 Dosen für 10 Tage

Bei Menigitis:
Chloramphenicol 60 – 100 mg/kg/d i.v.
in 4 Dosen für 10 Tage.

Verbreitet im Südwesten der USA, in der südlichen GUS, in Indien, Indochina und Südafrika. Wirtsreservoir sind Nagetiere (z.B. Ratten, Kaninchen). Übertragung durch Flöhe auf den Menschen (Beulenpest). Die hochinfektiösen Lungenpest wird direkt von Mensch zu Mensch übertragen durch Tröpfcheninfektion (epidemische Ausbreitung). Letalität der Lungenpest unbehandelt 100%. Drainage von Bubonen, wenn nötig, erst 24 Stunden nach Therapiebeginn. Inkubationszeit: 2 – 6 Tage (Lungenpest gelegentlich auch kürzer).

Meldepflichtig: Verdacht, Erkrankung, Tod. 6 Tage Quarantäne für Kontaktpersonen.

Pneumocystis-Pneumonie (PCP)

Pneumocystis carinii

Protozoon

Mikroskopisch*: Im induzierten Sputum, bronchoalveolärer Lavage oder Lungenbiopsie-Material P. carinii-Zysten sichtbar mittels Grocott-Färbung. Das entnommene Material kann bis zu 2 Tage im Kühlschrank gelagert werden. Besser: innerhalb von wenigen Stunden einem Speziallabor zustellen.

Poliomyelitis (Kinderlähmung)

Poliovirus
Typ 1, 2 und 3

Enteroviren
(RNA-Viren)

Virusisolierung*: Aus Stuhl, Rachenabstrich, Liquor.

Serologisch: Neutralisationstest oder KBR. Zwei Blutproben im Abstand von ein bis zwei Wochen entnehmen.

* Methode der Wahl

TMP/SMZ 15/75 mg/kg/d p.o. oder i.v.
in 3 Dosen für 2 – 3 Wochen
oder
Trimethoprim 15 mg/kg/d in 3 Dosen p.o.
+ Dapson 1 x 100 mg p.o.

Alternativ:
Pentamidin-Isethionat (Pentacarinat®)
4 mg/kg täglich als 1-Std.-Infusion.
oder
Trimetrexat 45 mg/m^2 Infusion tgl.
+ Leucovorin 4 x 20 mg/m^2 i.v. oder p.o.
oder
Clindamycin 3 – 4 x 600 mg i.v. oder 4 x
300 – 450 mg p.o.
+ Primaquin 1 x 15 mg p.o.
oder
Atovaquon (Mepron®) 2 x 750 mg p.o.

Primärprophylaxe bei HIV-Patienten:
TMP/SMZ 1 x 80/400 mg p.o. täglich

Alternativ: Dapson 50 – 200 mg p.o.tgl. +
Pyrimethamin 50 – 75 mg 1 x pro Woche
+ Folinsäure 25 mg 1 x pro Woche

Suppressionstherapie:
wie Primärprophylaxe

Weltweit verbreitet. PCP früher überwiegend bei Säuglingen, jetzt fast ausschließlich bei Patienten mit zellulärer Abwehrschäche. Häufigste opportunistische Infektion bei AIDS-Patienten. Übertragung von Mensch zu Mensch möglich bei empfänglichen Personen. Zusätzliche Kortikosteroidgabe senkt die Häufigkeit einer respiratorischen Insuffizienz und die Letalität.
Alle immundefizienten Patienten, die bereits eine Pneumocystis-Pneumonie durchgemacht haben, sollten eine Rezidiv-Prophylaxe (Suppressionstherapie) erhalten. Bei HIV-Patienten mit CD4 Zellen < 200/mm^3 ist eine primäre Prophylaxe indiziert. Die früher empfohlene hohe Dosierung von Cotrimoxazol ist für die Prophylaxe nicht notwendig (64).

Keine virusspezifische Therapie

Impfung siehe S. 272

In Deutschland nur noch eingeschleppte Fälle oder nach Impfung. In Entwicklungsländern endemisch. Meist asymptomatische Infektion. Übertragung vorwiegend fäkal-oral, wahrscheinlich auch durch Mundsekret. Virusausscheidung im Speichel ca. 1 Woche, im Stuhl 1 – 2 Monate nach Krankheitsbeginn.
Inkubationszeit: 7 – 10 Tage bis zum Prodromalstadium, 14 Tage bis zum Auftreten von Lähmungen.

Meldepflichtig: Verdacht, Erkrankung, Tod.

Infektion /Erreger	Nachweisverfahren

Q-Fieber

Coxiella burnetii

Rickettsienart = kokkoide, kleine, obligat intrazelluläre Bakterien

Serologisch*: Antikörpernachweis mittels KBR, IFT, ELISA

Respiratory Syncytial Virus-Infektion

Respiratory syncytial (RS)-Virus

Paramyxoviren
(RNA-Viren)

Virusisolierung: Aus Nasopharyngealsekret

Serologisch: Nur für epidemiologische Zwecke.

Antigennachweis: In Nasopharyngeal- oder Bronchialsekret mittels ELISA.

Röteln (Rubeolen)

Röteln-Virus
(Rubellavirus)

Togaviren
(RNA-Viren)

Virusisolierung: Am ehesten erfolgreich 1 Woche vor bis zu 4 Wochen nach Exanthemausbruch, vor allem aus Nasopharyngealsekret, seltener aus Urin, Faeces, Liquor, Zervikalsekret und Fruchtwasse. Proben eisgekühlt im Thermogefäß versenden!

Serologisch*: Hämagglutinationshemmtest, ELISA, IFT. Diagnostisch sind Titeranstieg oder IgM-Nachweis.

Therapie	Bemerkungen

Doxycyclin 2 x 100 mg p.o. oder i.v. für 10 – 14 Tage.

Bei Endokarditis:
Doxycyclin in Kombination mit Cotrimoxazol oder Rifampicin oder einem Chinolon für mindestens 1 Jahr. Meist Herzklappenersatz erforderlich!

Weltweit verbreitet. In manchen Gebieten der USA, Australiens, Englands und des Mittelmeerraumes endemisch. In der BRD selten. Infizierte Tiere (Schafe, Ziegen, Rinder) scheiden Rickettsien über Urin, Milch und Geburtswege aus. Infektion des Menschen durch Inhalation von kontaminiertem Staub oder Verzehr von roher Milch. Bei klinisch manifester Endokarditis mit wiederholt negativen Blutkulturen sollte auch an Q-Fieber gedacht werden. Inkubationszeit: 2 – 4 Wochen

Meldepflichtig: Erkrankung, Tod.

Bei hospitalisierten Kindern: Inhalation von Ribavirin-Lösung 20 mg/ml als Aerosol mittels Maske, Haube oder in einem Zelt über 12 – 20 Stunden täglich für insgesamt 3 – 5 Tage.

Häufigste Ursache für eine Infektion der unteren Atemwege bei kleinen Kindern (23). Übertragung durch Tröpfcheninfektion oder direkten Kontakt mit kontaminiertem Nasopharyngealsekret. Häufig nosokomiale Infektionen bei Personal und Säuglingen. Schwere Verlaufsformen bei Kindern mit kardiopulmonalen Erkrankungen und immundefizienten Patienten. Virusausscheidung gewöhnlich 3 – 8 Tage. Inkubationszeit 2 – 8 Tage.

Keine virusspezifische Therapie.

Impfung siehe S. 272

Postexpositionsprophylaxe bei Schwangeren siehe S. 289

Echte Epidemien sind selten, bisweilen lokale Ausbrüche. Am häufigsten bei Kindern und Jugendlichen. Übertragung durch Tröpfcheninfektion. Ansteckungsgefahr ab 7 Tage vor bis 7 Tage nach Ausbruch des Exanthems. Bei Infektion von nichtimmunen Schwangeren, besonders im 1. Trimenon, kann es zu schweren Mißbildungen des Feten oder zum Fruchttod kommen. Inkubationszeit: 14 – 16 Tage.

Meldepflichtig: Rötelnembryopathie (Erkrankung und Tod).

Infektion /Erreger	Nachweisverfahren

Ruhr (Shigellose)

Shigella   sonnei
      "   flexneri
      "   dysenteriae
      "   boydii

Gramnegative Stäbchen

Kulturell*: Aus Stuhlprobe oder Rektalabstrich. Ist eine sofortige Untersuchung der Probe nicht möglich, gepuffertes Transportmedium verwenden: 30% Glyzerin in 0,6%iger NaCl-Lösung.

Scharlach

Streptokokken der Serogruppe A

Kulturell*: Aus Rachenabstrich

Grampositive Kettenkokken

Antigenachweis: A-Streptokokken-Schnelltest direkt vom Rachenabstrich (Spezifität hoch, Sensibilität mäßig).

Serologie: Nachweis von Anti-Streptolysin-(ASL) und Anti-DNase B-Antikörpern nicht geeignet für die Diagnose einer akuten Infektion.

Schistosomiasis (Bilharziose)

Schistosoma haematobium
(Blasenbilharziose, ägyptische Hämaturie)

Mikroskopisch*: Nachweis von Schistosomen-Eiern im Stuhl, Darm- oder Blasenschleimhaut-Biopsie oder Urinsediment.

S. mansoni
(Darmbilharziose)

Serologisch: IHA, IFT, ELISA, Immunelektrophorese, KBR

S. intercalatum
(zentralafrikanische Darmbilharziose)

S. japonicum, S. mekongi
(asiatische Darmbilharziose)

Trematoden (Saugwürmer)

                                     * Methode der Wahl

Therapie	Bemerkungen

Ciprofloxacin 2 x 500 mg p.o. oder
Ofloxacin 2 x 200 mg p.o. oder
Norfloxacin 2 x 400 mg p.o.
für 5 Tage

Alternativ:
Cotrimoxazol 2 x 2 Tabl. à 80/400 mg
(Kinder: 10 / 50 mg/kg/d in 2 Dosen)
oder
Ampicillin (nicht Amoxicillin)
4 x 500 mg p.o.
(Kinder: 50 mg/kg/d in 3 Dosen).

Ausschließlich menschenpathogen. Übertragung durch kontaminierte Lebensmittel und Schmierinfektion. Niedrige Infektionsdosis (< 200 Keime). Dauerausscheider sind selten. Antibiotika-Therapie verkürzt die Dauer der Diarrhoe und eliminiert den Erreger aus dem Stuhl, wodurch die Ausbreitung der Infektion verhindert wird.
Inkubationszeit: 2 – 4 Tage.

Meldepflichtig: Verdacht, Erkrankung, Tod.

Penicillin V 3 x 400.000. E p.o.
(Kinder: 75.000 E/kg/d in 3 Dosen)
für 10 Tage oder
Oralcephalosporine, z.B.
Cefadroxil 2 g/d in einer Dosis
(Kinder: 30 mg/kg/d in einer Dosis) oder
Cefuroximaxetil 2 x 250 mg
(Kinder: 20 mg/kg/d in 2 Dosen)

Alternativ: Makrolid, Clindamycin

Scharlach wird von A-Streptokokken hervorgerufen, die erythrogenes Toxin bilden. Übertragung durch engen Kontakt mit Infizierten. Cephalosporine eliminieren A-Streptokokken zuverlässiger als Penicillin.
Inkubationszeit: 2 – 4 Tage.

Meldepflichtig: Tod.

S. haematobium:
Praziquantel (Biltricide®, Cesol®)
40 mg/kg p.o. als Einmaldosis

Alternativ: Metrifonat (Bilarcil®)
7,5 – 10 mg/kg p.o. als Einmaldosis,
2 x wiederholen in 2-wöchigem Abstand

S. mansoni:
Praziquantel 2 Dosen à 20 mg/kg

Alternativ: Oxamniquin (Vansil®)
15 mg/kg p.o. als Einmaldosis
(bis zu 30 mg/kg für 1 – 2 Tage).

S. japonicum und S. mekongi:
Praziquantel 3 Dosen à 20 mg/kg

Weit verbreitet in den Tropen. Die mit dem Stuhl (S. mansoni, S. intercalatum, S. japonicum, S. mekongi) oder Urin (S. haematobium) ausgeschiedenen Eier enthalten Larven, die im Süßwasser eine geeignete Schnecke finden müssen. Nach dieser Zwischenwirtentwicklung werden Zerkarien (Infektionslarven) ins Wasser freigesetzt, die perkutan wieder Menschen infizieren oder beim Trinken von verseuchtem Wasser durch die Schleimhaut eindringen. Frühestens 5 – 12 Wochen nach Infektion ist der Nachweis von Eiern im Stuhl oder im Urinsediment möglich. Vorbeugung: In den Tropen nicht in Süßwasser baden!
Inkubationszeit: 3 – 12 Wochen.

Schlafkrankheit (Afrikanische Trypanosomiasis)

Trypanosoma brucei gambiense
(Westafrikanische Trypanosomiasis)

T. brucei rhodesiense
(Ostafrikanische Trypanosomiasis)

Protozoen

Mikroskopisch*: Im Blutausstrich (event.
auch dicker Tropfen), Punktat des Trypanoso-
menschankers, Lymphknoten- und Knochenmarkspunktat, Liquor.

Serologisch*: IFT, ELISA, KBR, Gesamt-IgM-
Erhöhung (bei ZNS-Befall auch im Liquor)

Hämolymphatisches Stadium:

T. b. gambiense:
Suramin (Germanin®). Erst 0,1 – 0,2 g
Testdosis langsam i.v. injizieren,
dann 1 g Tagesdosis (Kinder 20 mg/kg)
langsam infundieren am 1., 3., 7., 14.
und 21. Tag.
oder
Eflornithin (Ornidyl®) 400 mg/kg/d
in 4 Dosen i.v. für 14 Tage,
dann 300 mg/kg/d in 4 Dosen für 3 – 4
Wochen.

Alternativ: Pentamidin (Pentacarinat®)
4 mg/kg/d i.m. für 10 Tage.

T. b. rhodesiense:
Suramin (wie oben)

Alternativ: Pentamidin (wie oben)

Spätstadium mit ZNS-Beteiligung:

T. b. gambiense:
Eflornithine (wie oben)

Alternativ: Tryparsamid (Tryparsone®)
30 mg/kg/d (max. 2 g) i.v. in einer Dosis
alle 5 Tage, insgesamt 12 Injektionen.

T. b. rhodesiense:
Melarsoprol (Arsobal®, MelB®)
2 – 3,6 mg/kg/d i.v. in 3 Dosen für 3 Tage,
nach einer Woche 3,6 mg/kg/d i.v.
in 3 Dosen für 3 Tage, wiederholen nach
10 – 21 Tagen.
Kinder: Gesamtdosis 18 – 25 mg/kg über
1 Monat verteilt. Initial 0,36 mg/kg,
sukzessive Steigerung auf maximal
3,6 mg/kg in 1 – 5-tägigen Abständen
(insgesamt 9 – 10 Dosen).

Verbreitet im tropischen Afrika. T. b. rhodesiense (Ostafrika). T. b. gambiense (West-
und Zentralafrika). Übertragung durch Tset-
sefliege. Chemoprophylaxe nicht empfohlen.
T. b. rhodesiense ist virulenter und verursacht schwerere Krankheitsverläufe.
Inkubationszeit (systemische Erscheinun-
gen):
T. b. rhodesiense: Wochen bis Monate.
T. b. gambiense: Monate bis Jahre.

Taeniasis

Taenia saginata
(Rinderbandwurm)

Taenia solium
(Schweinebandwurm)

Zestoden

Makroskopisch*: Spontan abgehende oder im Stuhl nachweisbare gelbweiße Wurmglieder (Proglottiden, anfangs eigenbeweglich).

Mikroskopisch: Untersuchung des Stuhls auf Eier unzuverlässig. Bei Taenia saginata Nachweis der Eier im Analabstrich (siehe Enterobiasis).

Tetanus (Wundstarrkrampf)

Clostridium tetani

Grampositive, anaerobe, sporenbildende Stäbchen

Klinische Diagnose steht im Vordergrund.

Kulturell: Aus Wundabstrichen, möglichst tiefe Regionen. Nur in 1/3 der Fälle gelingt der Nachweis.

* Methode der Wahl

Praziquantel (Cesol®, Biltricide®)
5 – 10 mg/kg p.o. als Einmaldosis
Kinder: 2 – 6 Jahre 1 g
              < 2 Jahre 500 mg
oder
Niclosamid (Yomesan®)
4 Tabl. à 500 mg als Einmaldosis
Kinder: 2 – 6 Jahre 2 Tabl.
              < 2 Jahre 1 Tabl.

Vom Menschen (Endwirt) werden reife Wurmeier ausgeschieden. Sie werden vom Schwein und Rind ("Zwischenwirte") oral aufgenommen. In der Muskulatur dieser Tiere entstehen sog. Finnen, 3 – 10 mm groß, die für den Menschen infektiös sind. Die Übertragung erfolgt durch den Genuß von rohem Schweine- oder Rindfleisch (z.B. "Beefsteak-Tartar"). Eier von T. solium sind auch für den Menschen infektiös (s. Zystizerkose). Bei der Therapie von T. solium besteht eine erhöhte Gefahr der Autoinfektion (massenhaft Eier im Stuhl durch Auflösen der Wurmglieder!).

Humanes Tetanus-Immunglobulin
3.000 – 6.000 IE i.m.

Penicillin G 5 – 10 Mio. E/d i.v.
für 10 – 14 Tage

Alternativ:
Metronidazol

Symptomatische Therapie:
Sedierung, Muskelrelaxantien, evtl. Beatmung

Impfung siehe S. 274

Postexpositionsprophylaxe siehe S. 289

C. tetani gehört zur normalen Darmflora des Menschen und der Tiere und ist ubiquitär. Eintrittspforte: Hautverletzungen (oft unbemerkt), tiefe Wunden mit nekrotischem Gewebe (anaerobes Milieu).
Antibiotikum tötet vegetative Form der Bakterien ab, wodurch die weitere Toxinbildung verhindert wird.
Inkubationszeit: 3 - 21 Tage (gewöhnlich 8 – 14 Tage).

Meldepflichtig: Erkrankung, Tod.

Infektion /Erreger	Nachweisverfahren

Tollwut (Rabies, Lyssa)

Rabiesvirus

Rhabdoviren
(RNA-Viren)

Mikroskopisch*: Mittels DFT in Abklatsch-präparaten der Kornea oder in Hautbiopsien; post mortem im Gehirn. Intrazerebral auch Nachweis von Negri-Körperchen. Tollwut-verdächtiges Tier untersuchen!

Virusisolierung: Aus Speichel, Hirngewebe, Liquor, Urin.

Serologisch: Neutralisationstest, positiv erst ab 8. – 10. Tag nach Beginn der Erkrankung, daher diagnostisch ohne Bedeutung.

Toxisches Schock-Syndrom (TSS)

Staphylococcus aureus
Streptokokken der Serogruppe A

Grampositive Kokken

Kulturell: Aus Abstrichen und Biopsien von Haut- und Schleimhautläsionen, Vaginalab-strich (S. aureus). Blutkultur bei Streptokok-ken-TSS in 60% positiv, bei Staphylokokken-TSS selten positiv.

* Methode der Wahl

Therapie	Bemerkungen

Keine virusspezifische Therapie.

Impfung siehe S. 274

Postexpositionsprophylaxe siehe S. 289

Weltweit verbreitete Zoonose. Überträger vorwiegend wildlebende Tiere, etwa Füchse und Rehe; Haustiere wie Katzen, Rinder und Hunde sind selten befallen; Infektion des Menschen vorwiegend durch Biß eines infizierten Tieres. Fast immer letaler Ausgang. Inkubationszeit: gewöhnlich 2 – 9 Wochen, selten bis zu einem Jahr.

Meldepflichtig: Krankheitsverdacht, Erkrankung, Tod.

Staphylokokken-TSS:
Flucloxacillin 4 x 2 g i. v.
oder
Cefazolin 3 x 2 g i. v.

Flüssigkeitssubstitution!

Streptokokken-TSS:
Penicillin G 24 Mio E/d i. v.
+ Clindamycin 3 x 900 mg i. v.

Alternativ:
Cephalosporin III + Clindamycin

Das *Staphylokokken-TSS* wird durch Toxin-produzierende Stämme von S. aureus verursacht (TSST-1 in 75%, Enterotoxin B in 23% und Enterotoxin C in 2% der Fälle). Häufig assoziiert mit vaginaler Besiedelung (Tampon-Benutzung), chirurgischen oder traumatischen Wunden sowie Verbrennungen. Klinische Symptomatik: hohes Fieber, Durchfall und Erbrechen, Hypotension, Scharlach-artiges Exanthem (Hautschuppung erst nach 1 – 2 Wochen), Bewußtseinsstörungen und multiple Organfunktionsstörungen.
Das *Streptokokken-TSS* geht meist von kleinen Hautläsionen aus, die häufig nekrotisieren. Starke Schmerzen an der Stelle der Hautläsion. Chirurgische Sanierung erforderlich. Ansonsten ähnliches klinisches Bild wie oben. Letalität 30 – 50%. Clindamycin reduziert die Toxinproduktion. Über gehäuftes Auftreten innerhalb der Familie und in Pflegeheimen wurde berichtet.

Toxoplasmose

Toxoplasma gondii

Protozoon

Serologisch*: Sabin-Feldman-Test, KBR, IFT, IHA, ELISA, ISAGA. Nachweis von IgM-Antikörpern (mittels ELISA oder ISAGA) oder IgG-Titeranstieg sprechen für eine frische Infektion.

Mikroskopisch: Nachweis von Tachyzoiten in Biopsiematerial (z.b. vom Gehirn, Lymphknoten) oder Liquor.

Genomnachweis: Mittels PCR in Körperflüssigkeiten, insbesondere Amnionflüssigkeit während der Schwangerschaft, sowie im Gewebe (nützlich zur Diagnose bei AIDS-Patienten).

Tierversuch und **Gewebekultur:** Gelegentlich Erregernachweis möglich im Liquor, Lymphknoten u.a. Biopsiematerial.

Pyrimethamin (Daraprim®) loading dose
100 (– 200) mg p.o., dann
25 (50 –100) mg/d p.o. in einer Dosis
plus entweder
Sulfadiazin 4 x 1–1,5 g/d p.o. oder
Clindamycin 4 x 600 mg/d i.v. oder
4 x 300–450 mg p.o.
jeweils + Folinsäure 1 x 10 mg/d p.o.
für 3–6 Wochen

Alternativ: Pyrimethamin plus entweder
Azithromycin 1200 mg/d p.o.oder
Atovaquon (Mepron®) 4 x 750 mg p.o.

Primärprophylaxe bei HIV-Patienten:
TMP/SMZ 1 x 160/800 mg/d p.o.
Alternativ: Dapson 1 x 50 mg/d p.o. +
Pyrimethamin 50 mg 1 x pro Woche +
Folinsäure 25 mg 1 x pro Woche

Suppressionstherapie:
Pyrimethamin 1 x 25–75 mg/d
+ Sulfadiazin 4 x 500–1000 mg/d
+ Folinsäure 1 x 10 mg/d
Alternativ:
Clindamycin 3–4 x 300–450 mg/d p.o.
+ Pyrimethamin 1 x 25–75 mg/d
+ Folinsäure 1 x 10–25 mg/d

Schwangere im 1. Trimenon:
Spiramycin (Rovamycine®,
Selectomycin®) 3 g/d in 3 Dosen.

Konnatale Toxoplasmose:
Pyrimethamin 1 mg/kg/d in einer Dosis
+ Sulfadiazin 100 mg/kg/d in 2 Dosen
+ Folinsäure 2 x 3 mg/Wo
für 6 Wochen, dann
Spiramycin 100 mg/kg/d in einer Dosis.
für 4 Wochen.
Die beiden Regime abwechselnd als 4-
wöchige Therapiezyklen 1 Jahr lang verabreichen.
Bei ZNS-oder Augensymptomatik zusätzlich Prednisolon 2 mg/kg/d in 2 Dosen
bis zum Abklingen der Symptome.

Übertragung durch (1.) Genuß von zystenhal-
tigem, rohem Fleisch, insbesondere Schweinefleisch, (2.) orale Aufnahme von Oozysten,
die mit Katzenkot ausgeschieden werden,
(3.) intrauterin.
Akute Lymphadenitis bei Immunkompetenten meist nicht behandlungsbedürftig.
Prophylaxe: Schwangere, die serologisch
negativ sind, sollen kein rohes Fleisch
essen, Kontakt mit Katzen meiden, häufiger
Hände waschen, etwa nach Gartenarbeit.
Gefahr der Übertragung auf den Feten nur
bei Erstinfektion. Bei immundefizienten Patienten akute Erkrankung meist durch Reaktivierung einer alten, latenten Infektion.
Manifestation vorwiegend im Gehirn. Eine
der häufigsten opportunistischen Infektionen bei AIDS-Patienten (10 – 40 %).
Alle Toxoplasma-seropositiven HIV-Patienten mit CD4 Zellen < 100/mm³ sollten eine
Primärprophylaxe erhalten.

Meldepflichtig: Konnatale Toxoplasmose
(Erkrankung und Tod).

Trachom

Chlamydia trachomatis
Serovar A – C

Obligat intrazelluläre, sehr kleine
Bakterien

Mikroskopisch*: Nachweis von zytoplasmatischen Einschlußkörperchen im Konjunktivalabstrich mittels Giemsa-Färbung oder DFT.

Kulturell*: Anzüchtung des Erregers auf Zellkulturen möglich. Material möglichst schnell verarbeiten.

Genomnachweis: Nachweis der Erreger-DNA mittels Gensonde.

Trichinose

Trichinella spiralis = Fadenwurm

Nematoden

Mikroskopisch: In der invasiven Phase ist es unter Umständen möglich, die Trichinen-Larven im Blut nachzuweisen, in der chronisch-rheumatischen Phase in der Muskulatur (Biopsie).

Serologisch*: ELISA, IFT, IHA, KBR, Bentonit-Flockungstest u.a. Antikörper frühestens ab der 3. Erkrankungswoche nachweisbar

Trichomoniasis

Trichomonas vaginalis

Protozoon (Flagellat)

Mikroskopisch*: Nachweis von beweglichen Trichomonaden im Vaginal- oder Urethralsekret unmittelbar nach der Entnahme im Dunkelfeld oder Phasenkontrast. Nicht abkühlen lassen, evtl. Objektträger vorwärmen.

Kulturell: Zuverlässige Methode bei sofortiger Überimpfung in geeignetes Flüssigmedium (empfindlicher als das Nativpräparat).

Therapie	Bemerkungen

Azithromycin 20 mg/kg p.o. als Einmaldosis

Alternativ:
Doxycyclin 200 mg/d p.o. für 2 Wochen.

Kinder
> 9 Jahre: Doxycyclin 4 mg/kg/d
< 9 Jahre: Erythromycin 50 mg/kg/d

Zusätzlich lokal Tetracyclin- oder Erythromycin-Augensalbe 2 x tgl. für 2 Monate

Trachom: chronische follikuläre Keratokonjunktivitis. Vorwiegend in warmen Ländern unter schlechten hygienischen Verhältnissen. Häufigste Ursache für Blindheit. Übertragung durch Schmierinfektion. Inkubationszeit: 5 – 7 Tage.

Meldepflichtig: Erkrankung, Tod.

Die Einschluß- oder Schwimmbadkonjunktivitis (= akute, eitrige Papillarkonjunktivitis) ist eine mildere Form der Augeninfektion und wird durch andere Serotypen von C. trachomatis (Serovar D – K) verursacht, die im Genitaltrakt vorkommen. Übertragung durch Schmierinfektion oder via Geburtskanal. Therapie lokal und systemisch für 2 Wochen

---

Mebendazol (Vermox®) 3 x 300 mg p.o. für 3 Tage, dann 3 x 500 mg für 10 Tage oder
Albendazol (Eskazole®) 2 x 400 mg p.o.. (8 – 10 mg/kg/d) für 7 – 14 Tage.

Steroide bei schweren Symptomen

Infektionsquelle meist rohes oder ungenügend gekochtes Schweinefleisch, das Muskeltrichinen enthält (evtl. Wildschwein, Bären, Wild). Fast immer handelt es sich um eine Gruppenerkrankung! Hitze über 60° C tötet die Trichinen im Fleisch ab.

Meldepflichtig: Erkrankung, Tod.

Metronidazol oder Tinidazol jeweils 2 g als Einmaldosis p.o.

Sexualpartner mitbehandeln!

Weltweit verbreitet als Erreger der Trichomonas-Vaginitis. Vorwiegend sexuelle Übertragung. Ansteckung in Schwimmbädern unwahrscheinlich, da der Erreger durch die vorgeschriebene Chlorierung zugrunde geht. Übertragung auf das Neugeborene während der Geburt. Inkubationszeit: 4 – 28 Tage.

Trichuriasis

Trichuris trichiura (Peitschenwurm)

Nematode

Mikroskopisch*: Untersuchung des Stuhls auf Eier.

Tuberkulose

Mycobacterium tuberculosis, seltener M. bovis

Säurefeste Stäbchen

Mikroskopisch*: In Körperflüssigkeiten und Gewebebiopsien mittels Ziehl-Neelsen- oder Fluorochromfärbung. Nachweis gelingt erst bei bei Keimzahlen von $10^4 - 10^5$ pro ml Sputum.
Vorteil: schnelle Verdachtsdiagnose. Negativer Befund schließt Tuberkulose nicht aus!

Kulturell*: Aus Sputum, Bronchialsekret, Magensaft (besonders geeinet bei Kindern), Urin, Liquor, Pleuraexsudat, Eiter, Gewebebiopsie. Kultureller Nachweis zur endgültigen Diagnose erforderlich. Dauer 3 – 10 Wochen. Mit radiometrischen Methoden (Bactec-System) Nachweis von Mykobakterien schon nach 7 – 10 Tagen möglich.

Genomnachweis: Im Respirationssekret mittels PCR und anderen Amplifikationsmethoden.

Gaschromatographie: Nachweis von Tuberkulostearinsäure zur Diagnostik der TB-Meningitis.

Hauttest: Tuberkulin-Test wird 2 – 10 Wochen nach Infektion positiv. Nach BCG-Impfung bleibt er 5 – 10 Jahre positiv. Falsch negativ bei 20 – 25% der Patienten mit aktiver TB, bei Anergie, Masern, AIDS, unter Kortikosteroid-und Zytostatika-Therapie. Kreuzreaktion mit anderen. Mykobakterien.

* Methode der Wahl

Therapie	Bemerkungen

Mebendazol (Vermox®) 2 x 100 mg
für 3 Tage

Weltweit verbreitet, insbesondere in tropischen Ländern, wo 30 – 60% der Bevölkerung infiziert sind. Übertragung durch Lebensmittel, insbesondere Gemüse, die mit larvenhaltigen Eiern kontaminiert sind. Befall des Dickdarms häufig symptomlos.

<u>Standardtherapie</u>
Rifampicin 600 mg/d
+ INH 300 mg/d
+ Pyrazinamid 30 mg/kg/d
+ Ethambutol 15 – 25 mg/kg/d
für 2 Monate, anschließend
RMP + INH für weitere 4 Monate
oder
RMP + INH + EMB
für 2 Monate, anschließend
RMP + INH für weitere 7 Monate

Bei Verdacht auf Resistenz initial
Vierfach-Kombinationstherapie.

Bei kleineren Kindern statt EMB entweder PZA oder Streptomycin.

<u>Extrapulmonale Tuberkulose:</u>
Therapieschema wie oben
Ausnahme: bei Kindern mit Knochen-Tb, Meningitis oder Miliar-Tb Gesamttherapiedauer 12 Monate

Alternative Präparate :
Streptomycin 15 mg/kg/d i.v.
Cycloserin 2 – 3 x 250 mg p.o.
Prothionamid 3 – 4 x 250 mg p.o.
PAS 150 mg/kg p.o.
Capreomycin 15 –30 mg/kg i.v.

Präparate zur eventuellen Kombination
bei Multiresistenz:
Amikacin, Azithromycin, Clarithromycin, Rifabutin, Clofazimin, Ciprofloxacin, Ofloxacin

Übertragung fast ausschließlich durch Tröpfcheninfektion. Ansteckungsgefahr besteht, solange im Sputum säurefeste Stäbchen nachweisbar sind. Gewöhnlich ist der Patient zwei Wochen nach Beginn der Chemotherapie nicht mehr ansteckend. Bis dahin Isolierung! Nach 1 – 2 Monaten Therapie Kontrolluntersuchung des Sputums. Bei Erregerpersistenz möglicherweise Resistenzentwicklung oder mangelnde Compliance des Patienten. In USA wurden nosokomiale Ausbrüche von multiresistenter Tb (Resistenz gegen mindestens IHN und Rifampicin) vor allem bei AIDS-Patienten beschrieben, die mit einer hohen Letalität einhergeht.
Inkubationszeit: 1 – 6 Monate.
Eine INH Prophylaxe für 6 – 9 Monate bei Tuberkulinkonversion nach Tuberkuloseexposition sowie bei Tuberkulin-positiven (ohne BCG-Impfung) mit erhöhtem Risiko für eine Reaktivierung (z.B.medikamentöse Immunsuppression) kann in etwa 80% der Fälle eine Erkrankung verhindern.

Meldepflichtig: Erkrankung (aktive Form), Tod.

Impfung siehe S. 274

Postexpositionsprophylaxe siehe S. 288

Infektion /Erreger	Nachweisverfahren

Tularämie

Francisella tularensis

Gramnegative, kokkoide Stäbchen

Serologisch*: Nachweis von Serum-Agglutininen, ELISA. Kreuzreaktionen mit Antikörpern gegen Brucella, Yersinia, Proteus OX-19 und heterophilen Antikörpern.

Kulturell: Aus Sputum, Bronchialsekret, Exsudat von Hautläsionen, Lymphdrainage. Blutkulturen anlegen. Nur in Speziallabors.

Typhus, Paratyphus

Salmonella typhi
Salmonella paratyphi A, B, C

Gramnegative Stäbchen

Kulturell*: Blutkultur in der ersten Krankheitswoche am zuverlässigsten; Stuhl und Urin sind ab der zweiten Woche häufiger positiv. Knochenmark.

Serologisch: Widalsche Reaktion (Agglutination, nicht sehr zuverlässig!).

Whipplesche Krankheit

Tropherema whippelii

Aktinomyceten

Mikrospopisch*: In Dünndarmbiopsien PAS-positive Makrophagen. Elektronenmikroskopischer Nachweis des Whipple-Bacillus.

Kulturell: T. whippelii wurde bisher noch nicht in-vitro angezüchtet.

Genomnachweis: Mittels PCR

* Methode der Wahl

Therapie	Bemerkungen

Streptomycin 15 – 20 mg/kg/d oder
Gentamicin 5 mg/kg/d
für 7 – 14 Tage,
bei schwerem Verlauf Kombination
mit Doxycyclin 200 mg/d.

In Nordamerika und Osteuropa verbreitet bei vielen Tierarten, insbesondere bei Nagern. Übertragung hauptsächlich durch Zecken. Infektion auch möglich durch direkten Kontakt mit infizierten Tieren und kontaminierte Nahrungsmittel und Wasser. Zum Arbeiten mit F. tularensis ist Sondergenehmigung erforderlich. Mit Cephalosporinen III häufig Therapieversager trotz hoher In vitro-Aktivität (17).
Inkubationszeit: 3 – 5 Tage (– 21 Tage).

Ciprofloxacin 2 x 500 mg p.o. bzw.
2 x 200 mg i.v. oder
Ofloxacin 2 x 400 mg p.o. oder i.v.
Therapiedauer 5 – 10 Tage (69).

Alternativ:
Cotrimoxazol 2 x 1–2 Tabl. à 160/800 mg,
Ceftriaxon 1 x 2 g i.v. oder i.m.
Amoxicillin 4 x 1 g p.o. oder 3 x 2 g i.v.
Chloramphenicol 50 mg/kg/d p.o. od. i.v.

Impfung siehe S. 274

Typhus und Paratyphus B sind weltweit verbreitet. Paratyphus A in tropischen und subtropischen Ländern. Das Erregerreservoir ist der Mensch, insbesondere Dauerausscheider (3 – 5% der Infizierten werden zu Dauerscheidern). Übertragung fäkal-oral, meist über kontaminierte Lebensmittel. Stationäre Patienten müssen isoliert werden.
Inkubationszeit: 1 – 3 Wochen.

Meldepflichtig: Verdacht, Erkrankung, Tod sowie gesunde Ausscheider.

Cotrimoxazol 2 x 1 Tabl. à 160/800 mg
für 1 Jahr

Bei Patienten mit Diarrhoe, Gewichtsverlust, Arthralgien und abdominellen Schmerzen sollte an Morbus Whipple gedacht werden. In Einzelfällen wurde über eine gute Ansprechrate unter Rifampicin berichtet.

Infektion /Erreger	Nachweisverfahren

Windpocken (Varizellen)

Varicella-Zoster-Virus (VZV)

Herpesviren
(DNA-Viren)

Diagnose in der Regel klinisch.

Virusisolierung: Aus Bläschenflüssigkeit während der ersten 3 – 4 Tage nach Exanthemausbruch.

Mikroskopisch*: Direktnachweis mittels Elektronenmikroskopie oder Immunfluoreszenz.

Serologisch: KBR, Neutralisationstest, IFT, ELISA.

Zystizerkose

Taenia solium

Zestode

Serologisch*: ELISA, IHA, KBR oder IFT; bei nicht eindeutigen Befunden Western-Blot, bei Neurozystizerkose auch im Liquor.

* Methode der Wahl

Bei schweren Infektionen:
Aciclovir 30 mg/kg/d i.v. in 3 Dosen
für 7 – 10 Tage.

Impfung siehe S. 274

Postexpositionsprophylaxe siehe S. 289

Weltweit verbreitet. Vorwiegend bei Kindern. Übertragung durch Tröpfcheninfektion. Ansteckungsgefahr 1 Tag vor und bis zu 5 Tage nach Auftreten des Exanthems. Inkubationszeit: ca. 2 Wochen. Mögliche Komplikationen: ZNS-Beteiligung (zerebrale Ataxie, Enzephalitis). Bei Infektion der Schwangeren im 1. und frühen 2. Trimenon kann es in 1 – 2% der Fälle zum Abort kommen. Bei Erkrankung 5 Tage vor und bis zu 2 Tage nach der Entbindung erhöhtes Varizellen-Risiko für das Neugeborene (Letalität 30%). Nach der Primärinfektion durch VZV kann durch endogene Reaktivierung eine Gürtelrose entstehen (siehe Seite 200). Bei Immundefizienten, vor allem Leukämikern, Tumorpatienten und Transplantierten schwere Verlaufsformen mit Disseminierung.

Praziquantel (Cesol®, Biltricide®)
50 mg/kg/d in 3 Dosen für 15 – 30 Tage,
meist zusätzlich Dexamethason-Gabe
erforderlich;

Alternativ:
Albendazol (Eskazole®) 15 mg/kg/d
in 2 Dosen für 28 Tage.

Bei Komplikationenen kann zudem eine
neurochirurgische Therapie erforderlich
sein.

Bei dieser seltenen Erkrankung wird der Mensch nach oraler Aufnahme von Eiern von T. solium (z.B. mit Salat) zum "Zwischenwirt" (siehe auch Taeniasis S. 242). Es bilden sich Finnen vorwiegend in der Muskulatur, im ZNS und Auge. Wichtige diagnostische Hilfsmittel sind CT und NMR..

Zytomegalie

Zytomegalievirus
(Cytomegalovirus, CMV)

Herpesviren
(DNA-Viren)

Virusisolierung*: Aus Urin, Speichel, Biopsiematerial, Zervikalsekret, Blut. Nachweis
des zytopathischen Effekts mittels konven-
tioneller Zellkultur: Dauer bis zu 6 Wochen.
Mittels Kurzzeitzellkultur unter Verwendung
monoklonaler Antikörper (shell vial assay) in
48 –72 Std. Probenverarbeitung innerhalb
weniger Stunden notwendig. Hochspezi-
fisch.

Serologisch: Mittels ELISA. Nachweis von
IgG-Antikörpern zur Bestimmung des Träger-
status, Nachweis von IgM-Antikörpern bei
akuter Infektion (relativ insensitiv).

Antigennachweis*: In zirkulierenden Granu-
lozyten mittels monoklonaler Antikörper
(Immunoperoxidase-Assay). Quantitative
Beurteilung der Antigenämie möglich. Eine
hohe Antigenlast spricht eher für eine akute
CMV-Infektion

Genomnachweis: Mittels DNA-Hybridisierung und PCR im Urin, buffy coat und Biopsiematerial.

Histologisch: Aus Gewebebiopsie mittels
Immunhistochemie.

Bei immunsupprimierten Patienten:
Ganciclovir 10 mg/kg/d in 2 Dosen
als i.v. Infusion über jeweils 1 Stunde
für 2 – 3 Wochen, bei Pneumonie kombinieren mit CMV-Immunglobulin.

Alternativ bei Ganciclovir-Resistenz:
Foscarnet 180 mg/kg/d in 2 – 3 Dosen
als i.v. Infusion über jeweils 1 Stunde.

Bei Progression unter Ganciclovir- oder
Foscarnet-Therapie Kombination der beiden Substanzen.

Suppressionstherapie nach
CMV-Retinitis:
Ganciclovir 5 mg/kg/d i.v. tgl. oder
6 mg/kg/d an 5 Tagen pro Woche oder
3 x 1000 mg p.o. tgl.

Verbreitung von CMV ubiquitär. Erstinfektion
meist inapparent. Persistenz in Lymphozyten, wodurch spätere Reaktivierung möglich. Hohe Durchseuchung (ca. 90%). Übertragung durch engen Kontakt, Bluttransfusion, Organtransplantation oder transplazentar bzw. während der Geburt. Bei Erstinfektion während der Schwangerschaft kommt es
in 40% der Fälle zur Übertragung auf den
Feten, bei reaktivierter Infektion der Mutter
in etwa 2%. Bei der Geburt weisen 10% der
Neugeborenen Symptome auf, davon ster-
ben 30%. Von den Überlebenden haben bis
zu 90% Spätfolgen (Hörschaden, geistige
Retardierung). Schwere generalisierte Ver-
läufe (Pneumonie, Retinitis, Hepatitis,
gastrointestinale und ZNS-Manifestationen)
nur bei immunsupprimierten Patienten
(AIDS-, transplantierte und Tumorpatienten).
Bei AIDS-Patienten Retinitis am häufigsten,
bei Organ-Transplantierten Pneumonie. Eine
Primärprophylaxe mit oralem Ganciclovir ist
bei CMV-seropositiven HIV-Patienten mit
CD4-Zellen < 50/mm^3 in Erwägung zu ziehen
(hohe Nebenwirkungsrate, Tablettenbela-
stung 12 Stk. pro Tag). Eine prophylaktische
Therapie mit parenteralem Ganciclovir nach
Knochenmarks- oder Organtransplantation
senkt die Rate symptomatischer CMV-Infektionen. Prophylaxe oder gezielte Therapie
bei nachgewiesener Infektion sind bezüglich
Kosten-Nutzen-Verhältnis und Patientenver-
träglichkeit gegeneinander abzuwägen.

Meldepflichtig: Konnatale Zytomegalie
(Erkrankung und Tod).

Antibiotika-Prophylaxe in der Chirurgie

Grundlagen. Antibiotika-Prophylaxe in der Chirurgie hat zum Ziel, oberflächliche und tiefe Wundinfektionen zu verhüten. Die präoperative Hautdesinfektion kann nicht alle Bakterien, insbesondere nicht diejenigen, die sich in den tiefen Hautschichten befinden, z.B. im Bereich der Haarfollikeln, eliminieren. Während der chirurgischen Inzision können diese Bakterien in den Wundbereich gelangen und nachfolgend eine Infektion hervorrufen. Chirurgische Eingriffe können nach dem Kontaminationsgrad in drei Kategorien eingeteilt werden.

– *Aseptische Eingriffe.* Bei diesen Eingriffen wird die Schleimhaut des Respirations-, Gastrointestinal- oder Genitaltraktes nicht verletzt. Die häufigsten Erreger sind Staphylokokken. Die Wundinfektionsrate sollte < 2 % betragen. In diesem Fall Antibiotika-Prophylaxe nicht notwendig. Ausnahme: Implantation von Fremdmaterial.

– *Kontaminierte Eingriffe.* Bei diesen Eingriffen wird entweder der Respirations-, Gastrointestinal- oder Urogenitaltrakt verletzt. Häufigste Erreger im Bereich des Respirationstraktes sind Streptokokken und Staphylokokken, im Gastrointestinal- und Urogenitalbereich gramnegative Bakterien, Enterokokken und Anaerobier. Die Wundinfektionsrate liegt zwischen 5 – 10%.

– *Septische Eingriffe.* Hier wird durch den Eingriff mit einer massiven Kontamination (wie etwa bei der Colorektalchirurgie) gerechnet. Weiterhin offene Traumata mit starker Verunreinigung. Im Durchschnitt können zehn verschiedene Bakterien-Spezies isoliert werden: *Escherichia coli-* und *Bacteroides fragilis* sind die häufigsten Erreger. Die Antibiotika müssen natürlich nicht alle Erreger, sondern nur die wichtigsten erfassen. Die Wundinfektionsrate bewegt sich zwischen 15 – 30%.

Dauer der Antibiotika-Gabe. Parenterale Antibiotika sollten innerhalb von zwei Stunden (am besten 30 min) vor der chirurgischen Inzision gegeben werden. Das Risiko für eine bakterielle Kontamination ist unmittelbar nach der Inzision und zum Zeitpunkt der Wundverschließung am höchsten. Aus diesem Grunde sollte die Antibiotika-Konzentration im betroffenen Gewebe zu beiden Zeitpunkten wirksame Spiegel erreichen. Bei chirurgischen Eingriffen, die länger als zwei Stunden dauern oder bei denen mit massivem Blutverlust (mehr als ein Liter) gerechnet werden muß sollte wiederholt eine Dosis verabreicht werden, insbesondere dann, wenn das gewählte Antibiotikum eine kurze Halbwertzeit hat (Cefoxitin oder Gentamicin). Generell wird ein Dosisintervall vom 2,5-fachen der Halbwertzeit empfohlen. Einige Chirurgen bevorzugen eine verlängerte Antibiotikagabe (bis zu 48 Stunden), insbesondere bei größeren chirurgischen Eingriffen. Ein Beweis für die höhere Effektivität (niedrige Infektionsraten) ist allerdings bisher nicht erbracht worden.

Wahl der Antibiotika. Cephalosporine, insbesondere Cefazolin/Cefazedon für "aseptische Eingriffe" und Cefoxitin oder die Kombination eines Basiscephalosporins mit Metronidazol für Colorektaloperationen gelten grundsätzlich als Mittel der Wahl. Ältere Cephalosporine werden hauptsächlich deshalb empfohlen, weil mit ihnen große prospektive, randomisierte Studien, insbesondere mit Cefazolin, in den 70er und 80er Jahren durchgeführt worden sind. Es erhebt sich die berechtigte Frage, ob neuere Antibiotika eventuell wirksamer sind. Hierzu fehlen entsprechende Daten. In der letzten Zeit sind kleinere Studien veröffentlicht worden, die darauf hinweisen, daß z.B.

Cefazolin in der Herzchirurgie oder bei der abdominellen Hysterektomie einem Cephalosporin der II. Generation unterlegen ist. Insbesondere aber aufgrund der steigenden Resistenz von Staphylokokken, Enterokokken und gramnegativen Keimarten müssen einzelne Kliniken und Krankenhäuser die eigenen Probleme kennen und für die chirurgische Prophylaxe entsprechende Empfehlungen erarbeiten.

Im Bereich der Darmchirurgie ist es notwendig Substanzen einzusetzen, die wirksam sind gegen *Bacteroides fragilis*, wie z.B. Cefoxitin oder Cefotetan oder eine Kombination von Ampicillin + Sulbactam oder eines Basiscephalosporins mit Metronidazol, oder auch Gentamicin mit Metronidazol.

Die dritte oder vierte Generation der Cephalosporine, wie z.B. Cefotaxim, Ceftriaxon oder Cefepim sind nicht geeignet für die chirurgische Prophylaxe, weil sie eine schwache Aktivität gegen Staphylokken besitzen und weil sie relativ teuer sind. Verschiedene Studien haben auch gezeigt, daß sie hinsichtlich der Wirksamkeit (Senkung der Wundinfektionsrate) keine Vorteile haben und daß es eher zu einer Resistenzverbreitung kommen kann.
Cephalosporine sollten über 5 min, Aminoglykoside, Clindamycin, Metronidazol über 20 – 30 min, Vancomycin über 30 – 60 min infundiert werden.

Zusätzliche Maßnahmen. Abgesehen von der Antibiotika-Gabe sind auch weitere Maßnahmen geeignet, um die postoperative Wundinfektionsrate zu senken:

– Der präoperative Krankenhausaufenthalt sollte so kurz wie möglich sein.

– Eine unnötige, präoperative längerdauernde Antibiotika-Prophylaxe sollte vermieden werden.

– Die Entfernung von Haaren - wenn überhaupt - sollte möglichst kurz vor dem Eingriff durchgeführt werden, und zwar nicht durch Rasur sondern mittels Haarschneidemaschine bzw. Haarentfernungscreme. Auf keinen Fall 24 Stunden vorher rasieren!

– Infektionsherde sollten, wenn möglich, vor der Operation behandelt und eliminiert werden.

– Eine nasale Kolonisierung mit *Staphylococcus aureus* sollte durch entsprechende lokale Behandlung eliminiert werden.

– Eine optimale chirurgische Technik ist der wichtigste Faktor hinsichtlich der Verhütung von postoperativen Infektionen.

Kosten. Die routinemäßig durchgeführte, nicht indizierte chirurgische Antibiotika-Prophylaxe verursacht zusätzliche Kosten. Allerdings sollte jede Art von Analyse berücksichtigen, daß eine postoperative Wundinfektion um ein Vielfaches teurer ist als etwa eine Einmalgabe eines noch so teuren Antibiotikums. Im Durchschnitt wird damit gerechnet, daß eine nosokomiale Infektion, somit auch eine postoperative Wundinfektion, den Aufenthalt um durchschnittlich 10 Tage verlängert.

Empfohlenes Antibiotikum

Allgemeinchirurgie

Gallenwegseingriffe

Cefazolin/Cefazedon* 2 g i.v., präoperativ**

Dickdarmchirurgie

Ampicillin/Sulbactam 3 g i.v., präoperativ
evtl. nach 3 – 4 Stunden weitere Dosis
± oral Neomycin 1 g + Erythromycin 1 g um
13°°, 14°° und 23°° am Vortag der OP

Appendektomie

Ampicillin/Sulbactam 3 g i.v., präoperativ

Gastrektomie

Cefazolin/Cefazedon 1 – 2 g i.v., präoperativ

Gynäkologie

Kaiserschnitt

Cefazolin/Cefazedon 1 – 2 g i.v. nach dem
Abnabeln

Kürettage
Abort im 2. Trimester

Cefazolin/Cefazedon 1 g i.v. vor dem Eingriff
und nach 6 Stunden

Induzierter Abort im
1. Trimester bei Patientinnen
mit Adnexitiden in der
Anamnese

Doxycyclin 200 mg p.o. 1 Stunde vor und 100 mg
12 Stunden nach dem Eingriff

Abdominale oder
vaginale Hysterektomie

Cefazolin/Cefazedon 1 – 2 g i. v. präoperativ

* Ebenso geeignet sind andere Basiscephalosporine wie Cefotiam 2 g oder Cefuroxim 1,5 g

Alternativen	Bemerkungen
Ampicillin/Sulbactam 3 g i.v.	Nur bei Risikopatienten (Alter über 60, Diabetes, kompliziertes Gallensteinleiden, akute Symptome oder Ikterus in der Anamnese)
Cefoxitin 2 g i.v. oder Cefazolin/Cefazedon* 2 g + Metronidazol 500 mg i. v.	Diese Empfehlungen gelten für alle Eingriffe mit Eröffnung des Dickdarms.
Cefoxitin 2 g i.v. oder Cefazolin/Cefazedon* 2 g + Metronidazol 500 mg i. v.	Bei Perforation ist eine Therapie über 3 bis 5 Tage erforderlich.
Ampicillin/Sulbactam 3 g i.v.	Bei Magenresektion Prophylaxe nur bei Patienten mit hohem Risiko (blutendes Duodenalulkus, Magenulkus, Magenkarzinom, Adipositas). Patienten mit chronischen unkomplizierten Duodenalulzera benötigen keine Prophylaxe.
Ampicillin/Sulbactam 1,5 g i.v.	Bei unkomplizierten elektiven Eingriffen ist keine Prophylaxe erforderlich. Die Wirksamkeit vieler anderer Antibiotika wurde nachgewiesen.
Ampicillin/Sulbactam 1,5 g i.v.	Unkomplizierte Kürettage erfordert keine Antibiotika-Prophylaxe.
Cefazolin 1 g i.v. präoperativ und nach 6 Stunden. oder Penicillin G 2 Mio E i.v. präoperativ und nach 3 Stunden	
Doxycyclin 200 mg i. v.	

** präoperativ bedeutet: Antibiotikagabe bei Einleitung der Anästhesie, d. h. etwa 30 min. vor dem Eingriff.

261

Thorax- und Gefäßchirurgie

Mediane Sternotomie, Koronar- und Herzklappenchirurgie	Cefazolin/Cefazedon* 1 – 2 g i. v. präoperativ** und jeweils alle 6 Stunden für 2 – 3 Tage
Lobektomie und Pneumonektomie	Cefazolin/Cefazedon 1 – 2 g i. v. präoperativ
Eingriffe an peripheren Gefäßen	Cefazolin/Cefazedon 1 – 2 g i. v. präoperativ
Beinamputation	Ampicillin/Sulbactam 3 g i.v. präoperativ

Neurochirurgie

Liquor-Shunt-Operationen	Cotrimoxazol 160/800 mg i v., präoperativ und 2 x in Abständen von 12 Stunden
Kraniotomie	Cefazolin/Cefazedon 2 g i. v. präoperativ oder Vancomycin 1 g i. v. plus

Orthopädie

Arthroalloplastik, einschließlich Reposition	Cefazolin/Cefazedon 1 – 2 g i. v., präoperativ
Offene Fraktur	Cefazolin/Cefazedon 1 g i. v., präoperativ und jeweils nach 6 und 12 Stunden

* Ebenso geeignet sind andere Basiscephalosporine wie Cefotiam 2 g oder Cefuroxim 1,5 g

Alternativen	Bemerkungen
Vancomycin 1 g i.v.	Die Gabe von Antibiotika über einen Tag hinaus führt nicht zu einer Senkung der Infektionsrate.
Vancomycin 1 g i.v.	
Vancomycin 1 g i.v.	Bei Eingriffen an der A. carotis ist die Wirksamkeit einer Antibiotika-Prophlyaxe nicht erwiesen. Eine Prophylaxe ist indiziert bei hohen Infektionsraten.
Cefoxitin 2 g i. v.	
Vancomycin 1 g i. v. (eventuell intraventriculäre Instillation von Vancomycin und Gentamicin während der OP)	In Kliniken mit niedrigen Infektionsraten (< 10 %) ist keine Prophylaxe notwendig.
Vancomycin 1 g i.v.	Nur bei Eingriffen mit hohem Risiko (explorative Reoperation, Mikrochirurgie).
Vancomycin 1 g i.v.	Antibiotika-imprägnierter Zement hat sich als ebenso wirksam wie die systemische Antibiotika-Prophylaxe erwiesen, allerdings sind hierzu noch weitere Studien notwendig. Bei komplizierten offenen Frakturen sollte die antibiotische Therapie z.B. mit Cefazolin bei der Aufnahme begonnen werden und für 10 Tage fortgeführt werden.

** präoperativ bedeutet: Antibiotikagabe bei Einleitung der Anästhesie, d. h. etwa 30 min. vor dem Eingriff.

263

Endokarditis-Prophylaxe

Risikogruppen

a) Hohes Endokarditis-Risiko:
- Herzklappenprothesen,
- Zustand nach bakterieller Endokarditis

b) Mäßiges Endokarditis-Risiko:
- Kongenitale Herzvitien (Ausnahme: Vorhofseptumdefekt vom Sekundumtyp),
- Rheumatische und andere erworbene Klappenvitien,
- Palliativ bzw. inkomplett korrigierte Klappenvitien,
- Mitralklappenprolaps mit Mitralinsuffizienz,
- Hypertrophe Kardiomyopathie

Indikationen

a) Eingriffe am Oropharynx und Respirationstrakt:
- Zahnärztliche Eingriffe mit möglicher Gingivablutung
- Tonsillektomie/Adenotomie/Polypektomie
- Bronchoskopie mit starrem Bronchoskop

b) Eingriffe am Urogenitaltrakt:
- Zystoskopie
- chirurgische Eingriffe
- Blasenkatheterisierung (bei vorliegender Harnwegsinfektion)

c) Eingriffe am Gastrointestinaltrakt:
- Chirurgische Eingriffe an Kolon und Gallenwegen
- Ösophagusdilatation
- Sklerosierung von Ösophagusvarizen
- Koloskopie
- Endoskopie des oberen und unteren Gastrointestinaltraktes mit Biopsie

Eingriffe	Standard-Regime	bei Penicillin-Allergie
Oropharynx und Respirationstrakt		
ohne Allgemeinnarkose	Amoxicillin 3 g p.o. 1 Std. vor dem Eingriff, nach 6 Std. eventuell 1,5 g p.o.	Clindamycin 300 mg p.o. 1 Std. vor dem Eingriff. nach 6 Std. eventuell 150 mg p.o.
mit Allgemeinnarkose	Ampicillin 2 g i.v. 1/2 Std. vor dem Eingriff und nach 6 Stunden 1 g i.v. oder Amoxicillin 1,5 g p.o.	Clindamycin 300 mg i.v. 1/2 Std. vor dem Eingriff und nach 6 Stunden 150 mg i.v. oder p.o. oder Vancomycin 1 g. oder Teicoplanin 400 mg i.v. 1/2 Std. vor dem Eingriff
Urogenital- und Gastrointestinaltrakt		
	Ampicillin 2 g i.v. + Gentamicin 1,5 mg/kg i.v. 1/2 Std. vor dem Eingriff, nach 8 Std. wiederholen oder nach 6 Std. Amoxicillin 1 g p.o.	Vancomycin 1 g als einstündige Infusion vor dem Eingriff oder Teicoplanin 400 mg i.v. 1/2 Std. vor dem Eingriff jeweils + Gentamicin 1,5 mg/kg i.v. 1/2 Std. vor dem Eingriff

Pädiatrische Dosierung:

Amoxicillin/Ampicillin 50 mg/kg, nach 6 Std. 25 mg/kg
Clindamycin 10 mg/kg, nach 6 Std. 5 mg/kg
Vancomycin 20 mg/kg,
Teicoplanin 6 mg/kg,
Gentamicin 2 mg/kg

Die Gesamtdosis sollte die Erwachsenendosis nicht übersteigen!

Impfungen*

Impfung	Anwendung (Beipackzettel beachten)	Impfschutz
Cholera	Totimpfstoff Beginn: mindestens 8 Tage vor der Einreise 1. Injektion 0,5 ml s.c. 2. Injektion 1,0 ml s.c. im Abstand von 1 – 2 Wo. Kinder von 1 – 10 Jahren halbe Dosis.	50 – 60%; Beginn nach 6 Tagen, Schutz- dauer 6 Monate
Diphtherie	Toxoidimpfstoff *Säuglinge u. Kleinkinder < 7 Jahre:* 3 Dosen DPT i.m. im Abstand von 4 – 6 Wo. ab dem 3. Lebensmonat; 4. Dosis 6 – 12 Monate nach der 3. Dosis. *Kinder ≥ 7 Jahre und Erwachsene:* 2 Dosen Td i.m. im Abstand von 4 – 6 Wo.; 3. Dosis 6 – 12 Monate nach der 2. Dosis. Auffrischimpfungen alle 10 Jahre mit Td	≥ 95 %; Beginn nach der 3. bzw. 2. Dosis
FSME	Totimpfstoff 2 Dosen i.m. im Abstand von 1 – 3 Monaten, 3. Dosis 9 – 12 Monate nach der 2. Dosis. Zur Schnellimmunisierung je eine Dosis i.m. an den Tagen 0, 7 und 21. Auffrischimpfungen alle 3 – 5 Jahre	90 – 100 %
Gelbfieber	Lebendimpfstoff Appl. mindestens 7 Tage vor der Einreise Einmalgabe 0,5 ml s.c. (i.m.) Auffrischimpfungen alle 10 Jahre.	100%; Beginn nach 10 Tagen
Haemophilus influenzae Typ b	Konjugatimpfstoff Erstimpfung ab 3. Lebensmonat 2 – 3 Dosen i.m. im Abstand von 6 – 8 Wo., 3. bzw. 4. Dosis im Alter von 12 – 18 Mona- ten. Bei Erstimpfung nach dem 18. Lebensmonat nur 1 Dosis i.m.	bis 90%; Beginn nach der 2. Dosis.

* Modifiziert nach STIKO und WHO-Empfehlungen

Nebenwirkungen	Kommentar
Lokale Reaktionen mit Schwellung und Rötung; Kopfschmerzen, Temperaturerhöhung	Von der WHO nicht empfohlen. Sie wird evtl. von nationalen Gesundheitsbehörden bei der Einreise aus oder in Endemiegebiete gefordert. Kontraindikation: Kinder < 6 Monate. Seit kurzem gibt es in einigen Ländern zwei Schluckimpfstoffe, die hohen Schutz gegen V. cholerae Q 1 verleihen.
Flüchtige Lokalreaktionen und Allgemeinreaktionen, selten schwere Komplikationen	Ab dem 7. Lebensjahr nur Impfstoffe mit verringertem Toxoidgehalt (Td) verwenden. Kontraindikation: schwere Unverträglichkeitsreaktionen.
Leichte Lokalreaktionen, Temperatur-erhöhung	Endemisch vor allem in Österreich, Tschechoslowakei, Südosteuropa, Süddeutschland, Südschweden. Impfung von Kindern ab dem 18. Lebensmonat. Indiziert bei Aufenthalten mit möglicher Zeckenexposition in den o.g. Gebieten in den Monaten April - November. Relative Kontraindikation: Allergien gegen Komponenten des Impfstoffs (Hühnereiweiß). Postexpositionsprophylaxe siehe S. 288
Gut verträglich, 5 – 10% Temperaturerhöhung, Unwohlsein	Reiseimpfung durch staatlich zugelassene Stellen. Eine nachfolgende Polio- oder Typhusimpfung sollte erst im Abstand von 2 Wo. nach der Gelbfieberimpfung erfolgen (Choleraimpfung in 3 – 4 Wochen). Kontraindikation: Kinder < 6 Mo., Immunschwäche, Hühnereiweißallergie u. Schwangerschaft.
Gut verträglich, gelegentlich Lokalreaktionen, selten Temperaturerhöhung	Indiziert bei Kindern ab 3. Lebensmonat. Applikation am besten zusammen mit DT-Impfung (kontralateral) oder Verwendung eines Kombinationspräparates wie Hib-DPT oder Hib-DT. Schutz nur gegen H. influenzae Typ b. Nach dem 6: Lebensjahr Hib-Impfung nur in Ausnahmefällen indiziert (z.B. nach Splenektomie).

Impfung	Anwendung (Beipackzettel beachten)	Impfschutz
Hepatitis A	Totimpfstoff 2 Dosen i.m. (in M. deltoideus) im Abstand von 6 – 12 Monaten Auffrischimpfung alle 10 Jahre	90 %; Beginn 14 Tage nach der ersten Dosis
	Zur Passivimmunisierung: humanes Immunglobulin 5 ml i.m., bzw. 2 ml für Kinder ab dem 2. Lebensjahr und bis 20 kg KG	80 – 90%; sofort wirksam, Schutzwirkung für 3 – 5 Monate
Hepatitis B	Totimpfstoff aus gentechnisch gereinigtem HBsAg 3 Dosen i.m. (in M. deltoideus), 2. Dosis im Abstand von 4 Wochen, 3. Dosis 2 – 6 Monate nach der 1. Dosis. Auffrischimpfung empfohlen, wenn der Anti-HBs-Titer < 100 IE/ml Kombinationsimpfstoff gegen A und B: 3 Dosen i.m. (in M. deltoideus), 2. Dosis im Abstand von 4 Wochen, 3. Dosis 6 Monate nach der 1. Dosis.	90 – 95%; Beginn nach der 2. Dosis
Influenza	Totimpfstoff Jährliche Impfung im Spätsommer bzw. Herbst mit einem Impfstoff mit aktueller Antigenkombination. Erwachsene und Kinder > 6 Jahre 1 Dosis i.m. Kleinkinder 1 – 2 halbe Dosen im Abstand von 4 – 6 Wochen	60 – 90%; Beginn 1 Woche nach der letzten Dosis
Japanische Enzephalitis	Totimpfstoff (In der BRD nicht zugelassen) 3 Dosen s.c. im Abstand von 7 – 14 Tagen. Kinder < 3 Jahre $^1/_2$ Impfdosis Auffrischimpfung nach 1 – 4 Jahren.	90%; Beginn nach der 3. Dosis

Nebenwirkungen	Kommentar
Lokale Reaktionen wie Rötung, Schwellung (<5 %), selten Übelkeit oder passagerer Anstieg der Leberenzyme	Empfohlen für Reisende in tropische und subtropische Gebiete, homosexuelle Männer, Hämophile, sowie Personen mit besonderer beruflicher Exposition wie z.B. medizinisches Personal, Kindergärtnerinnen, Küchenpersonal, Klärwerk-Arbeiter. Impfung in der Schwangerschaft und Stillzeit nur in Ausnahmefällen. Die gleichzeitige Gabe von anti-HAV-haltigen Immunglobulinen kann zu niedrigeren Antikörpertitern führen. Neuer Kombinationsimpfstoff gegen Hepatitis A und B (Twinrix®) zugelassen (s.u.).
Lokal leichte Schmerzen	<u>Kontraindikation:</u> bekannte Allergie gegen homologe Globuline.
In 10 – 15% entzündliche Lokalreaktionen, Temperaturerhöhung	Indiziert bei allen Säuglingen und Kleinkindern ab dem 3. Lebensmonat, Krankenhauspersonal, Zahnärzten, Dialysepatienten, Homosexuellen, Drogenabhängigen, Personen, die in engem Kontakt mit HBV-Trägern leben. Neugeborene von Müttern mit unbekanntem Immunstatus sollten sofort nach der Geburt geimpft werden! Der neue Kombinationsimpfstoff ist bisher nur für Erwachsene zugelassen. Postexpositionsprophylaxe siehe S. 290
Gelegentlich Temperaturerhöhung, Muskelschmerzen, Schüttelfrost	Indiziert bei Personen über 60 Jahre, Personen mit bestimmten Grundleiden (chron. Erkrankungen der Atemwege, Herz- und Kreislauferkrankungen, Nierenerkrankungen etc.) und medizinisches Personal <u>Kontraindikation:</u> Allergie gegen Hühnereiweiß
Selten Fieber, Kopfschmerzen, leichte Lokalreaktionen, allergische Spätreaktionen.	Nur bei längeren Aufenthalten in ländlichen Endemiegebieten z.B. China, Indien etc. indiziert. Die Immunisierung sollte mind. 10 Tage vor Reisebeginn abgeschlossen sein. <u>Kontraindikation:</u> akute und chronische Erkrankungen, Schwangerschaft

Impfung	Anwendung (Beipackzettel beachten)	Impfschutz
Masern	Lebendimpfstoff (ggf. Masern-Mumps-Röteln-Kombination) 1 Dosis i.m. od. s.c. ab dem 15. Lebensmonat Auffrischimpfung ab dem 6. Lebensjahr	> 95%; Beginn nach 10 Tagen
Meningokokken	Totimpfstoff (Kapselpolysaccharide vom Serotyp A, C, W 135 u. Y) 1 Dosis s.c. Auffrischimpfung nach 3 – 5 Jahren	bis 90%; Beginn nach 2 Wochen
Mumps	Lebendimpfstoff Appl. meist in Kombination mit Masern- und Rötelnimpfung; 1 Dosis s.c. oder i.m.	90%; lebenslang
Pertussis	Totimpfstoff Zwei Typen: – Ganzkeimimpfstoff – azellulärer Impfstoff 3 Dosen i.m. im Abstand von 4 – 8 Wochen ab dem 3. Lebensmonat; 4. Dosis 6 – 12 Monate nach der 3. Dosis	ca. 80%
Pneumokokken	Totimpfstoff (Polyvalentes Kapselpolysaccharid) 1 Dosis i.m. oder s.c. Auffrischimpfung nach 5 Jahren.	70 – 100%

Nebenwirkungen	Kommentar
Exanthem, selten neurologische Komplikationen, selten allergische Reaktionen.	Indiziert bei allen Kindern ab dem 15. Lebensmonat. Nach Anwendung von Immunglobulinen kann es 3 Monate lang zur Inaktivierung der parenteral verabreichten Lebendimpfstoffe kommen. <u>Kontraindikation:</u> Schwangerschaft. Postexpositionsprophylaxe siehe S. 289
Im allgemeinen gut verträglich, leichte Lokalreaktionen	Empfohlen bei exponierten Personen z.B. Entwicklungshelfern im Meningitisgürtel Afrikas; Brasilien, Südhimalaya sowie bei Risikopatienten wie z.B. nach Splenektomie oder mit Komplementdefekten. Bei Kindern < 18 Monate Impferfolg fraglich. Impfstoff unwirksam gegen Meningokokken-Infektionen mit anderen Serotypen (z.B. Typ B) <u>Relative Kontraindikation:</u> Schwangerschaft Postexpositionsprophylaxe siehe S. 288
Gut verträglich, selten Parotitis, Orchitis, Meningitis	Empfohlen bei Kindern ab dem 15. Lebensmonat <u>Kontraindikation:</u> Schwangerschaft, Immunsuppression
Ganzkeimimpfstoff verursacht häufiger Nebenwirkungen (Fieber, Hypotonie, akute Enzephalopathie) als der azelluläre Impfstoff (selten Erbrechen, Fieber)	Ganzkeimimpfstoff oder azellulärer Impfstoff (Pa) meist in Kombination mit DT-Impfung als DTP bzw. DTPa. Die Grundimmunisierung sollte so früh wie möglich begonnen werden und nach Möglichkeit vor Vollendung des 5. Lebensjahres abgeschlossen sein. Generell gibt es jedoch keine Altersbegrenzung für die Pertussis-Impfung Postexpositionsprophylaxe siehe S. 288
Leichte Lokal- und Allgemeinreaktionen. Arthus-Phänomen bei Auffrischimpfung.	Impfung empfohlen bei Risikopatienten, z. B. mit chronischen Lungen- und Herzkrankheiten, HIV-Positiven, Diabetes, Leberzirrhose, Sichelzellanämie und bei Splenektomie. Impfschutz nur gegen die im Impfschutz enthaltenen Serotypen. Vor Vollendung des 2. Lebensjahres Impfung nur in Ausnahmefällen.

Impfung	Anwendung (Beipackzettel beachten)	Impfschutz
Poliomyelitis	Lebendimpfstoff (OPV) Grundimmunisierung: 3 orale Gaben à 1,0 ml im Abstand von 6 Wochen. Auffrischung alle 10 Jahre empfohlen.(ein Impfschluck)	95 – 100%; Beginn nach der 3. Dosis
Röteln	Lebendimpfstoff 1 Dosisl s.c. (ggf. in Kombination mit Masern-Mumps-Impfung)	95%; Beginn nach 4 – 10 Wochen
Tetanus	Toxoidimpfstoff Grundimmunisierung 2 Dosen i.m. im Abstand von 6 Wochen, 3. Dosis nach 8 – 12 Monaten Auffrischimpfung (1 Dosis i.m.) alle 10 Jahre	> 95%; Beginn nach der 3. Dosis
Tollwut	Totimpfstoff jeweils 1 Dosis i.m. an den Tagen 0, 7, 21 Auffrischimpfung alle 2 Jahre oder entsprechend dem Antikörperspiegel.	bis 100% bei Titer > 0,5 IE; Beginn nach der 3. Dosis

Nebenwirkungen	Kommentar
Gut verträglich, selten Fieber, Pharyngitis, Verdauungsstörung	Grundimmunisierung: Kinder ab dem 3. Lebensmonat. Freiwillige Impfung bei Reisen in Endemiegebiete. Eine Gelbfieberimpfung sollte erst im Abstand von 4 Wochen, eine Typhusimpfung im Abstand von 2 Wochen nach der Polioimpfung erfolgen. <u>Kontraindikation:</u> akute fieberhafte Erkrankung, Immunschwäche. Bei immunsupprimierten Patienten (z.B. AIDS) und Patienten mit ZNS-Mißbildungen, sowie bei deren Kontaktpersonen ist der Totimpfstoff (Virelon®) indiziert.
Gut verträglich, selten Fieber, Lymphadenopathie und Halsschmerzen	Grundimmunisierung ab dem 15. Lebensmonat. Eine Impfung wird grundsätzlich empfohlen für Mädchen zwischen 11 und 14 Jahren und nichtschwangere Frauen im gestationsfähigen Alter ohne Rötelnantikörper. Nach der Impfung ist eine Konzeptionsverhütung für 3 Zyklen empfohlen. <u>Kontraindikation:</u> Schwangerschaft, Immunsuppression Prophylaxe bei Schwangeren: Rötelnimmunglobulin oder konventionelles Gammaglobulin
Gut verträglich, gelegentlich treten „Arthus-ähnliche" Phänomene bei häufig geimpften Personen auf	Grundimmunisierung ab dem 3. Lebensmonat. Postexpositionsprophylaxe siehe S. 289
Entzündliche Lokalreaktionen in 5 – 10% (vor alllem nach der 3. und 4. Injektion)	Präexpositionelle Impfung bei Laboratoriumspersonal, Tierärzten, Jägern und ähnlichen Risikogruppen empfohlen. Postexpositionsprophylaxe siehe S. 289

Impfung	Anwendung (Beipackzettel beachten)	Impfschutz
Tuberkulose	Lebendimpfstoff (BCG) 1 Injektion à 0,1 ml streng i.c.	50 – 80%; Beginn nach 2 Monaten
Typhus	Lebendimpfstoff (Typhoral®) Beginn 14 Tage vor der Abreise; jeweils 1 Kapsel am 1., 3., und 5. Tag eine Stunde vor der Mahlzeit. Auffrischimpfung nach 1 Jahr (Serie wiederholen) Totimpfstoff (Typhim Vi®) 1 Dosis i.m. oder s.c. Auffrischimpfung nach 3 Jahren	ca. 90%; Beginn nach 7 Tagen
Varizellen	Lebendimpfstoff 1 Dosis s.c.	90 – 95%; Impfschutz mindestens 2 Jahre

Nebenwirkungen	Kommentar

Innerhalb von 4 Wochen normale lokale Impfreaktion: ein livides, ca. erbsgroßes Knötchen mit oder ohne zentrale Einschmelzung. Ulzerationen, abszedierende Lymphknoten, Osteomyclitis selten.

Indiziert bei ansteckungsgefährdeten, Tuberkulin-negativen Säuglingen und Kleinkindern (Neugeborene < 6 Wochen können ohne Tuberkulin-Test geimpft werden). <u>Kontraindikation:</u> positiver Tuberkulintest und entzündliche Hauterkrankung, Immunschwäche, erstes Trimenon und Neugeborene < 2,5 kg.

Postexpositionsprophylaxe siehe S. 288

Oraler Impfstoff gut verträglich; mit dem parenteralen Impfstoff gelegentlich Fieber, Kopfschmerzen, Lokalschmerz.

Der orale Impfstoff empfohlen bei Reisen unter schlechten hygienischen Bedingungen. Keine Antibiotika und Abführmittel während der Einnahmezeit. Aus „Sicherheitsgründen" sollte die Typhusimpfung mindestens 3 Tage vor Beginn der Malariaprophylaxe abgeschlossen sein. Eine Polioimpfung soll frühestens 3 Tage nach Beendigung der Typhusimpfung durchgeführt werden. <u>Kontraindikation:</u> Schwangerschaft, Kinder < 3 Monate, Immunschwäche.
Der parenterale Impfstoff ist indiziert bei Risikopatienten (> 2 Jahre), die nicht mit dem Lebendimpfstoff geimpft werden können. <u>Kontraindikation:</u> schwere Unverträglichkeitsreaktionen bei vorausgegangener Applikation.

Gut verträglich

Indiziert bei seronegativen Risiko-Patienten: Kinder mit Leukämie in Remission für > 12 Monate, mit soliden malignen Tumoren und vor geplanter Immunsuppression, sowie deren seronegative Kontaktpersonen (incl. medizinisches Personal, Personal in Kindertagesstätten etc.). <u>Kontraindikation:</u> Schwangerschaft, intensive Chemotherapie (Lymphozyten < 1200/mm^3)

Postexpositionsprophylaxe siehe S. 289

Impfkalender für Kinder und Jugendliche

Impfalter	Impfung	Kommentar
ab 3. Monat	1. Diphtherie-Pertussis-Tetanus-H. influeazae Typ B (DPT-Hib oder DTPa-Hib)	Abstand zwischen 1. und 2., sowie 2. und 3. DPT-Hib-Impfung mindestens 4 Wochen, zwischen 3. und 4. Impfung mindestens 6 Monate
	1. Poliomyelitis (OPV)	
	1. Hepatitis B (HB)	HB bereits ab Geburt möglich. Impfung post partum, wenn Immunstatus der Mutter unbekannt.
ab 4. Monat	2. DPT-Hib oder DTPa-Hib	
ab 5. Monat	3. DPT-Hib oder DTPa-Hib	Bei Personen mit Immundefekt nur IPV verwenden. Säuglinge, Kinder u. Jugendliche, die mit immundefizienten Personen in einem Haushalt leben ebenfalls nur mit IPV impfen.
	2. OPV	
	2. HB	
ab 12. – 15. Monat	4. DPT-Hib oder DTPa-Hib	
	3. OPV	
	3. HB	
	1. Masern-Mumps-Röteln (MMR)	
ab Beginn 6. Jahr	2. MMR	
	Td (Auffrischung)	
	Nachholimpfungen	Pertussis und H. influenzae nur in Ausnahmefällen indiziert
11 – 15. Jahr	OPV (Auffrischung)	
	Td (Auffrischung)	
	Röteln	Alle Mädchen, auch wenn im Kindesalter schon geimpft.
	HB	Für ungeimpfte Jugendliche

Malariagebiete weltweit (nach WHO)

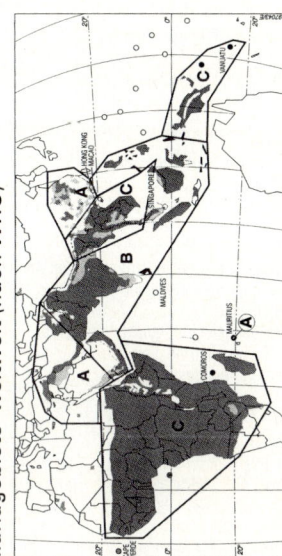

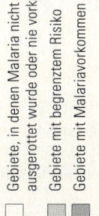

A In Zone A ist das Risiko allgemein gering und saisonbedingt; in vielen Gebieten (z.B. in Stadtgebieten) besteht kein Risiko. *P. falciparum*-Stämme kommen nicht vor oder sprechen auf Chloroquin an. Entweder Chloroquin-Prophylaxe oder (bei ganz geringem Risiko) keine Prophylaxe

B Das Risiko ist in den meisten Teilen der Zone B gering. Chloroquin verleiht einen gewissen Schutz gegen *P. falciparum* und kann den Krankheitsverlauf bei einer Erkrankung trotz Prophylaxe mildern. In Kombination mit Proguanil schützt gegen *P. vivax*. In Chloroquin als Monosubstanz schützt gegen *P. vivax*. In Chloroquin verleiht Proguanil mit Kombination.
Prophylaxe: Chloroquin + Proguanil; oder: (bei ganz geringem Risiko) keine Prophylaxe

C In Afrika besteht ein hohes Risiko in den meisten Teilen der Zone C mit Ausnahme einiger hochgelegener Gebiete. In Asien und Amerika ist in den meisten Teilen dieser Zone das Risiko gering, im Amazonasbecken (Siedlungs- und Bergbaugebiete) indessen teilweise hoch. Sulfadoxin/Pyrimethamin-Resistenzen sind in Asien und in der Zone C weitverbreitet und in Afrika und Amerika in der Zone C unterschiedlich hoch.
Prophylaxe: 1. Wahl Mefloquin, 2. Wahl Chloroquin + Proguanil, Grenzgebiete Kambodscha/Myanmar/Thailand – Doxycyclin; oder: (bei ganz geringem Risiko) keine Prophylaxe

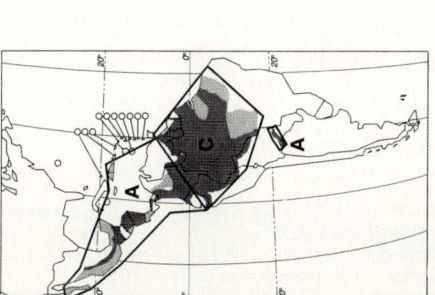

☐ Gebiete, in denen Malaria nicht mehr vorkommt, ausgerottet wurde oder nie vorkam

▨ Gebiete mit begrenztem Risiko

▩ Gebiete mit Malariavorkommen

This map is copied, with corrections, from <u>International Travel and Health: Vaccination requirements and health advice.</u> Geneva, World Health Organization, 1997.

Malaria-Prophylaxe

Expositionsprophylaxe:

Gut wirkam ist der mechanische Schutz vor Stechmücken, die vor allem in der Dämmerung und nachts fliegen (lange Ärmel und lange Hosen, Moskitonetz). Außerdem Repellents auf die Haut und Kleider (3 – 4 Std wirksam), Insektizide in Schlafräumen.

Chemoprophylaxe:

Bietet keinen absoluten Schutz vor Erkrankung; bei Erkrankung trotz Prophylaxe Milderung des Verlaufs. Das Malaria-Risiko (siehe Karte S. 277) ist abhängig von der Jahreszeit (erhöhtes Risiko während der Regenzeit) und der Höhenlage (oberhalb 1500 m gering). Die großen Städte in den Malaria-Gebieten sind meist malariafrei.

Chloroquin (Resochin®)

Anwendung:	1 x 300 mg Base (=2 Tabl.) pro Woche (immer am selben Wochentag)			
	Beginn: eine Woche vor Einreise. Ende: 4 Wochen nach Rückkehr			
bei Kindern	5 – 6 kg	$^1/_4$ Tabl. / Wo.	19 – 35 kg	1 Tabl. / Wo.
	7 – 14 kg	$^1/_2$ – " –	≥ 36 kg	2 – " –
	15 – 18 kg	$^3/_4$ – " –		

Nebenwirkungen: Gastrointestinale Störungen (besonders in Verbindung mit Alkoholkonsum), Sehstörungen, allergische Reaktionen
Kontraindikation: generalisierte Psoriasis, Epilepsie.
Kommentar: Chloroquin kann in der Schwangerschaft genommen werden. Chloroquin-Resistenz von P. vivax in Irian Jaya, Myanmar, Papua-Neuguinea und Vanuatu festgestellt.

Proguanil (Paludrine®)

Anwendung:	1 x 200 mg (= 2 Tabl.) täglich			
	Beginn: 1 – 2 Tage vor Einreise, Ende: 4 Wochen nach Rückkehr			
bei Kindern	5 – 8 kg	$^1/_4$ Tabl. tgl	25 – 35 kg	1 Tabl. tgl.
	9 – 16 kg	$^1/_2$ – " –	36 – 50 kg	1 $^1/_2$ – " –
	17 – 24 kg	$^3/_4$ – " –		

Nebenwirkungen Gut verträglich, selten Stomatitis, gastrointestinale Störungen
Kommentar: Proguanil wirkt bereits auf die Plasmodien in der präerythrozytären Phase. Durch die Kombination mit Chloroquin kann daher die Wirksamkeit der Prophylaxe erhöht werden. Nicht alleine anwenden.

Mefloquin (Lariam®)

Anwendung:	1 x 250 mg (=1 Tabl.) pro Woche.	
	Beginn: 1 Woche vor Abreise. Ende: 4 Wochen nach Rückkehr	
bei Kindern	5 – 12 kg	$^1/_4$ Tabl. / Wo.
	13 – 24 kg	$^1/_2$ – " –
	25 – 35 kg	$^3/_4$ – " –
	≥ 36 kg	1 – " –

Nebenwirkungen Häufig Schwindel, Diarrhoe, Schlafstörungen; selten psychische Störungen oder Krämpfe.
Kontraindikation: Schwangerschaft, Stillperiode, Patienten mit psychischen Erkrankungen und Personen, die Beta-Blocker einnehmen.
Kommentar: Resistenz in den Grenzgebieten Thailand/Kambodscha/Myanmar

Doxycylin:

Anwendung: 1 x 100 mg tgl.
Beginn: 1 – 2 Tage vor Einreise, Ende: 4 Wochen nach Rückkehr
Nebenwirkungen und Kontraindikationen: siehe S. 74

Stand-by-Medikation:

Chloroquin: 1. und 2. Tag 600 mg Base (4 Tabl), 3. Tag 300 mg Base (2 Tabl)

bei Kindern				
5 – 6 kg	$^1/_2$ /	$^1/_4$ /	$^1/_4$	Tabl. am Tag 1 / 2 / 3
7 – 10 kg	$^1/_2$ /	$^1/_2$ /	$^1/_2$	– " –
11 – 14 kg	1 /	1 /	$1^1/_2$	– " –
15 – 18 kg	1 /	1 /	1	– " –
19 – 24 kg	$1^1/_2$ /	$1^1/_2$ /	1	– " –
25 – 35 kg	$2^1/_2$ /	$2^1/_2$ /	1	– " –
36 – 50 kg	3 /	3 /	2	– " –

Sulfadoxin/Pyrimethamin (Fansidar®): 3 Tabletten als Einmaldosis

bei Kindern:			
5 – 6 kg	$^1/_4$ Tabl.	19 – 29 kg	$1^1/_2$ Tabl.
7 – 10 kg	$^1/_2$ Tabl.	30 – 39 kg	2 Tabl.
11 – 14 kg	$^3/_4$ Tabl.	40 – 49 kg	$2^1/_2$ Tabl.
15 – 18 kg	1 Tabl.		

Chinin: 3 x 8 mg Base/kg p.o. tgl. für 7 Tage
± Doxycyclin: 100 mg tgl oder Tetracyclin 4 x 250 mg tgl. für 7 Tage

Mefloquin: Einmaldosis 15 mg Base/kg;
in Gebieten mit Mefloquin-Resistenz 15 mg Base/kg und
nach 6 – 24 Std 10 mg Base/kg

Halofantrin wird von der WHO wegen seiner möglichen Kardiotoxizität nicht mehr zur
Stand-by-Therapie empfohlen!

Zone	Prophylaxe	Stand-by Medikation
A	keine	• Chloroquin
B	Chloroquin + Proguanil oder keine	• Mefloquin 15 mg/kg • Sulfadoxin/Pyrimethamin
C	Chloroquin + Proguanil	• Sulfadoxin/Pyrimethamin (nur Afrika südl. der Sahara) • Mefloquin 15 mg/kg
	Mefloquin	• Sulfadoxin/Pyrimethamin (nur Afrika südl. der Sahara) • Chinin ± Tetracyclin
	Doxycyclin	• Mefloquin 25 mg/kg • Chinin + Tetracyclin

Infektionsprophylaxe im internationalen Reiseverkehr

Land	Malaria	Gelbfieber	Polio	Hepatitis A	zusätzl. Risiko
Ägypten	C	*	e	e	Tollwut, Bilharziose
Äquatorialguinea	M	E*	e	e	Bilharziose
Äthiopien	M	E*	e	e	Tollwut, Bilharziose, Rickettsiose
Afghanistan	C+P	*	e	e	Leishmaniose
Albanien		*	e		FSME
Algerien		*	e	e	Bilharziose
Angola	M	E*	e	e	Bilharziose, Schlafkrankheit
Antigua/Barbuda		*		e	Dengue
Argentinien	C				
Armenien			e	e	
Aserbaidschan	C		e	e	
Australien		*			Epid. Polyarthr.
Azoren		*			
Bahamas		*		e	Dengue
Bahrain			e	e	
Bangladesh	C+P in Waldgebieten u. im SO: M	*	e	e	Dengue, Kala-Azar Jap. Enzephal. Tollwut, Cholera
Barbados		*		e	Dengue
Belize	C	*		e	Dengue
Benin	M	E	e	e	Bilharziose
Bhutan	C+P	*	e	e	Jap. Enzeph.
Bolivien	C in nördl. Dep: M	e*		e	Chagas
Bosnien-Herzegowina			e	e	Rickettsiose, FSME
Botswana	C+P		e	e	Tollwut, Bilharziose
Brasilien	M	e*			Dengue, Bilharziose, Rickettsiose
Brunei Darussalam		*	e	e	Dengue

Malaria-Prophylaxe: C = Chloroquin; P = Proguanil; M = Mefloquin; D = Doxycyclin
(rot) = empfohlene Prophylaxe
(schwarz) = empfohlene Prophylaxe in Risikogebieten

Land	Malaria	Gelbfieber	Polio	Hepatitis A	zusätzl. Risiko
Bulgarien			e		
Burkina Faso	M	E	e	e	Bilharziose
Burundi	M	*	e	e	Bilharziose
Cayman Inseln				e	Dengue
Chile				e	
China	C in Hainan u. Yünnan: M	*	e	e	Tollwut, Bilharziose, Kala-Azar, Jap. Enzeph
Cook-Inseln				e	Dengue Epid. Polyarthr.
Costa Rica	C			e	Dengue
Djibuti	M	*	e	e	Bilharziose
Dominica				e	Dengue, Bilharziose
Dominik. Republik	C			e	Dengue, Bilharziose
Ecuador	C+P	e*		e	Dengue
Elfenbeinküste	M	E	e	e	Bilharziose
El Salvador	C	*		e	Dengue
Eritrea	M	*	e	e	Rickettsiose, Bilharziose
Fiji		*	e	e	Dengue, Epid. Polyarthr.
Franz. Guayana	M	E		e	Dengue
Franz. Polynesien		*			Dengue
Gabun	M	E	e	e	Bilharziose, Filariose
Gambia	M	*	e	e	Bilharziose
Georgien			e	e	
Ghana	M	E	e	e	Bilharziose
Grenada		*		e	Dengue, Bilharziose
Griechenland		*		e	Rickettsiose
Guadeloupe		*		e	Dengue, Bilharziose

E = Impfbescheinigung erforderlich; E = Impfbescheinigung wird manchmal verlangt; e = Impfung empfohlen;
* = Impfbescheinigung erforderlich bei Einreise aus Infektionsgebieten für Personen älter als
   12 Monate (in einigen Ländern liegt die Altersgrenzebei 6 Monaten).
° = Ausnahme: Einreise aus infektionsfreien Gebieten und Aufenthalt von < 2 Wo

Land	Malaria	Gelbfieber	Polio	Hepatitis A	zusätzl. Risiko
Guam				e	
Guatemala	C	*		e	Dengue
Guinea	M	e*	e	e	Bilharziose
Guinea-Bissau	M	e*	e	e	Bilharziose
Guyana	M	e*		e	Dengue
Haiti	C	*		e	Dengue, Bilharziose
Hawaii					Dengue
Honduras	C	*		e	Dengue, Tollwut
Hong Kong			e	e	
Indien	C+P	*	e	e	Dengue, Bilharziose, Kala-Azar, Tollwut, Rickettsiose Jap. Enzeph.
Indonesien	C+P in Irian Jaya: M	*	e	e	Tollwut, Bilharziose, Jap. Enzeph., Epid. Polyarthr., Dengue
Irak	C	*	e	e	Bilharziose
Iran	C		e	e	Bilharziose
Jamaika		*		e	Dengue
Jemen	C+P	*	e	e	Tollwut, Bilharziose
Jordanien		*	e	e	
Jugoslawien			e		Rickettsiose FSME
Jungferninseln				e	Dengue
Kambodscha	M in westl. Prov: D	*	e	e	Dengue, Bilharziose, Jap. Enzeph.
Kamerun	M	E	e	e	Bilharziose
Kapverdische Inseln		*	e		
Kasachstan			e	e	
Kenia	M	e*	e	e	Bilharziose, Rickettsiose

Malaria-Prophylaxe: C = Chloroquin; P = Proguanil; M = Mefloquin; D = Doxycyclin
(rot) = empfohlene Prophylaxe
(schwarz) = empfohlene Prophylaxe in Risikogebieten

Land	Malaria	Gelbfieber	Polio	Hepatitis A	zusätzl. Risiko
Kirgisien			e	e	
Kiribati		*	e	e	Dengue
Kolumbien	M	e		e	Dengue, Rickettsiose
Komoren	M		e	e	
Kongo	M	E	e	e	Bilharziose, Schlafkrankh.
Korea			e	e	Jap. Enceph.
Kreta		*			Rickettsiose
Kroatien			e		Rickettsiose, FSME
Kuba				e	Dengue
Kuwait			e	e	
Laos	M	*	e	e	Dengue, Bilharziose, Jap. Enzephal.
Lesotho		*	e	e	
Libanon		*	e	e	
Liberia	M	E	e	e	Bilharziose
Libyen		*	e	e	Bilharziose
Macao			e	e	
Madagaskar	M	*	e	e	Bilharziose, Pest
Madeira		*			
Malawi	M	*	e	e	Bilharziose
Malaysia	C+P in Sabah: M	*	e	e	Bilharziose, Jap. Enzeph., Dengue
Malediven		*	e	e	Dengue
Mali	M	E	e	e	Bilharziose, Schlafkrankh.
Malta		*			Rickettsiose
Marokko			e	e	Bilharziose
Martinique		*		e	Dengue, Bilharziose
Mauretanien	C+P	E°	e	e	Bilharziose
Mauritius		*	e	e	Bilharziose

E = Impfbescheinigung erforderlich; E = Impfbescheinigung wird manchmal verlangt; e = Impfung empfohlen;
* = Impfbescheinigung erforderlich bei Einreise aus Infektionsgebieten für Personen älter als
    12 Monate (in einigen Ländern liegt die Altersgrenze bei 6 Monaten).
° = Ausnahme: Einreise aus infektionsfreien Gebieten und Aufenthalt von < 2 Wo

Land	Malaria	Gelbfieber	Polio	Hepatitis A	zusätzl. Risiko
Mayotte	M		e	e	
Mexiko	C	*		e	Dengue, Rickettsiose
Mikronesien			e	e	Dengue
Moldawien			e	e	
Mongolei			e	e	
Montserrat				e	Dengue
Mozambique	M	E*	e	e	Bilharziose, Schlafkrankh.
Myanmar	M im Grenzgebiet zu Thailand: D	*	e	e	Dengue, Jap. Enzeph.
Namibia	C+P	*	e	e	Bilharziose
Nauru		*	e	e	Dengue
Nepal	C+P	*	e	e	Jap. Enzeph.
Neu Caledonien		*		e	Epid. Polyarthr.
Nicaragua	C	*		e	Dengue
Niederl. Antillen		*		e	Dengue
Niger	M	E	e	e	Bilharziose
Nigeria	M	e*	e	e	Bilharziose
Niue		*	e	e	Dengue
Oman	C+P	*	e	e	
Pakistan	C+P	*	e	e	Cholera, Tollwut Jap. Enzeph.
Panama	C	e		e	Dengue
Papua-Neu Guinea	M	*	e	e	Dengue, Epid. Polyarthr
Paraguay	C	*		e	
Peru	C+P in Luciano, Loreto u. Piura: M	e*		e	Dengue
Philippinen	C+P	*	e	e	Dengue, Bilharziose, Jap. Enzeph.
Pitcairn Inseln		*	e	e	Dengue
Polen			e		FSME
Puerto Rico				e	Dengue, Bilharziose

Malaria-Prophylaxe: C = Chloroquin; P = Proguanil; M = Mefloquin; D = Doxycyclin
(rot) = empfohlene Prophylaxe
(schwarz) = empfohlene Prophylaxe in Risikogebieten

Land	Malaria	Gelbfieber	Polio	Hepatitis A	zusätzl. Risiko
Qatar			e	e	
Reunion		*	e	e	
Ruanda	M	E	e	e	Bilharziose, Schlafkrankh.
Rumänien			e		
Rußland			e	e	Jap. Enzeph FSME
Samoa		*	e	e	Dengue, Epid. Polyarthr
Sao Tome/Principe	M	E	e	e	Bilharziose
Saudi-Arabien	C+P	*	e	e	Bilharziose, Dengue
Senegal	M	*	e	e	Bilharziose
Seychellen		*	e	e	
Sierra Leone	M	E*	e	e	Bilharziose
Singapur		*	e	e	Dengue
Slowakische Rep.			e		FSME
Slowenien			e		FSME
Solomon-Inseln	M	*	e	e	Dengue, Epid. Polyarthr
Somalia	M	E*	e	e	Rickettsiose, Bilharziose
Sri Lanka	C+P	*	e	e	Dengue, Jap. Enzeph.
St. Helena		*	e		
St. Kitts/Nevis		*		e	Dengue
St. Lucia		*		e	Dengue, Bilharziose
St. Vincent/ Grenadinen		*		e	Dengue
Sudan	M	E*	e	e	Kala-Azar, Bilharziose, Schlafkrankh.
Südafrika	C+P	*	e		Rickettsiose, Bilharziose
Surinam	M	*		e	Dengue, Bilharziose
Swaziland	M	*	e	e	Bilharziose

E = Impfbescheinigung erforderlich; E = Impfbescheinigung wird manchmal verlangt; e = Impfung empfohlen;
* = Impfbescheinigung erforderlich bei Einreise aus Infektionsgebieten für Personen älter als
    12 Monate (in einigen Ländern liegt die Altersgrenzebei 6 Monaten).
° = Ausnahme: Einreise aus infektionsfreien Gebieten und Aufenthalt von < 2 Wo

Land	Malaria	Gelbfieber	Polio	Hepatitis A	zusätzl. Risiko
Syrien	C	*	e	e	Bilharziose
Tadschikistan	C		e	e	
Tahiti		*	e	e	Dengue
Taiwan			e	e	Dengue, Jap. Enzeph.
Tanzania	M	E*	e	e	Tollwut, Rickettsiose, Bilharziose, Schlafkrankh.
Thailand	M Grenzgebiete Myanmar u. Kambodscha: D	*	e	e	Dengue, Tollwut Bilharziose, Jap. Enzeph.
Togo	M	E	e	e	Bilharziose
Tonga		*	e	e	Dengue, Epid. Polyarthr.
Trinidad/Tobago		e*		e	Dengue
Tschad	M	e	e	e	Bilharziose
Tschechische Rep.			e		FSME
Türkei	C		e	e	Tollwut, Bilharziose Rickettsiose
Tunesien		*	e	e	Bilharziose
Turkmenien		*	e	e	
Tuvalu			e	e	Dengue
Uganda	M	E	e	e	Bilharziose, Kala-Azar, Schlafkrankh.
Ukraine			e	e	
Ungarn			e		FSME
Urugay				e	
Usbekistan			e	e	
Vanuatu	M		e	e	Dengue
Venezuela	C oder C+P			e	Dengue, Bilharziose
Verein. Arab. Emirate	C+P		e	e	
Vietnam	M	*	e	e	Dengue, Bilharziose, Jap. Enzeph.

Malaria-Prophylaxe: C = Chloroquin; P = Proguanil; M = Mefloquin; D = Doxycyclin
(rot) = empfohlene Prophylaxe
(schwarz) = empfohlene Prophylaxe in Risikogebieten

Land	Malaria	Gelbfieber	Polio	Hepatitis A	zusätzl. Risiko
Wake			e	e	Dengue
Weißrußland			e	e	
Zaire	M	E	e	e	Bilharziose Schlafkrankh.
Zambia	M	E	e	e	Bilharziose Schlafkrankh.
Zentralafr. Rep.	M	E	e	e	Bilharziose
Zimbabwe	M	*	e	e	Tollwut, Bilharziose
Zypern			e		Rickettiose

Die <u>Cholera-Impfung</u> wird von der WHO nicht empfohlen und eine Impfbescheinigung sollte offiziell in keinem Land erforderlich sein. Sie wird allerdings gelegentlich von nationalen Gesundheitsbehörden bei der Einreise aus oder in Endemiegebiete verlangt.

Bei Reisen in warme Länder unter schlechten hygienischen Bedingungen ist eine <u>Typhus-Impfung</u> empfehlenswert.

Generell sollte vor allen Fernreisen eine eventuell notwendige <u>Tetanus/Diphtherie-Auffrischimpfung</u> vorgenommen werden.

E = Impfbescheinigung erforderlich; E = Impfbescheinigung wird manchmal verlangt; e = Impfung empfohlen;
* = Impfbescheinigung erforderlich bei Einreise aus Infektionsgebieten für Personen älter als
    12 Monate (in einigen Ländern liegt die Altersgrenzebei 6 Monaten).
° = Ausnahme: Einreise aus infektionsfreien Gebieten und Aufenthalt von < 2 Wo

287

Postexpositionsprophylaxe

Exposition	Prophylaxe	Bemerkungen
H. influenzae Typ-b-Meningitis	Rifampicin 1 x 600 mg tgl für 4 Tage Kinder und Säuglinge: < 1 Mo 10 mg/kg/d 1 Mo – 12 J 20 mg/kg/d > 12 J 600 mg/d	Indiziert bei allen Personen in einem Haushalt mit nicht immunisierten Kindern < 4 Jahre (Ausnahme Schwangere). In Kindergärten mit Kindern < 2 Jahre sollten alle Kinder und das Personal Prophylaxe erhalten.
Meningokokken-Meningitis	Rifampicin 1 x 600 mg p.o. (Kinder 20 mg/kg) für 2 Tage oder Einmaldosis Ciprofloxacin 500 mg p.o. oder Einmaldosis Ceftriaxon 250 mg i.m. (Kinder 125 mg)	Indiziert bei allen Personen mit engem Kontakt zu einem Patienten mit Meningokokken-Meningitis. Nasen-Rachen-Abstriche bei Kontaktpersonen zum Nachweis von Meningokokken sinnlos!
Keuchhusten (Pertussis)	Erythromycin 4 x 500 mg p.o. Kinder: 50 mg/kg/d in 3 Dosen für 14 Tage	Für nicht-immunisierte Personen nur bei engem Kontakt mit dem noch unbehandelten, ansteckungsfähigen Patienten sinnvoll. Nach der Prophylaxe Impfstatus vervollständigen.
Tuberkulose	*Tuberkulin-neg. Kinder < 5 J:* INH 10 mg/kg/d zunächst für 3 Monate; danach Tuberkulin-Test: wenn negativ INH absetzen, wenn positiv INH für insgesamt 6 – 9 Monate. *Tuberkulin-neg. ältere Kinder und Erwachsene:* keine Prophylaxe; wenn nach 3 Monaten Tuberkulin-Konversion: INH-Prophylaxe für 6 – 9 Mo.	Nur bei engem Kontakt von Tuberkulin-negativen Personen zu Patienten mit offener Lungen-Tb.
FSME	FSME-Immunglobulin 0,1 ml/kg innerhalb der ersten 48 Std. und 0,2 ml/kg am 3. und 4. Tag. Nicht bei Kindern anwenden.	Indiziert nach Zeckenbiß in Endemiegebieten. Schutz: 60 – 70%. Strenge Indikationsstellung (vereinzelte Berichte über schwere Verläufe)

Exposition	Prophylaxe	Bemerkungen
Windpocken (Varizellen)	VZ-Immunglobulin innerhalb von 96 Std. nach Exposition verabreichen	Indiziert bei: • empfänglichen Immungeschwächten • nichtimmunen Schwangeren • Neugeborenen, deren Mütter 5 Tage vor bis 2 Tage nach der Entbindung an Varizellen erkrankt sind • Frühgeborene bei negativer VZV-Anamnese der Mutter • Frühgeborene < 28. SSW oder < 1.000 g unabhängig von der VZV-Anamnese der Mutter
Masern	Immunglobulin 0,25 – 0,5 ml/kg (max. 15 ml) nur effektiv, wenn Verabreichung innerhalb von 6 Tagen nach Exposition.	Nur indiziert bei abwehrgeschwächten Patienten
Röteln	Röteln-Immunglobulin 0,3 ml/kg i.m. innerhalb von 72 h nach Exposition. Alle 4 Wochen wiederholen. Wirksamkeit fraglich	Bei Infektion der Schwangeren im 1. Trimenon. Risiko (Totgeburt, Fehlgeburt) 85%. Schwangerschaftsabbruch indiziert
Tollwut	Wundtoilette! *Ungeimpfte Personen:* Jeweils 1 Impfdosis i.m. an den Tagen 0, 3, 7, 14, 30 u. 90 plus humanes Rabies-Immunglobulin 20 IE/kg, die Hälfte der Dosis um die Wunde, den Rest i.m. injizieren *Geimpfte Personen:* Jeweils 1 Impfdosis i.m. an den Tagen 0 und 3	Bei Kontakt mit tollwutverdächtigem Tier; indiziert bei: • jeglicher Bißverletzung oder Kratzwunde • Kontamination der Schleimhaut mit Tierspeichel Prophylaxe unverzüglich beginnen! Die Prophylaxe ist unbedingt erforderlich, da Letalitätsrate bei Tollwut 100%.

Tetanus	Immunisierung	Letzte Impfung	Saubere, geringfügige Wunde		Alle anderen Wunden	
			Td	TIG	Td	TIG
	vollständig	< 5 J	–	–	–	–
	vollständig	5 – 10 J	–	–	+	–
	vollständig	< 10 J	+	–	+	–
	unvollst. oder unbek.		+	–	+	+

Td = Tetanustoxoid; TIG = Tetanus-Immunglobulin 250 IE (– 500 IE)

Exposition	Prophylaxe	Bemerkungen
Verletzung mit Erreger-kontaminierten Gegen-ständen (z.B. Nadel-stichverletzung)		
HIV	Verschiedene Kombinationen sind möglich, z.B.: Zidovudin 3 x 200 mg + Lamivudin 2 x 150 mg + Indinavir 3 x 800 mg für 4 Wochen Beginn: innerhalb von 2 h nach Exposition Hinsichtlich der Medikation und Dauer Rücksprache mit der Betriebsmedizin oder anderen zuständigen Stellen erforderlich!	Risiko ~ 0,3%. Blutung anre-gen (2 Minuten Quetschen), anschließend Desinfektion. Antikörperbestimmung sofort und dann nach 6 Wo, 12 Wo und 6 Mo. Hohes Risiko: tiefe Stichverletzung, wenn das Instrument sichtbar mit Blut kontaminiert ist oder wenn das Blut von einem Patienten stammt, der sich im Primärsta-dium der Infektion befindet oder bereits das Vollbild AIDS entwickelt hat. Geringes Risiko: Kontamination der Haut oder Schleimhaut ohne Verletzung oder Inokulation anderer Körperflüssigkeiten als Blut z.B. Urin, Liquor, Pleura-Flüssigkeit etc (59).
HBV	Nicht immunisiert oder unbe-kannter Immunstatus oder weniger als 3 Impfdosen: HBV- Impfstoff plus HBV-Immunglubulin 0,06 – 0,12 ml/kg i.m. Vollimmunisiert, aber Anti-HBs < 100 IE/L: HBV- Impfstoff Vollimmunisiert und Anti-HBs ≥ 100 IE/L: keine Prophylaxe	Risiko am höchsten, wenn HBeAg nachweisbar. Wenn der Anti-HBs-Titer nicht inner-halb von 24 h bestimmt wer-den kann, Impfstoff plus Immunglobulin verabreichen (29).
HCV	Wirksamkeit einer Immunglo-bulin-Prophylaxe nicht erwie-sen	Antikörperbestimmung sofort nach Exposition und dann nach 3 und 6 Monaten.

Sonstige antibiotische Prophylaxe

	Prophylaxe	Bemerkungen
Kolonisierung mit Methicillin-resistentem S. aureus (MRSA)	Mupirocin-Salbe 2 x tgl in die Nase für 5 Tage	Die Eliminierungsrate ist hoch (> 90%). Längerfristig ist jedoch mit Rezidiven zu rechnen. Resistenzsituation beachten.
B-Streptokokken bei Neugeborenen	Bei Nachweis von B-Streptokokken im Vaginal- bzw. Rektalabstrich in der 35. – 37. SSW: Intrapartal Ampicillin 2 g i.v., dann alle 4 Std. 1 g i.v. bis zur Entbindung oder event. Cefotaxim Bei Penicillin-Allergie: Clindamycin oder Erythromycin	Falls B-Streptokokken nachgewiesen, Prophylaxe nur bei Risikofaktoren wie: • Frühgeburt < 37 SSW • vorzeitigem Blasensprung • vorzeitigen Wehen • Fieber > 38°C • Leukozytose > 17.000/µl • CRP > 2 mg/dl Außerdem generell bei vorausgegangener Geburt mit GBS-infiziertem Neugeborenen. Screening in der Praxis durchführbar (Farbumschlag im GBS-Medium, kommerziell verfügbar)
Neutropenische Patienten	Ciprofloxacin 2 x 500 mg p.o. oder Ofloxacin 2 x 400 mg p.o. jeweils ± Rifampicin 2 x 300 mg oder Makrolid	Chinolone führen zu einer drastischen Reduktion von Infektionen durch gramnegative Erreger. Da Infektionen mit grampositiven Keimen wie Viridans-Streptokokken oder Koagulase-negativen Staphylokokken zunehmen, wird versucht, durch entsprechende Kombinationen auch diese Keime zu eliminieren. Insgesamt wird diese Prophylaxe jedoch kontrovers beurteilt, da es zur Selektion resistenter Keime kommen kann und die Morbidität und Letalität unbeeinflußt bleibt.

	Prophylaxe	Bemerkungen
Rheumatisches Fieber	Benzathin-Penicillin G 1,2 Mio E i.m. alle 4 Wochen oder Penicillin V 2 x 200.000 E p.o. tgl. Alternativ: Erythromycin 2 x 250 mg p.o. tgl.	Indiziert bei allen Personen mit diagnostiziertem rheumatischen Fieber. Dauer: 5 Jahre, bei Patienten mit Karditis 10 Jahre (am besten bis zum 25. Lebensjahr), bei Rezidiv event. lebenslang
Pneumonie bei beatmeten Patienten	2%-ige Paste mit Amphotericin B, Gentamicin und Polymyxin (Orabase®) mit Wattestäbchen 4 x tgl in den Oropharynx , zusätzlich 100 mg Polymyxin E, 80 mg Gentamicin und 500 mg Amphotericin B als Suspension 4 x tgl. via Magensonde applizieren ± Cefotaxim 2 g i.v. für insgesamt 4 Tage	Die selektive Dekontamination des Verdauungstraktes (SDD) wird kontrovers beurteilt. Die Pneumonierate mit gramnegativen Erregern läßt sich zwar reduzieren, nicht jedoch die Gesamtletalität. Außerdem kann es zur Selektion resistenter Keime kommen. Die einzige bewiesene Indikation sind beatmete Trauma-Patienten. Eine routinemäßige Anwendung bei allen beatmeten Patienten kann nicht empfohlen werden (28, 33, 54).
Reisediarrhoe durch E. coli (ETEC), C. jejuni, u.a.	Ciprofloxacin 500 mg p.o. tgl. oder Ofloxacin 300 mg p.o. tgl	Nur bei kurzdauernden Reisen (Geschäftsleute, Politiker, Spitzensportler) oder bei Grunderkrankungen wie Diabetes, Herzinsuffizienz u.a. Bei den meisten Reisenden ist die Prophylaxe nicht indiziert. Häufigkeit der Reisediarrhoe je nach Land bis zu 40%. Schutzwirkung der Antibiotika 80 – 90%. Loperamid ist nicht geeignet!

Materialentnahme für die mikrobiologische Diagnostik

Blut

Blutkultur

1. Hautdesinfektion: Punktionsstelle mit 70%igem Alkohol reinigen, anschließend PVP-Jod oder Jodersatz auftragen und mindestens 1 Minute einwirken lassen. (Palpierenden Finger auch desinfizieren!)

2. Bei Erwachsenen 10 ml, bei Kindern 2 ml Blut entnehmen (nach Möglichkeit nicht aus Braunülen und Venenkathetern).

3. Bei den meisten BK-Systemen jeweils die Hälfte des entnommenen Blutvolumens in eine aerobe und anaerobe, vorgewärmte Blutkulturflasche injizieren nach Desinfektion des Stopfens.
Verhältnis Blut zu Nährmedium immer 1:10

4. Aerobe Kulturflaschen belüften durch Einstechen einer Kanüle in den Stopfen (Kanüle danach wieder entfernen).
Anaerobe Kulturflaschen nicht belüften.

Serum

5 – 10 ml Venenblut entnehmen und ohne Zusätze in steriles Blutröhrchen füllen.

Respirationstrakt

Mund-, Rachen-, Nasenabstrich

Mit sterilem Tupfer Material aus dem Entzündungsbereich entnehmen. Berührung mit der umgebenden Schleimhaut vermeiden. Membranöse Beläge anheben und von der Unterseite Material entnehmen! Zum Virusnachweis nur Tupfer aus Baumwolle oder synthetischen Fasern verwenden oder Patienten mit Zellkulturmedium gurgeln lassen (höhere Isolierungsrate!)

Nasennebenhöhlensekret

Punktion der Nasennebenhöhlen und Aspiration von Sekret, gegebenenfalls Spülung mit Ringerlaktatlösung.

Transport / Lagerung	Bemerkungen

Gegen Abkühlung schützen. Möglichst sofortiger Transport zum Labor im Thermobehälter, ansonsten Blutkulturflaschen bei 37° C inkubieren (z. B. über Nacht)

Entnahmezeitpunkt:
Nach Möglichkeit vor Beginn der Chemotherapie, ansonsten direkt vor Verabreichung der nächsten Dosis.

Entnahmehäufigkeit:
2 – 3 Proben innerhalb von 24 Std. entnehmen. Bei antibiotisch vorbehandelten Patienten oder Fieber unklarer Genese sollten 4 – 6 Blutkulturen innerhalb von 48 Std. entnommen werden. Bei Verdacht auf Endokarditis 2 bis 3 Proben vor Beginn der Chemotherapie. Mehr als 3 Proben pro Tag erhöhen nicht die Isolierungsrate!

Bis zum Transport Aufbewahrung bei 4° C empfehlenswert, besonders in der warmen Jahreszeit

Bei langem Transport Trennung des Serums vom Blutkuchen durch Zentrifugation und Einsendung des Serums allein empfehlenswert.

Bei längerer Transport- bzw. Lagerzeit (> 4 Stunden) Abstrichtupfer in Transportmedium einbringen. Ausnahme: Rachenabstriche zum Nachweis von β-hämol. Streptokokken.

Lokale Maßnahmen (Gurgeln, Mundspülung) sollten etwa 6 Stunden vor Materialentnahme zurückliegen.
Bei Keuchhustenverdacht: Nasopharyngealabstrich.

Sekret in sterilem Röhrchen umgehend ins Labor transportieren. Bei längerer Transportzeit, Transportmedium verwenden. Nicht kühlen.

Abstriche von den Nebenhöhlenostien sind für den Erregernachweis nicht geeignet.

	Entnahmetechnik

Sputum

Expektoration in steriles Behältnis nach sorgfältiger Mundreinigung mit Wasser (keine Desinfektionsmittel verwenden!)

Tracheal-, Bronchialsekret

1. Nasotracheale bzw. pharyngotracheale Aspiration mittels Absaugkatheter

2. Bronchoskopische Absaugung und Bronchiallavage (BAL)

3. Transtracheale Aspiration

Lungengewebe

1. Perkutane Lungenpunktion

2. Transbronchiale Lungenbiopsie

3. Exzision nach Thorakotomie

Urogenitaltrakt

Urin

1. Mittelstrahlurin: Nach sorgfältiger Reinigung der Genitalien mit Seife und Wasser erste Urinportion ablaufen lassen, danach 5 – 10 ml in sterilem Gefäß auffangen. Zur Untersuchung auf Mykobakterien mind. 100 ml einsenden. Für CMV-Nachweis mehrere Proben entnehmen.

2. Katheterurin: Reinigung der Genitalien wie oben. Katheter unter sterilen Bedingungen legen. Bei Dauerkathetern Entnahme der Urinprobe aus proximalem Abschnitt (nicht aus Urinbeutel!)

3. Suprapubische Blasenpunktion: Nach sorgfältiger Hautdesinfektion (siehe unter Blutkultur) Punktion der gefüllten Blase und Aspiration von Urin in sterile Spritze.

Transport / Lagerung	Bemerkungen
Umgehend ins Labor transportieren (Untersuchung sollte innerhalb von 2 – 3 Stunden erfolgen). Ansonsten Lagerung bei 4°C (Verarbeitung des Materials jedoch innerhalb von 24 Std.).	Morgensputum am besten geeignet. Expektoration kann gefördert werden durch Kochsalz- oder Mukolytikuminhalation.
Siehe Sputum	
	BAL am besten geeignet zum Nachweis von Pneumocystis carinii und CMV. Möglichst >10 ml einsenden.
Evtl. anaerobes Transportmedium verwenden	Einzige Möglichkeit zur Gewinnung einer kontaminationsfreien Probe. Geeignet zum Nachweis von Pilz- und Anaerobier-Infektionen.
Gewebeprobe in sterilem Röhrchen möglichst bald ins Labor transportieren. Gekühlt (4° C) lagern.	Nur in Ausnahmefällen anzuwenden bei fortschreitenden, ätiologisch unklaren Lungenprozessen (z. B. Verdacht auf Pneumocystis-, Nocardia- oder Pilzinfektionen).
Bei 4° C lagern. Gekühlter Transport ins Labor innerhalb von 24 Std., ansonsten Urintransportmedium oder Eintauchnährboden (z. B. Uricult®) verwenden	Am besten Morgenurin einsenden. Abstand zur letzten Miktion sollte mindestens 3 bis 5 Stunden betragen.
Siehe oben	Einmal-Katheterisierung nur für die mikrobiologische Diagnostik nicht indiziert wegen der Gefahr der Keimeinschleppung.
Siehe oben	Einzige Möglichkeit zur Gewinnung einer kontaminationsfreien Urinprobe. Indiziert zur Abklärung fraglicher Befunde.

Genitalsekrete

Zur Entnahme von Urethral- und Prostatasekret den Bereich um die Harnröhrenöffnung mit Seife und Wasser reinigen und mit sterilem Tupfer abtrocknen. Exprimiertes Sekret entweder in sterilem Röhrchen auffangen oder mit Abstrichtupfer aufnehmen. Entnahme von Cervix- und Vaginalsekret mit Tupfer unter Sicht (Verwendung eines Spekulums). Zum Virusnachweis mehrere Abstriche gleichzeitig entnehmen (erhöht die Isolierungsrate!)

Gastrointestinaltrakt

Duodenalsaft, Galle

Nach Duodenalsondierung Aspiration von A-. B- und C-Galle (A = Duodenalsaft ohne Stimulierung, B = nach Anregung der Gallenblasenkontraktion, C = nach Gabe eines Choleretikums).

Stuhl

Stuhl soll ohne Urinbeimengung in sauberes Gefäß abgesetzt werden (nicht ins Toilettenbecken!) Eine ca. erbsgroße Portion in Stuhlröhrchen übertragen (bei Blut- oder Schleimauflagerungen Probe aus diesem Bereich entnehmen). Bei flüssigem Stuhl genügen 0,5 bis 1 ml.

Rektalabstrich

Befeuchteten Abstrichtupfer 3 – 5 cm in die Analöffnung einführen.

Gewebe

Biopsiematerial

Aseptisch entnommene Gewebeprobe (wenn möglich 1 cm^3) in steriles Gefäß einbringen.

Transport / Lagerung	Bemerkungen
Abstrichtupfer in Transport-	Urethralsekret am besten morgens vor dem Wasserlassen entnehmen. Bei Verdacht auf Gonorrhoe spezielles Transportmedium verwenden oder Material direkt auf vorgewärmte Kulturplatten ausimpfen. Nachweis von Trichomonaden sofort nach der Materialentnahme im Nativpräparat. Keine Calzium-Alginat-Tupfer verwenden wegen Inaktivierung von Chlamydien und Herpes simplex.
Die drei Proben in sterilen Röhrchen zum Labor transportieren.	Zum Nachweis von Lamblien muß nach der Entnahme ein Nativpräparat angefertigt werden.
Am besten sofortige Untersuchung des noch körperwarmen Stuhls (besonders bei Verdach auf Ruhr), ansonsten gepuffertes Transportmedium (Glyzerin-Phosphatpuffer) verwenden. Bei Choleraverdacht Schleimflocken in Röhrchen mit Peptonwasser als Tansportmedium übertragen. Zum Virusnachweis kein VTM erforderlich, Probe kühl lagern!	Stuhlproben am besten an drei aufeinanderfolgenden Tagen entnehmen. Bei Verdacht auf Amöben oder Lamblien Patienten zur Stuhlgewinnung am besten ins Labor schicken.
Abstrichtupfer in Transportmedium einbringen.	Indiziert bei Verdacht auf Ruhr, ansonsten nur, wenn Entnahme einer Stuhlprobe nicht möglich. Ungeeignet zum Nachweis von Viren.
Möglichst sofortiger Transport ins Labor (Autolyse!), ansonsten bei 4° C lagern. Zum Virusnachweis geringes Volumen von VTM zugeben, bei 4° C lagern oder bei −70° C einfrieren.	Zur endgültigen Diagnose einer tiefen Mykose erforderlich.

Eiter und Wundsekrete

Geschlossene Wunden
und Abszesse

Nach sorgfältiger Hautdesinfektion (siehe Blutkultur)
Punktion des Eiterherdes und Aspiration in
sterile Spritze (möglichst vor chirurgischer
Eröffnung).

Offene Wunden

Oberflächliches Wundsekret steril abtupfen, Material
vom Wundboden und vom Randbereich mit sterilem
Tupfer entnehmen. Eiter nach Möglichkeit mit Spritze
aspirieren. Bei wenig Sekret Gewebeexzision vom
Wundrand.

Körperflüssigkeiten

Liquor

Lumbalpunktion streng aseptisch vornehmen.
Für Bakterien- und Virusnachweis 2 ml, für Nachweis
von Pilzen und Mykobakterien (Tb) 2 – 10 ml einsenden.

Pleura-, Perikardial-,
Peritoneal-, Synovial-
flüssigkeit

Nach sorgfältiger Hautdesinfektion Punktion
und Aspiration von 1 – 5 ml Flüssigkeit in
sterile Spritze.

Bei kurzer Transportzeit Material
in der Entnahmespritze belassen
und verschließen, ansonsten
Übertragung des aspirierten
Materials in Anaerobier-Transport-
gefäß. Bei Zimmertemperatur lagern.

Abstrichtupfer in Transportmedium, aspiriertes Sekret
oder Gewebeprobe in sterile
Röhrchen einbringen. Bei
Zimmertemperatur lagern.

Bei Verdacht auf Tetanus oder Gasbrand keine
Abstriche, sondern Gewebeprobe einsenden.

Liquor in sterilem Röhrchen so
schnell wie möglich (durch
Boten) ins Labor transportieren.
Nicht kühlen! Wenn Transport
verzögert, vorgewärmte BK-
Flasche beimpfen.
Zum Virusnachweis kein VTM
verwenden und Probe bei 4° C
lagern. Wenn Verarbeitung
innerhalb von 24 Std. nicht
möglich, Probe bei −70° C
einfrieren.

Bei Verwendung von BK-Flaschen zusätzlich
~ 0,2 ml Nativ-Liquor für den direkten
Antigennachweis einsenden. Bei Verdacht
auf bakterielle Meningitis gleichzeitig
Blutkulturen entnehmen, bei Verdacht auf
virale Genese serologische Untersuchung
durchführen.

Bei kurzer Transportzeit aspiriertes Material in Entnahmespritze
belassen und verschließen.
Ansonsten Übertragung des
Materials in Anaerobier-Transport-
gefäß. Nicht kühlen!
Bei verzögertem Transport vorgewärmte BK-Flasche beimpfen.

Bei Verdacht auf Mykobakterien oder Pilze
nach Möglichkeit größeres Volumen einsenden (> 10 ml).

Systematik der wichtigsten bakteriellen Erreger

Grampositive Kokken

Staphylococcus	S.	aureus
	S.	epidermidis
	S.	saprophyticus
Streptococcus	S.	pyogenes (Serogruppe A)
	S.	agalactiae (Serogruppe B)
	S.	pneumoniae
	S.	salivarius
	S.	sanguis
	S.	mutans
Enterococcus	E.	faecalis (Serogruppe D)
	E.	faecium (Serogruppe D)
Aerococcus	A.	viridans
Pediococcus	P.	parvulus
Peptococcus (anaerob)	P.	niger
Peptostreptococcus (anaerob)	P.	anaerobius
	P.	asaccharolyticus

Gramnegative Kokken und kokkoide Stäbchen

Neisseria	N.	meningitidis
	N.	gonorrhoeae
Moraxella	M.	catarrhalis
Acinetobacter	A.	calcoaceticus
	A.	baumannii
Kingella	K.	kingae
Veillonella (anaerob)	V.	parvula
Eikenella	E.	corrodens

Gramnegative fakultativ anaerobe Stäbchen

Escherichia	E.	coli
Salmonella	S.	typhi
	S.	paratyphi-A, -B, -C
	S.	enteritidis
	S.	typhimurium

Shigella	S. dysenteriae
	S. flexneri
	S. boydii
	S. sonnei
Klebsiella	K. pneumoniae
	K. oxytoca
	K. ozaenae
Citrobacter	C. freundii
	C. diversus
Enterobacter	E. cloacae
	E. aerogenes
Serratia	S. marcescens
	S. liquefaciens
Proteus	P. vulgaris
	P. mirabilis
Morganella	M. morganii
Providencia	P. rettgeri
Hafnia	H. alvei
Edwardsiella	E. tarda
Yersinia	Y. pestis
	Y. pseudotuberculosis
	Y. enterocolitica
Vibrio	V. cholerae
	V. parahaemolyticus
Aeromonas	A. hydrophila
Pasteurella	P. multocida
Haemophilus	H. influenzae
	H. parainfluenzae
	H. ducreyi
Gardnerella	G. vaginalis
Streptobacillus	S. moniliformis
Campylobacter	C. fetus
	C. jejuni
	C. coli
Helicobacter	H. pylori

Gramnegative aerobe Stäbchen

Pseudomonas	P.	aeruginosa
	P.	fluorescens
Stenotrophomonas (Xanthomonas)	S.	maltophilia
Burkholderia	B.	cepacia
	B.	mallei
Legionella	L.	pneumophila
	L.	micdadei
Brucella	B.	melitensis
	B.	abortus
Bordetella	B.	pertussis
	B.	bronchiseptica
Francisella	F.	tularensis

Gramnegative anaerobe Bakterien

Bacteroides	B.	fragilis
	B.	vulgatus
Prevotella	P.	oralis
	P.	melaninogenica
Porphyromonas	P.	gingivalis
Fusobacterium	F.	nucleatum
Leptotrichia	L.	buccalis

Grampositive, sporenbildende Stäbchen

Bacillus (aerob)	B.	subtilis
	B.	anthracis
	B.	cereus
Clostridium (anaerob)	C.	botulinum
	C.	tetani
	C.	perfringens
	C.	ramosum
	C.	novyi
	C.	septicum
	C.	difficile

Grampositive nichtsporenbildende, stäbchenähnliche Bakterien

Listeria	L.	monocytogenes
Erysipelothrix	E.	rhusiopathiae
Corynebacterium	C.	diphtheriae
	C.	pseudotuberculosis
	C.	jeikeium (JK)
Propionibacterium (anaerob)	P.	acnes

Aktinomyzeten und verwandte Organismen

Nocardia	N.	asteroides
	N.	brasiliensis
Actinomyces (anaerob)	A.	israelii
Bifidobacterium (anaerob)	B.	bifidum
	B.	dentium
Mycobacterium	M.	tuberculosis
	M.	bovis
	M.	avium-complex
	M.	leprae

Spirochäten

Treponema	T.	pallidum
Borrelia	B.	recurrentis
	B.	burgdorferi
Leptospira	L.	interrogans

Obligat intrazelluläre Erreger

Rickettsia	R.	prowazekii
	R.	rickettsii
Coxiella	C.	burnetii
Chlamydia	C.	trachomatis
	C.	psittaci
	C.	pneumoniae

Mycoplasma	M. pneumoniae
	M. hominis
Ureaplasma	U. urealyticum

Index

Verzeichnis der Abkürzungen

AIDS	Acquired Immune Deficiency Syndrome
AK	Antikörper
ARC	AIDS-Related Complex
AZT	Azidothymidin
BAL	Bronchiallavage
BK	Blutkultur
CMV	Cytomegalovirus
Cr-Cl	Creatinin-Clearance
DFT	Direkter Fluoreszenztest
EA	Early antigen
EBNA	Epstein-Barr nuclear antigen
EBV	Epstein-Barr-Virus
EIA	Enzym-Immunoassay
ELISA	Enzyme-Linked Immunosorbent Assay
FSME	Frühsommermeningoenzephalitis
FTA	Fluoreszenz-Treponema-Antikörpertest
FTA-ABS	Fluorescent treponemal antibody absorption
G6PD	Glukose-6-Phosphat-Dehydrogenase
HAV	Hepatitis-A-Virus
HBcAg	Hepatitis-B-Core-Antigen
HBsAg	Hepatitis-B-Surface-Antigen
HBV	Hepatitis-B-Virus
HCV	Hepatitis-C-Virus
HD	Hämodialyse
HDC	Human diploid cells
HDV	Hepatitis-Delta-Virus
HEV	Hepatitis-E-Virus
HHV6	Humanes Herpesvirus Typ 6
HIV	Human Immunodeficiency Virus
HSV	Herpes-simplex-Virus
HWI	Harnwegsinfektion
HWZ	Halbwertszeit
IFT	Immunofluoreszenztest
IHA	Indirekte Hämagglutination
INH	Isoniazid
KBR	Komplementbindungsreaktion
NF	Nierenfunktion
NI	Niereninsuffizienz
NSAR	Nicht-steroidale Antirheumatika
PCP	Pneumocystis-carinii-Pneumonie
PCR	Polymerase Chain Reaction
PD	Peritonealdialyse
PVP	Polyvinylpyrrolidon
RIA	Radioimmunoassay
TPHA	Treponema-palllidum-Hämagglutinationstest
VCA	Viral capsid antigen
VDRL	Venereal Disease Research Laboratories
VTM	Virustransportmedium
VZV	Varicella-Zoster-Virus

Literatur*

1. Alappan, R. et al.: Hyperkalemia in hospitalized patients treated with trimethoprim-sulfamethoxazole. *Ann Intern Med* (1996) 124: 316-320.

2. Ali Khan, W. et al.: Treatment of Shigellosis: V. Comparison of azithromycin and ciprofloxacin. *Ann Intern Med* (1997) 126: 697-703.

3. Anderson, B.E. et al.: Bartonella spp. as emgerging human pathogens. *Clin Microbiol Rev* (1997) 10: 203-219.

4. Bakken, J.S. et al.: Clinical and laboratory characteristics of human granulocytic ehrlichiosis. *JAMA* (1996) 275: 199-205.

5. Bakshi, S.S. Evaluation of pharmacokinetics, safety, tolerance, and activity of combination of zalcitabine and zidovudine in stable, zidovudine-treated pediatric patients with human immunodeficiency virus infection. *J Infect Dis* (1997) 175: 1039-1050.

6. Berman, St.: Otitis media in children. *N Engl J Med* (1995) 332: 1560-1565.

7. Beutner, K.R. et al.: Valaciclovir compared with acyclovir for improved therapy for herpes zoster in immunocompetent adults. *Antimicrob Ag Chemother* (1995) 39: 1546-1553.

8. Bisno, A.L. et al.: Streptococcal infections of skin and soft tissues. *N Engl J Med* (1996) 334: 240-245.

9. Blaser, J.: Once-daily dosing of aminoglycosides. *Eur J Clin Microbiol Infect Dis* (1995) 14: 1029-1038.

10. Boyce, Th.G. et al.: Escherichia coli O157:H7 and the hemolytic-uremic syndrome. *N Engl J Med* (1995) 333: 364-368.

11. Bräu, N. et al.: Severe hepatitis in three AIDS patients treated with indinavir. *Lancet* (1997) 349: 924-925.

12. Brouqui, Ph. et al.: Human granulocytic ehrlichiosis in Europe. *N Engl J Med* (1995) 346: 782-783.

13. Burtin, P. et al.: Safety of metronidazole in pregnancy: A meta-analysis. *Am J Obstet Gynecol* (1995) 172: 525-529.

14. Cantú, Th.G. et al.: Serum vancomycin concentrations: Reappraisal of their clinical value. *Clin Infect Dis* (1994) 18: 533-543.

15. Caputo, G.M. et al.: Assessment and management of foot disease in patients with diabetes. *N Engl J Med* (1994) 331: 834-860.

16. Collier, A.C. et al.: Treatment of human immunodeficiency virus infection with saquinavir, zidovudine, and zalcitabine. *N Engl J Med* (1996) 334: 1011-1017.

17. Cross, J.Th. et al.: Tularemia:Treatment failures with outpatient use of ceftriaxone. *Clin Infect Dis* (1993) 17: 976-980.

* Berücksichtigt ist die neuere Literatur (1992–1997), sowohl Original-Arbeiten als auch hervorragende Übersichten.

18. Dalmau, D. et al.: Clindamycin resistance in the Bacteroides fragilis group: Association with hospital acquired infections. *Clin Infect Dis* (1997) 24: 874-877.

19. Danner, S.A.: A short-term study of the safety, pharmacokinetics, and efficacy of ritonavir, an inhibitor of HIV-1 protease. *N Engl J Med* (1995) 333: 1528-1533.

20. Dattwyler, R.J. et al.: Ceftriaxone compared with doxycycline for the treatment of acute disseminated lyme disease. *N Engl J Med* (1997) 337: 289-294.

21. Davis, H.D. et al.: Invasive group A streptococcal infections in Ontario, Canada. *N Engl J Med* (1996) 335: 547-554.

22. Delta Coordinating Committee: Delta: a randomised double blind controlled trial comparing combinations of zidovudine plus didanosine or zalcitabine with zidovudine alone in HIV-infected individuals. *Lancet* (1996) 348: 283-291.

23. Dowell, S.F. et al.: Respiratory syncytial virus is an important cause of community-acquired lower respiratory infection among hospitalized adults. *J Infect Dis* (1996) 174: 456-462.

24. DuPont, H.L.: Editorial Response: Antimicrobial resistant Campylobacter species - A new threat to travelers to Thailand. *Clin Infect Dis* (1995) 21: 542-543.

25. Eckman, M.H. et al.: Cost effectiveness of oral as compared with intravenous antibiotic therapy for patients with early lyme disease or lyme arthritis. *N Engl J Med* (1997) 337: 357-363.

26. Eisen, D.: Minocycline-induced oral hyperpigmentation. *Lancet* (1997) 349: 400.

27. Eron, J.H.: Treatment with lamivudine, zidovudin, or both in HIV-positive patients with 200 to 500 CD4+ cells per cubic millimeter. *N Engl J Med* (1995) 333: 1662-1669.

28. Gastinne, H. et al.: A controlled trial in intensive care units of selective decontamination of the digestive tract with nonabsorbable antibiotics. *N Engl J Med* (1992) 326: 594-599.

29. Gerberding, J.L.: Management of occupational exposures to blood-borne viruses. *N Engl J Med* (1995) 332: 444-451.

30. Goldstein, E.J.C.: Bite wounds and infection. *Clin Infect Dis* (1992) 14: 633-640.

31. Haas, D.W.: Bacterial osteomylitis in adults: Evolving considerations in diagnosis and treatment. *Am J Med* (1996) 101: 550-561.

32. Hammer, S.H. et al.: A trial comparing nucleoside monotherapy with combination therapy in HIV-infected adults with CD4 cell counts from 200 to 500 per cubic millimeter. *N Engl J Med* (1996) 335: 1081-1091.

33. Hammond, J.M. et al.: Double blind study of selective decontamination of the digestive tract in intesive care. *Lancet* (1992) 340: 5-9.

34. Havlir, D.V.: Prophylaxis against disseminated Mycobacterium avium complex with weekly azithromycin, daily rifabutin, or both. *N Engl J Med* (1996) 335: 392-398.

35. Hirschmann, Sh.Z.: Current therapeutic approaches to viral hepatitis. *Clin Infect Dis* (1995) 20: 741-746.

36. Holm, S.E.: Invasive group A streptococcal infections. *N Engl J Med* (1996) 335: 590-591.

37. Hoofnagle, J.H. et al.: The treatment of chronic viral hepatitis. *N Engl J Med* (1997) 336: 347-356.

38. Horsburgh, C.R.: Advances in the prevention and treatment of Mycobacterium avium disease. *N Engl J Med* (1996) 335: 428-430.

39. Katlama, Ch. et al.: Safety and efficacy of lamivudine-zidovudine combination therapy in antiretroviral-naive patients. *JAMA* (1996) 276: 118-125.

40. Kitchen, V.S. et al.: Safety and activity of saquinavir in HIV infection. *Lancet* (1995) 345: 952-955.

41. Kuschner, R.A. et al.: Use of azithromycin for the treatment of Campylobacter enteritis in travelers to Thailand, an area where ciprofloxacin resistance is prevalent. *Clin Infect Dis* (1995) 21: 536-541.

42. LaForce, F.M.: Anthrax. *Clin Infect Dis* (1994) 19: 1009-1014.

43. Lew, D.B. et al.: Osteomyelitis. *N Engl J Med* (1997) 336: 999-1007.

44. Lipsky, B.A. et al.: Antibiotic therapy for diabetic foot infections: Comparison of two parenteral to oral regimens. *Clin Infect Dis* (1997) 24: 643-648.

45. Lorber, B.: Listeriosis. *Clin Infect Dis* (1997) 24: 1-11.

46. Markowitz, M.: A preliminary study of ritonavir, an inhibitor of HIV-protease, to treat HIV-1 infection. *N Engl J Med* (1995) 333: 1534-1539.

47. Martin, D.H. et al.: A controlled trial of a single dose of azithromycin for the treatment of chlamydial urethritis and cervicitis. *N Engl J Med* (1992) 327: 921-925.

48. Maurin, M. et al.: Current knowledge of Bartonella species. *Eur J Clin Microbiol Infect. Dis.* (1997) 16: 487-506.

49. Mertz, G.J. et al.: Oral famciclovir for suppression of recurrent genital herpes simplex virus infection in women. *Arch Intern Med* (1997) 137: 343-349.

50. Moellering, R.C.: Editorial: Monitoring serum vancomycin levels: Climbing the mountain because it is there? *Clin Infect Dis* (1994) 18: 544-546.

51. Munckhoff, W.J.: A meta-analysis of studies on the safety and efficacy of aminoglycosides given either once daily or as divided doses. *J Antimicrob Chemother* (1996) 37: 645-663.

52. Munoz, P.: Group B streptococcus bacteremia in nonpregnant adults. *Arch Intern Med* (1997) 157: 213-216.

53. Niederau, C. et al.: Long-term follow-up of HBe-Ag-positive patients treated with interferon alfa for chronic hepatitis B. *N Engl J Med* (1996) 334: 1422-1427.

54. Niederman, M.S. et al.: Editorial response: Devising strategies for preventiing nosocomial pneumonia - Should we ignore the stomach? *Clin Infect Dis* (1997) 24: 320-323.

55. Nishiguchi, S.: Randomised trial of effect of interferon alfa on incidence of hepatocellular carcinoma in chronic active hepatitis C with cirrhosis. *Lancet* (1995) 346: 1051-1055.

56. Pierce, M. et al.: A randomized trial of clarithromycin as prophylaxis against disseminated Mycobacterium avium complex infection in patients with advanced acquired immunodeficiency syndrome. *N Engl J Med* (1996) 335: 384-391.

57. Quagliarello, V.J. et al.: Treatment of bacterial meningitis. *N Engl J Med* (1997) 336: 708-716.

58. Ramsey, B.W.: Management of pulmonary disease in patients with cystic fibrosis. *N Engl J Med* (1996) 335: 179-188.

59. Rave, K. et al.: Medikamentöse postexpositionelle Prophylaxe einer HIV-Infektion. *Med Klinik* (1996) 91: 589-599.

60. Rex, J.H. et al.: A randomized trial comparing fluconazole with amphotericin B for the treatment of candidemia in patients without neutropenia. *N Engl J Med* (1994) 331: 1325-1330.

61. Sacks, S.L.: Patient-initiated, twice-daily oral famciclovir for early recurrent genital herpes. *JAMA* (1996) 276: 44-49.

62. Saravolatz, L.D. et al.: Zidovudine alone or in combination with didanosine or zalcitabine in HIV-infected patients with the acquired immunodeficiency syndrome or fewer than 200 CD4 cells per cubic millimeter. *N Engl J Med* (1996) 335: 1099-1106.

63. Schmader, K.: Management of Herpes zoster in elderly patients. *Infect Dis Clin Practice* (1995) 4: 293-299.

64. Schneider, M.M.E. et al.: Efficacy and toxicity of two doses of trimethoprim-sulfamethoxazole as primary prophylaxis against Pneumocystis carinii pneumonia in patients with human immunodeficiency virus. *J Infect Dis* (1995) 171: 1632-1636.

65. Schreiber, M. et al.: Hantavirus pulmonary syndrome in Germany. *Lancet* (1996) 347: 336-337.

66. Schumann, P.: Weekly fluconazole for the prevention of mucosal candidiasis in women with HIV infection. *Ann Intern Med* (1997) 126: 689-696.

67. Scott, L.L.: Perinatal herpes: current status and obstetric management strategies. *Pediatr Infect Dis J.* (1995) 14: 827-832.

68. Shafran, S.D.: A comparison of two regimens for the treatment of Mycobacterium avium complex bacteremia in AIDS: Rifabutin, ethambutol and clarithromycin versus rifampin, ethambutol, clofazimine and ciprofloxacin. *N Engl J Med* (1996) 335: 377-383

69. Smith, M.D. et al.: Comparison of ofloxacin and ceftriaxone for short-course treatment of enteric fever. *Antimicrob Ag Chemother* (1994) 38: 1716-1720.

70. Solera, J.: Treatment of human brucellosis with doxycycline and gentamicin. *Antimicrob Ag Chemother* (1997) 41: 80-84.

71. Soriano, V. et al.: Interferon alfa for the treatment of chronic hepatitis C in patients infected with human immunodeficiency virus. *Clin Infect Dis* (1996) 23: 585-591.

72. Soul-Lawton, J. et al.: Absolute bioavalability and metabolic disposition of valaciclovir, the L-valyl ester of aciclovir, following oral administration to humans. *Antimicrob Ag Chemother* (1995) 39: 2759-2764.

73. Spector, S.A. et al.: Oral ganciclovir for the prevention of cytomegalovirus disease in persons with AIDS. *N Engl J Med* (1996) 334: 1491-1497.

74. Staszewski, S. et al.: Safety and efficacy of lamivudine-zitovudin combination therapy in zidovudine-experienced patients. *JAMA* (1996) 276: 111-117.

75. Townsend, G.C. et al.: The use of corticosteroids in the management of bacterial meningitis in adults. *J Antimicrob Chemother* (1996) 37: 1051-1061.

76. Tunkel, A.R.: Acute bacterial meningitis. *Lancet* (1995) 346: 1675-1680.

77. Tyring, S.: Famciclovir for the treatment of acute herpes zoster: Effects on acute disease and postherpetic neuralgia. *Ann Intern Med* (1995) 123: 89-96.

78. Van Balen, F.A.M. et al.: Double blind randomised trial of co-amoxiclav versus placebo for persistent otitis media with effusion in general practice. *Lancet* (1996) 348: 713-716.

79. Van Buchem, F.L. et al.: Primary-care-based randomised placebo-controlled trial of antibiotic treatment in acute maxillary sinusitis. *Lancet* (1997) 349: 683-687.

80. Van der Horst, C.M. et al.: Treatment of cryptococcal meningitis associated with the acquired immunodeficiency syndrome. *N Engl J Med* (1997) 337: 15-21.

81. Wenisch, C. et al.: Comparison of vancomycin, teicoplanin, metronidazole, and fusidic acid for the treatment of Clostridium difficile-associated diarrhea. *Clin Infect Dis* (1996) 22: 813-818.

82. Whitley, R.J. et al.: Acyclovir with and without prednisone for the treatment of herpes zoster. A randomized, placebo-controlled trial. *Ann Intern Med* (1996) 125: 376-383.

83. Wood, A.J.J.: Management of pulmonary disease in patients with cystic fibrosis. *N Engl J Med* (1996) 335: 179-188.

84. Young, E.J.: An overview of human brucellosis. *Clin Infect Dis* (1995) 21: 283-290.